メディカルスタッフのための
白血病診療ハンドブック

編著／**木崎昌弘**
埼玉医科大学総合医療センター血液内科 教授

中外医学社

【執筆者一覧】

片山直之　三重大学大学院医学系研究科血液・腫瘍内科学教授

猪口孝一　日本医科大学血液内科主任教授

三ツ橋雄之　慶應義塾大学医学部臨床検査医学

岡本真一郎　慶應義塾大学医学部血液内科教授

宮﨑泰司　長崎大学原爆後障害医療研究所原爆・ヒバクシャ医療部門血液内科教授

得平道英　埼玉医科大学総合医療センター血液内科教授

渡部玲子　埼玉医科大学総合医療センター血液内科准教授

木崎昌弘　埼玉医科大学副学長／埼玉医科大学総合医療センター血液内科教授

山﨑宏人　金沢大学附属病院輸血部准教授

石川真穂　埼玉医科大学国際医療センター造血器腫瘍科

前田智也　埼玉医科大学国際医療センター造血器腫瘍科講師

麻生範雄　埼玉医科大学国際医療センター造血器腫瘍科教授

今井陽俊　社会医療法人北楡会札幌北楡病院血液内科主任部長

多林孝之　埼玉医科大学総合医療センター血液内科講師

松山友理子　埼玉医科大学総合医療センター看護部

久保木優紀　埼玉医科大学総合医療センター看護部

島田ひろ美　埼玉医科大学総合医療センター外来化学療法室

吉田千香　国立がん研究センター中央病院看護部

森文子　国立がん研究センター中央病院看護部副看護部長

康勝好　埼玉県立小児医療センター血液・腫瘍科部長

平澤明子　埼玉県立小児医療センター看護部

川上絋子　埼玉県立小児医療センター看護部

今村知世　慶應義塾大学医学部臨床薬剤学講師

橋本明子　NPO法人血液情報広場つばさ理事長

序　文

　この度，前著「医療スタッフのための白血病ハンドブック」を引き継ぐ形で，著者や内容構成を一新し本書を出版することになりました．幸いなことに前書は，医療現場で広く受け入れられ活用されてきました．しかしながら，前著を出版して約8年になり，この間の白血病診療の進展は目覚ましく，白血病の分子病態解明が急速に進んだことにより，新たな治療薬が導入され治療法そのもの変革とともに，移植医療や感染症などの合併症対策なども格段に進歩しました．

　白血病の治療成績を向上させ，より良い医療を実践するために，われわれ医療者は絶えず最新の情報を入手しなくてはなりません．また，白血病診療は患者さんを中心に医師のみならず，看護師，薬剤師，検査技師，理学療法士，臨床心理士，移植コーデイネーターなどさまざまな職種によるチーム医療の実践が不可欠です．いかに質の高いチームを形成し，お互いが緊密に連携して医療を実践することが求められています．

　本書の目的は，進歩した白血病診療に関する最新情報を白血病診療に関わる多職種の医療者で共有することにあります．このような観点から，本書では白血病を理解するために必要な基本的な知識や最新の治療法や治療成績に加えて，移植医療や化学療法を中心に白血病診療における現場で求められている知識について，現在，第一線で活躍しているエキスパートに解説いただきました．また，小児白血病治療の実際と看護についても新たに章立てして専門家に解説いただき，白血病診療のほとんどの分野で必要とされる知識について多くの職種で情報共有できるように配慮しました．最後に，日頃，患者さんから寄せられるさまざまな疑問や悩みの相談に応じている「NPO法人血液情報広場つばさ」の橋本明子さんには，実際の事例をもとに白血病診療を受ける患者さんにどう向き合っていくかについて，医療者とは違う側面から解説いただきました．われわれ医療者の気づかなかったこともあり参考

になると思います.

　第一線のエキスパートに書いていただいただけに本書は白血病に関する学術書としても優れた内容になっていますが，本書の目的は臨床現場での活用です．白血病診療に関わるすべての医療者のみならず，白血病と闘っている患者さんやそのご家族，ボランテイアの方々そしてこれからの白血病診療を志す若き医学生や看護学生まで，多くの方々に本書がお役に立てば，編者として望外の喜びです.

　最後に，多忙の中に本書を執筆いただいたエキスパートの先生方に心より感謝申し上げます．本書が，病棟や病室，そしてあらゆる場面で多くの方々に愛され活用されることを願っています.

平成 29 年 9 月

教授室から穂を垂れる稲穂をみつつ

木 崎 昌 弘

目次 table of contents

Chapter 1　正常な血液細胞ができるまでとそのはたらき

1. 血液細胞のできるしくみ: 血球の産生・崩壊とその調整
〈片山直之〉

1. 造血幹細胞（HSC）.. 1
2. 造血幹細胞ニッチ 2
3. 造血幹細胞からの系統特異的前駆細胞の産生 3
4. 各種血球の未熟な細胞からの分化とそれらの運命 4
5. 造血因子 12

2. 正常血球のはたらき .... 〈片山直之〉

1. 赤血球の機能 14
2. 白血球の機能 15

Chapter 2　白血病に関する基本的な知識
〈猪口孝一〉

1. 白血病とは？ 23
2. 白血病の原因と分子病態: どこまでわかっている？ 24
3. 白血病の種類と分類 26
4. 白血病の症状と診断へのアプローチ 36
5. 白血病の治癒は可能か？ 38

Chapter 3　白血病の形態診断と検査技師の果たす役割
〈三ツ橋雄之〉

1. 白血病の形態診断 39
2. 白血病の病型と形態所見 41

v

3. 白血病診療における臨床検査技師の役割 ……………………………… 47

Chapter 4　白血病治療に際して

1. 白血病の告知とインフォームドコンセント ………… 〈岡本真一郎〉
　　1. はじめに ……………………………………………………………… 49
　　2. Evidence Based Medicine（EBM）……………………………… 49
　　3. 治療計画を立てる …………………………………………………… 52
　　4. インフォームドコンセント ………………………………………… 53
　　5. 病名告知と治療計画の説明に関する具体的な注意事項 ………… 54
　　6. おわりに ……………………………………………………………… 58

2. 白血病治療に必要なチーム医療 ……………………………… 〈岡本真一郎〉
　　1. はじめに ……………………………………………………………… 59
　　2. チーム医療とは ……………………………………………………… 59
　　3. チームの種類とその構成メンバー ………………………………… 61
　　4. チーム医療を成功させるポイント ………………………………… 63
　　5. おわりに ……………………………………………………………… 65

Chapter 5　白血病治療に必要な知識

1. 白血病治療の基本的な考え方 ………………………………… 〈宮﨑泰司〉
　　1. はじめに ……………………………………………………………… 66
　　2. 白血病幹細胞について ……………………………………………… 66
　　3. 細胞周期と化学療法剤の作用について …………………………… 70
　　4. 同種造血幹細胞移植に伴う抗白血病作用 ………………………… 73

2. 白血病に対する化学療法 ……………………………………… 〈宮﨑泰司〉
　　1. はじめに ……………………………………………………………… 75
　　2. 急性白血病治療の基本的な考え方 ………………………………… 75
　　3. 抗白血病薬の種類と基本的な使用法および副作用 ……………… 77

目 次

　　4. 高齢者白血病治療の留意点 ……………………………………… 82

3. 白血病に対する分子標的療法 …………………… 〈得平道英〉
　　1. 白血病における分子標的療法 …………………………………… 85
　　2. 急性骨髄性白血病に対する分子標的治療 ……………………… 85
　　3. 慢性骨髄性白血病に対する分子標的薬 ………………………… 90
　　4. 急性リンパ性白血病に対する分子標的薬 ……………………… 98
　　5. 慢性リンパ性白血病に対する分子標的薬 …………………… 100
　　6. その他の白血病に対する分子標的治療の可能性 …………… 103

4. 造血幹細胞移植の基礎とながれ …………… 〈渡部玲子　木崎昌弘〉
　　1. 造血幹細胞移植とは …………………………………………… 105
　　2. 同種造血幹細胞移植のながれ ………………………………… 107
　　3. 移植前処置 ……………………………………………………… 114
　　4. 移植細胞 ………………………………………………………… 116
　　5. 移植後の早期合併症 …………………………………………… 117
　　6. 生着不全 ………………………………………………………… 119
　　7. 急性 GVHD ……………………………………………………… 119
　　8. 移植後中期晩期の感染症 ……………………………………… 121
　　9. 移植関連血栓性微小血管症（TMA）………………………… 123
　　10. 慢性 GVHD ……………………………………………………… 123
　　11. 移植後のフォローアップ ……………………………………… 125

5. 白血病治療に必要な支持療法 ………………… 〈山﨑宏人〉
　　1. はじめに ………………………………………………………… 129
　　2. 悪心・嘔吐 ……………………………………………………… 130
　　3. 腫瘍崩壊症候群 ………………………………………………… 132
　　4. 発熱性好中球減少症 …………………………………………… 134
　　5. 輸血 ……………………………………………………………… 139

vii

Chapter 6　白血病治療の実際

1. 急性骨髄性白血病（AML）の治療 ……………〈石川真穂　麻生範雄〉

1. はじめに ……………………………………………… 145
2. 治療法概略 ……………………………………………… 145
3. 治療開始前のチェックポイント ……………………… 146
4. 実際の治療 ……………………………………………… 148
5. 高齢者 AML に対する治療 …………………………… 155
6. 再発 AML に対する治療 ……………………………… 156

2. 急性前骨髄球性白血病（APL）の治療 ………〈前田智也　麻生範雄〉

1. ATRA 登場前の治療と問題点 ………………………… 157
2. ATRA 併用化学療法による治療 ……………………… 158
3. わが国における APL の標準治療法 ………………… 160
4. 亜ヒ酸による再発 APL への治療 …………………… 163
5. ATO と ATRA を用いた初発 APL への試み ……… 165

3. 急性リンパ性白血病（ALL）の治療 ……………………〈今井陽俊〉

1. はじめに ……………………………………………… 167
2. ALL 治療の実際 ……………………………………… 167
3. Ph 陽性 ALL の治療 ………………………………… 168
4. Ph 陰性 ALL の治療 ………………………………… 171
5. ALL の治療上の注意点 ……………………………… 175
6. Hyper-CVAD 療法 …………………………………… 176
7. Ara-C 大量療法時の注意点 ………………………… 177
8. MTX 大量療法時の注意点 …………………………… 177

4. 骨髄異形成症候群（MDS）の治療 ………………………〈多林孝之〉

1. 序論 …………………………………………………… 180
2. 低リスク MDS の治療 ………………………………… 183

3. 高リスク MDS の治療 ……………………………………………… 186

4. 5q-MDS の治療 ……………………………………………………… 189

Chapter 7　化学療法患者の看護のポイント
…………………………〈松山友理子　久保木優紀〉

1. 化学療法による副作用出現時の看護 …………………………… 193

2. 高齢患者の看護 …………………………………………………… 206

3. 終末期の患者の看護 ……………………………………………… 207

Chapter 8　外来化学療法患者の看護のポイント
……………………………〈島田ひろ美〉

1. 外来化学療法の現状 ……………………………………………… 210

2. 外来化学療法室の設備と体制 …………………………………… 211

3. 化学療法前の患者アセスメントにおける看護のポイント …… 212

4. 患者教育における看護のポイント ……………………………… 214

5. 確実な薬剤投与のための看護のポイント ……………………… 217

6. 投与中のモニタリングにおける看護のポイント ……………… 220

7. 治療後の支援における看護のポイント ………………………… 222

Chapter 9　造血幹細胞移植を受ける患者の
看護のポイント ………………〈吉田千香　森 文子〉

1. 治療準備期：入院〜前処置療法 ………………………………… 224

2. 血球減少期：前処置療法〜輸注〜生着 ………………………… 230

3. 血球回復・退院準備期：生着〜退院まで ……………………… 238

4. 社会復帰・長期フォローアップ期：退院〜長期フォローアップ

…………………………………………… 242

Chapter 10　小児白血病治療の実際と看護のポイント

1. 小児白血病治療の実際 〈康　勝好〉

　　1. はじめに … 247
　　2. 小児白血病の治療成績と臨床試験 … 247
　　3. 予後因子 … 249
　　4. 治療選択アルゴリズム … 250
　　5. 治療全体のスケジュールと各治療相の概要 … 252
　　6. ALL の診断時および各治療相における注意点 … 254
　　7. おわりに … 257

2. 小児白血病の看護 〈平澤明子　川上紘子〉

　　1. はじめに … 259
　　2. 入院時の看護 … 259
　　3. 家族・きょうだいへの支援 … 260
　　4. 入院中の看護 … 262
　　5. 症状マネジメント … 263
　　6. 終末期の緩和ケア … 266
　　7. 退院に向けた支援と外来治療中の看護 … 267
　　8. 長期フォローアップ … 268

Chapter 11　白血病治療における薬剤師の役割

〈今村知世〉

　　1. 白血病治療に用いられる薬剤および化学療法レジメンの理解 … 270
　　2. 処方鑑査と調剤および注射薬の無菌調製 … 271
　　3. 投薬歴管理 … 271
　　4. 患者への薬剤説明 … 274
　　5. 副作用のモニタリングと対応 … 276

◆ 目 次

6. TDM と投与設計 ･･･277

7. 臨床薬理学知識に基づく処方支援 ･･･････････････････････278

8. 白血病薬物療法に関する最新情報の収集・管理と提供････････283

9. 薬学的観点からみた特徴的な薬剤･･･････････････････････283

Chapter 12 白血病においてよく遭遇する問題とその対策 〈橋本明子〉

1. はじめに ･･･289

2. 上手なセカンドオピニオンの受け方･････････････････････291

3. 医療費について ･･･････････････････････････････････････294

4. 白血病治療中の食生活や生活の注意点･･･････････････････295

5. 退院後の在宅医療の実際と指導のポイント ･････････････298

6. 新規薬剤の臨床試験について ･････････････････････････300

7. 患者の精神サポート ･･･････････････････････････････････301

8. 移植後のリハビリテーション ･････････････････････････303

9. 移植治療後の妊孕性 ･･･････････････････････････････････305

10. あとがきに代えて ･････････････････････････････････････308

索 引 ･････････････････313

Chapter. 1

正常な血液細胞ができるまでと
そのはたらき

1. 血液細胞のできるしくみ: 血球の産生・崩壊とその調整

1. 造血幹細胞 (hematopoietic stem cell: HSC)

　末梢血液の中には，血液細胞である赤血球，白血球，血小板が存在し，これらの成熟細胞はあらゆる血液細胞へ分化する能力である多分化能をもつ造血幹細胞から造られる．また，それぞれの血液細胞には寿命があり，赤血球の寿命は約120日，白血球の中で最も多い好中球の寿命は数日，血小板の寿命は約7日である．このように寿命のある血液細胞が生体の生涯を通して造られ続けられるために，造血幹細胞は自己複製能という機能をもっている．造血幹細胞の自己複製能とは，細胞分裂をして2個の細胞となったときに，1つの細胞は多分化能のみをもち，すべての成熟血液細胞を産生し，もう1つの細胞は分裂する前の細胞と同じように多分化能と自己複製能をもつ造血幹細胞になることである．造血幹細胞が多分化能と自己複製能を併せもつことで，すべての成熟した血液細胞は生涯にわたり枯渇することなく，供給され続ける．造血幹細胞は主に骨髄に存在しているが，骨髄抑制のある薬剤投与後の造血の回復期や顆粒球コロニー刺激因子 (granulocyte colony-stimulating factor: G-CSF) 投与後には末梢血中へ動員される．造血幹細胞は臍帯血中にも存在し，末梢血へ動員された造血幹細胞とともに造血幹細胞移植で用いられている．造血幹細胞は定常状態では細胞周期の静止

JCOPY 498-22508

1

期（G0期）にあり，細胞分裂を休止している．化学療法後などの造血の回復期では活発に分裂し，末梢血液中の血液細胞数をすみやかに元の状態に戻そうとする．

2. 造血幹細胞ニッチ

骨髄の造血幹細胞はその増殖と分化を調節する微小環境である「ニッチ（niche：くぼみ）」とよばれる場所に存在すると考えられている．動物を用いて，「ニッチ」の特性が造血幹細胞の局在を手がかりに精力的に解析され，造血幹細胞の骨内膜領域での局在から骨芽細胞が骨内膜ニッチとして，造血幹細胞が隣接している細胞である洞様毛細血管の血管内皮細胞，血管内皮細胞を取り囲んでいるCXCケモカインリガンド12（CXC chemokine ligand 12：CXCL12）を高発現している細網細胞（CXCL12-abundant reticular cell：CAR細胞），Nestin陽性細胞を血管ニッチとして同定され，巨核球と造血幹細胞に作用するサイトカインの活性化から神経細

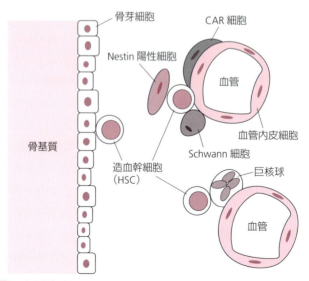

図1 造血幹細胞ニッチ
略語：HSC；hematopoietic stem cell, CAR；CXCL12-abundant reticular

のSchwann細胞も「ニッチ」の候補細胞と考えられている 図1 ．これらの「ニッチ」細胞は造血幹細胞の静止期に必要なangiopoetin-1（Ang-1），造血幹細胞の維持に必須のstem cell factor（SCF），前述のCXCL12，造血幹細胞の増殖を負に制御しているCXCL4やtransforming growth factor-β（TGF-β）を発現しており，造血幹細胞の幹細胞性の維持と喪失を包括的に制御していると推定されている．

3. 造血幹細胞からの系統特異的前駆細胞の産生

　自己複製能と多分化能を併せもつ造血幹細胞（HSC）が分裂してできた2つの細胞の内，自己複製能を失ったものの多分化能を有する多能性前駆細胞（multipotent progenitor：MPP）は分化して骨髄系共通前駆細胞（common myeloid progenitor：CMP）とリンパ系共通前駆細胞（common lymphoid progenitor：CLP）になる 図2 ．CMPは顆粒球と単球の前駆細胞である顆粒球・マクロファージ前駆細胞（granulocyte-macrophage progenitor：GMP）と巨核球と赤芽球の前駆細胞である巨核球・赤芽球前駆細胞（megakaryocyte-erythrocyte progenitor：MEP）へ分化する．GMPは好中球と単球の前駆細胞である顆粒球・マクロファージコロニー形成細胞

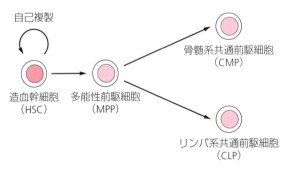

図2　造血幹細胞の自己複製能と初期分化
略語：**HSC**; hematopoietic stem cell, **MPP**; multipotent progenitor, **CMP**; common myeloid progenitor, **CLP**; common lymphoid progenitor

(colony-forming unit-granulocyte/macrophage: CFU-GM)，好酸球コロニー形成細胞（colony-forming unit-eosinophil: CFU-Eo），好塩基球コロニー形成細胞（colony-forming unit-basophil: CFU-Baso），肥満細胞コロニー形成細胞（colony-forming unit-mast cell: CFU-Mast）へ分化し，CFU-GM はさらに好中球コロニー形成細胞（colony-forming unit-granulocyte: CFU-G）とマクロファージコロニー形成細胞（colony-forming unit-macrophage: CFU-M）に分化する．また，MEP は巨核球コロニー形成細胞（colony-forming unit-megakaryocyte: CFU-Meg）と赤芽球バースト形成細胞（burst-forming unit-erythroid: BFU-E）に分かれ，BFU-E はさらに赤芽球の産生能力の低い赤芽球コロニー形成細胞（colony-forming unit-erythroid: CFU-E）へ分化する．CLP は B 細胞，T 細胞，NK 細胞のそれぞれの前駆細胞である B 前駆細胞（B-cell progenitor: Pro B），T 前駆細胞（T-cell progenitor: Pro T），NK 前駆細胞（NK-cell progenitor: Pro NK）へ分化する 図3．MPP からの系統特異的前駆細胞への分化の過程では細胞増殖を伴っている．MPP から特定の系統の前駆細胞への系統決定は「commitment（コミットメント）」とよばれている．

4. 各種血球の未熟な細胞からの分化とそれらの運命

系統特異的前駆細胞からの分化は段階的ではなく連続的な現象であるが，便宜的にいくつかの分化段階の細胞に分類している．

1）赤血球

赤芽球系細胞の分化では，BFU-E が CFU-E となり，CFU-E が赤芽球へと分化する．定常状態では CFU-E と赤芽球は循環血液中に存在しないが，BFU-E は末梢血を循環している．赤芽球系細胞として形態学的に認識できる最も未熟な細胞が前赤芽球である．BFU-E から前赤芽球までの分化は細胞増殖を伴っている．前赤芽

◆ Chapter 1 正常な血液細胞ができるまでとそのはたらき

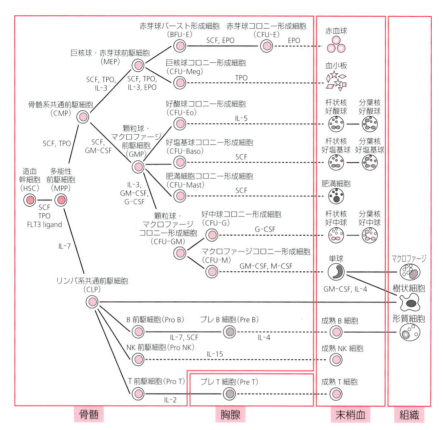

図3 造血幹細胞の系統特異的前駆細胞を介した成熟細胞への分化と主なサイトカイン
略語：**HSC**; hematopoietic stem cell, **MPP**; multipotent progenitor, **CMP**; common myeloid progenitor, **CLP**; common lymphoid progenitor, **GMP**; granulocyte-macrophage progenitor, **MEP**; megakaryocyte-erythrocyte progenitor, **CFU-GM**; colony-forming unit-granulocyte/macrophage, **CFU-Eo**; colony-forming unit-eosinophil, **CFU-Baso**; colony-forming unit-basophil, **CFU-Mast**; colony-forming unit-mast cell, **CFU-G**; colony-forming unit-granulocyte, **CFU-M**; colony-forming unit-macrophage, **CFU-Meg**; colony-forming unit-megakaryocyte, **BFU-E**; burst-forming unit-erythroid, **CFU-E**; colony-forming unit-erythroid, **Pro B**; B-cell progenitor, **Pro T**; T-cell progenitor, **Pro NK**; NK-cell progenitor, **SCF**; stem cell factor, **TPO**; thrombopoietin, **IL-3**; interleukin-3, **EPO**; erythropoietin, **GM-CSF**; granulocyte-macrophage colony-stimulating factor, **G-CSF**; granulocyte colony-stimulating factor, **IL-5**; interleukin-5, **M-CSF**; macrophage colony-stimulating factor, **IL-4**; interleukin-4, **IL-7**; interleukin-7, **IL-15**; interleukin-15, **IL-2**; interleukin-2

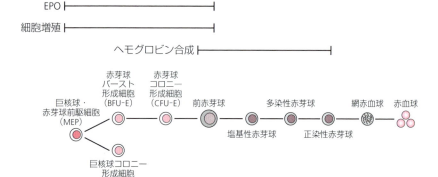

図4 赤芽球系細胞の分化

略語，**MEP**; megakaryocyte-erythrocyte progenitor, **BFU-E**; burst-forming unit-erythroid, **CFU-E**; colony-forming unit-erythroid, **CFU-Meg**; colony-forming unit-megakaryocyte, **EPO**; erythropoietin

球の核は微細なクロマチン構造で細胞の約80%を占め，核小体がみられる．細胞質は高濃度のポリリボソームがあるため好塩基性である．前赤芽球からヘモグロビン合成が開始される．ヘモグロビン合成が進み，成熟すると核小体が消失して塩基性赤芽球，続いて多染性赤芽球，正染性赤芽球となる．正染性赤芽球の細胞質は赤血球の細胞質と同様の染色性を示し，塩基性赤芽球と正染性赤芽球の細胞質の中間的な染色性を呈するのが多染性赤芽球である．正染性赤芽球が脱核して，網赤血球となり，末梢血へ移動する．脱核により放出された核はマクロファージにすぐに捕捉されるため，骨髄標本では観察されることはまずない．脱核したばかりの赤血球にはリボソームが残存しているため，ニューメチレンブルーやブリリアントクレシルブルーなどで超生体染色するとリボソームが網状にみえることから網赤血球といわれる．網赤血球から赤血球への成熟期間は1〜2日である．網赤血球は産生されたばかりの赤血球であるため，その数は赤血球の造血の指標となる 図4．赤血球の寿命は約120日である．赤血球が老化すると，形態や細胞膜に変化が生じ，それらを脾臓や肝臓のマクロファージが認識して貪食し，破壊すると考えられている．

2）白血球

（1）顆粒球

好中球系細胞の分化では，CFU-G は骨髄芽球へ分化し，前骨髄球，骨髄球，後骨髄球，杆状核球，分葉核球へと成熟する 図5 ．骨髄芽球から分葉核球までは形態学的な分類である．骨髄芽球では，細胞質は乏しく，顆粒はほとんどなく，核小体が目立つ．前骨髄球は細胞内殺菌にかかわる蛋白質を多く含む比較的大きな一次顆粒をもっている．骨髄球以降は好中球系細胞に特異的な二次（特殊）顆粒をもつ．骨髄球までの細胞の核は円形あるいは類円形で，後骨髄球の核は腎臓形となり，長径と単径の比が 3 以上の棒状になると杆状核球とよばれる．核がくびれて分葉すれば分葉核球である．後骨髄球以降は細胞分裂をしない．末梢血にみられるのは杆状核と分葉核球がほとんどである．杆状核と分葉核球は末梢血中を 3～12 時間循環し，組織に移行して 2～3 日間生存して，死滅する．骨髄における骨髄芽球から杆状核球，分葉核球までの滞在時間は約 13 日であるとすると，末梢血液中の好中球数は体内の好中球系細胞の約 2％ である．細菌感染症で認められる膿の主成分は変性，崩壊した好中球である．好中球の分化について記述したが，二次顆粒の種

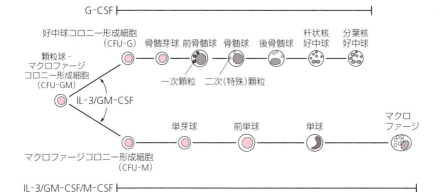

図5 好中球・単球系細胞の分化
CFU-GM; colony-forming unit-granulocyte macrophage, IL-3; interleukin-3, GM-CSF; granulocyte-macrophage colony-stimulating factor, G-CSF; granulocyte colony-stimulating factor, M-CSF; macrophage colony-stimulating factor

類の違いで，好中球，好酸球，好塩基球に分別される．

（2）単球

CFU-M から単芽球，前単球，単球と成熟する 図5 ．単芽球は骨髄でも頻度の少ない細胞である．単芽球と骨髄芽球を形態学的に区別することは難しい．単芽球と前単球の核は全体的に微細なクロマチン構造を示し，核小体がある．前単球はクロマチンが凝集した不規則な形の核と微少線維構造の細胞質をもつ．単球は組織に移行して，マクロファージ，肝臓のクッパー細胞，骨の破骨細胞，中枢神経系の小膠細胞になり，数カ月間生存する．

（3）樹状細胞

樹状細胞は単球からと CLP から分化してくる．

（4）リンパ球

B 細胞と T 細胞の抗原受容体（抗原レセプター）には多様性（レパートリー：フランス語の「レパトア」がよく使われる）があり，B 細胞と T 細胞により認識されたさまざまな抗原に対して特異的な免疫応答が誘導される．B 細胞と T 細胞のレパトアは B 前駆細胞（Pro B）と T 前駆細胞（Pro T）が成熟細胞への分化過程で，すなわち B 細胞は骨髄で T 細胞は胸腺において，遺伝子の再編成（再構成ともいう）により構築される．B 細胞では抗原認識後の抗原認識部位の体細胞高頻度突然変異が，T 細胞では terminal deoxy-nucleotidyl transferase（TdT）による T 細胞受容体の再編成部位へのヌクレオチドの挿入がレパトアを増加させている．B 細胞のレパトアは 10 の 14 乗，T 細胞のレパトアは 10 の 18 乗レベルと推測されている．リンパ球の寿命は数日のものもあれば，ワクチン接種や自然感染後の免疫が生涯持続する現象から数十年に至るものもあると推測されている．

i) B 細胞

B 細胞のレパトアは，免疫グロブリン（immunoglobulin：Ig）重

鎖（IgH）の V（variable：可変部），D（diversity：多様性），J（joining：結合）遺伝子断片と Ig 軽鎖（IgL）の κ あるいは λ（IgLκ あるいは IgLλ）の V, J の遺伝子断片のランダムな組み合わせの再編成により形成される．Pro B 細胞は IgH の再構成（VDJ）を開始し，細胞質に H 鎖遺伝子由来の μH 鎖蛋白をもつプレ B 細胞（B cell precursor：Pre B）となり，そこで IgLκ の再構成がうまくいかなかったときは IgLλ の再構成（VJ）が起こり，μH 鎖蛋白と L 鎖蛋白で構成される IgM を細胞表面に発現した未熟 B 細胞になる．つづいて IgM と同じ抗原を認識する IgD も細胞表面に発現した成熟 B 細胞となり，末梢血中へ放出される 図6 ．成熟 B 細胞からの分化については「2．正常血球のはたらき　2．白血球の機能 3）リンパ球（1）B 細胞」を参照のこと．

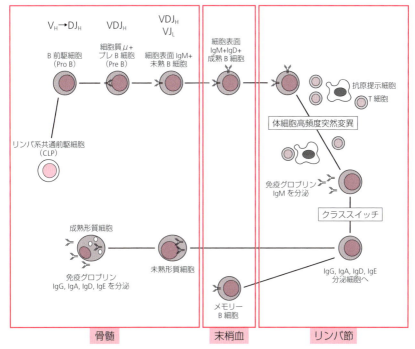

図6　B 細胞の分化と機能
略　語：CLP; common lymphoid progenitor, Pro B; B-cell progenitor, Pre B; B cell precursor

ii) T 細胞

　T 細胞のレパトアは，T 細胞受容体（T-cell receptor：TCR）β 鎖（TCRβ）の V, D, J 遺伝子断片と TCRα の V, J の遺伝子断片のランダムな組み合わせの再編成により形成される．1 個の T 細胞に 1 種類の TCRβ と 1 種類の TCRα が産生される．Pro T 細胞が骨髄から胸腺皮膜下へ移動して T 細胞の分化が進行する．胸腺内の T 細胞の分化は細胞表面上の分子 CD4 と CD8 の発現により特徴づけられる．CD4 と CD8 がともに陰性の $CD4^-CD8^-$ である double negative（DN）細胞，ともに陽性の $CD4^+CD8^+$ である double positive（DP）細胞，CD4 あるいは CD8 のどちらかが陽性の $CD4^+$ あるいは $CD8^+$ である single positive（SP）細胞の順序で移行する．DN 細胞に TCRβ の再構成が起こり，DP 細胞の段階で TCRα の再構成と胸腺皮質上皮細胞に支持されて正の選択が行われ，SP 細胞期に胸腺髄質で骨髄由来の樹状細胞およびマクロファージ，髄質上皮細胞の存在下で負の選択が行われて，成熟 T 細胞になって，末梢血へ出される．$CD4^+T$ 細胞はヘルパー T 細胞で，$CD8^+T$ 細胞は細胞傷害性 T 細胞である．TCR は自己の主要組織適合抗原複合体（major histocompatibility complex：MHC）とそれに結合した抗原由来のペプチドを認識するが，認識できない TCR をもった T 細胞も存在している．機能的な T 細胞を産生するために，胸腺では T 細胞の正の選択と負の選択がなされる．正の選択とは，胸腺皮質の皮質上皮細胞などの抗原提示細胞に提示された MHC と抗原ペプチドを認識できる TCR をもった DP 細胞は生存し，認識できない TCR をもった DP 細胞は生存できずに死ぬことである．負の選択とは，骨髄由来の樹状細胞およびマクロファージなどに発現された MHC と自己抗原由来のペプチドに強く反応する SP 細胞がアポトーシスを起こすことである 図7．

iii) NK 細胞

　NK 細胞は骨髄において，CLP（リンパ系共通前駆細胞）から分化して，末梢血へ移動し，循環する．

Chapter 1 正常な血液細胞ができるまでとそのはたらき

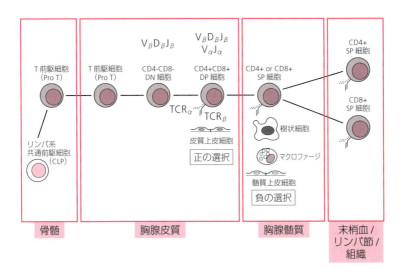

図7 T細胞の分化
略語: CLP; common lymphoid progenitor, Pro T; T-cell progenitor

3) 血小板

　巨核球コロニー形成細胞（CFU-Meg）すなわち巨核球前駆細胞は約10回の細胞分裂を行い，1,000個前後の巨核球を産生する．細胞分裂をしている巨核球のDNA量は2Nであるが，巨核球は成熟すると細胞分裂を伴わないDNAの複製（endomitosis: 核内分裂）だけを行い，8N-128NのDNA量をもった成熟巨核球に分化する．成熟巨核球は前血小板（proplatelet）という細胞質の突起を形成し，これらがちぎれて血小板となり，末梢血へ放出される図8．1個の成熟巨核球は数千個までの血小板を産生する．血小板は末梢血中には1週間から10日間存在し，脾臓で処理される．

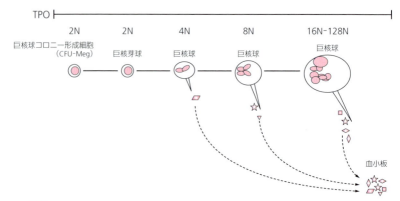

図8 巨核球系細胞の分化
略語: CFU-Meg; colony-forming unit-megakaryocyte, TPO; thrombopoietin

5. 造血因子

造血を制御する多くのサイトカインは血液細胞の成熟段階や系統別に適切に関与している 図3．血液疾患診療において重要と考えられるものについて触れる．

1）G-CSF

G-CSFは間葉系ストローマ細胞などから産生され，好中球コロニー形成細胞CFU-Gの増殖を刺激し，成熟好中球の機能を亢進させる 図5．また，化学療法後や造血幹細胞移植後の好中球の回復を促進する．造血幹細胞を骨髄から末梢血へ動員させる作用があるため，G-CSFの遺伝子組換え製剤が末梢血造血幹細胞採取で使用される．造血幹細胞の骨髄から末梢血への動員の主なメカニズムは，G-CSFが骨髄でのCXCL12の産生を減少させることにより，造血幹細胞に発現されているCXCケモカイン受容体CXCR4とそのリガンドであるCXCL12の結合を抑制することに基づくと考えられている．

Chapter 1 正常な血液細胞ができるまでとそのはたらき

2) エリスロポエチン (erythropoietin: EPO)

EPO は腎臓皮質の内皮細胞あるいは線維芽細胞により産生される. 低酸素状態になるとすみやかに産生が亢進される. 赤芽球系細胞の分化において, EPO は MEP から作用し, 前赤芽球までの増殖を刺激し, 赤血球の産生にかかわる 図3, 4. 腎性貧血では, EPO の血中濃度が低下しているため, 遺伝子組換え製剤が用いられる. 骨髄異形成症候群の低リスク群の貧血で, EPO 血中濃度が 500U/mL 以下の症例に対して, 遺伝子組換え EPO 製剤の構成アミノ酸を一部置換し, N 結合型糖鎖を付加した持続型赤血球造血刺激因子製剤が投与される.

3) トロンボポエチン (thrombopoietin: TPO)

TPO は肝, 腎, 骨格筋, 骨髄ストローマ細胞から産生されるが, 定常時の産生の約半分は肝である. CFU-Meg の増殖と分化にかかわり, 巨核球と血小板の産生の中心を担っている 図8. また, 造血幹細胞の増殖や生存にもかかわっている 図3. 遺伝子組換え TPO が作製されたが, 投与すると TPO に対する抗体が産生されることなどから, 臨床応用はされていない. TPO の受容体作動薬が TPO の血中濃度の上昇していない特発性血小板減少性紫斑病で用いられている.

〈片山直之〉

2. 正常血球のはたらき

1. 赤血球の機能

　赤血球の主な機能は肺から組織へ酸素（O_2）を供給することと，組織の代謝で生じた二酸化炭素（CO_2）を肺へ運ぶことである．O_2の輸送では，赤血球の細胞質を構成する蛋白質の 90% 以上を占めるヘモグロビンが主役である．また，赤血球の赤色はヘモグロビンによるものである．

　ヘモグロビンは 4 つの単量体からなる四量体蛋白で，単量体は二価鉄（Fe^{2+}）を含む非ペプチド化合物であるヘムとポリペプチド鎖であるグロビンが結合したものである．グロビンには α 鎖，β 鎖，γ 鎖，δ 鎖の 4 種類があり，2 本の α 鎖と 2 本の非 α 鎖で四量体を構成するため，$\alpha 2 \beta 2$（HbA），$\alpha 2 \gamma 2$（HbA2），$\alpha 2 \delta 2$（HbF）（胎児型ヘモグロビン）の 3 種類のヘモグロビンがある．胎生期のヘモグロビンはすべて HbF であるが，生後 1 年には成人型 HbA が 98% になる．HbA の β 鎖にブドウ糖（グルコース）が不可逆的に結合したものがグリコヘモグロビン（HbA1c）であり，赤血球の平均寿命が約 120 日であることから，HbA1c の値が過去 1〜1.5 カ月の血糖値を反映するため，健康診断や糖尿病の診療に用いられている．

　ヘモグロビン内の二価鉄（Fe^{2+}）は 1 分子の O_2 分子と迅速に可逆的に結合する．ヘモグロビンは酸素分圧が 100mmHg の肺で飽和度 98% まで酸素化され，O_2 分圧が 40mmHg の全身毛細血管（末梢組織）で飽和度 75% まで O_2 を解離する．O_2 飽和度の差（98−75 ＝ 23%）の分の酸素が末梢組織に供給される．ある種の薬品によりヘモグロビン内の二価鉄（Fe^{2+}）が三価鉄（Fe^{3+}）になるとヘモグロビンはメトヘモグロビンとなり，O_2 と結合できなくなる．このため，メトヘモグロビン血症では O_2 欠乏を呈する．一酸化炭素（CO）の

Chapter 1 　正常な血液細胞ができるまでとそのはたらき

ヘモグロビンへの結合能は O_2 より 200 倍強く，CO がヘモグロビンの四量体に部分的に結合すると，残りのヘモグロビンの O_2 親和性が高まり，O_2 を解離しにくくなり，ヘモグロビンの O_2 供給能が低下する．CO が結合したヘモグロビンが 10% になると CO 中毒の症状として頭痛，めまい，呼吸困難などが出現し，60% 以上となると致死的である．末梢組織における細胞のミトコンドリア内で産生された CO_2 は 3 つの形で運搬される．その 1 つがヘモグロビンによるもので，CO_2 はヘモグロビンのアミノ末端に結合（カルバミノヘモグロビン）して静脈血により運搬される．カルバミノヘモグロビンによる CO_2 の運搬は全体の約 30% である．CO_2 の運搬の中心は重炭酸ナトリウムであり，他には血漿中への物理的溶解がある．

2. 白血球の機能

1）顆粒球

　メイ・ギムザ May-Giemsa 染色あるいはライト・ギムザ Wright-Giemsa 染色した末梢血塗抹標本を観察すると，顆粒球には，細胞径が 12〜15 μm で細胞質が淡桃色で二次（特殊）顆粒として好中性顆粒をもつ好中球，細胞径が 13〜18 μm で細胞質が橙色で粗大な好酸性顆粒をもつ好酸球，細胞径が 13〜18 μm で核は分葉のものが多いが輪郭が明瞭でなく，細胞質が異染性（メタクロマジー）により青紫色に染まり，粗大な好塩基性顆粒が核の上にも存在する好塩基球がある．また，それぞれに曲がった棒状の核をもつ杆状核球と 2〜5 核に分葉した分葉核球がみられる．

（1）好中球

　一次（アズール）顆粒にはミエロペルオキシダーゼ（myeloperoxidase: MPO），エラスターゼ（elastase）やリゾチーム（lysozyme）などが，二次顆粒にはラクトフェリン（lactoferrin）やコラゲナーゼ（collagenase）が含まれている．成熟好中球はそのほとんどが骨

髄にプールされているが，末梢組織に細菌感染などによる炎症が発生すると数時間以内に末梢血に動員され，炎症部位へ遊走される．好中球の主な機能は貪食とサイトカインの産生であり，自然免疫へのかかわりである．細胞表面に発現されている Toll 様受容体（Toll-like receptor：TLR）などの病原体認識受容体（pathogen recognition receptor：PRR）が認識する細菌，真菌，ウイルスなどの病原体，異物，壊死あるいはアポトーシスした細胞を直接的に，あるいは病原体に結合した IgG の Fc 部分に対する Fcγ 受容体や病原体で活性化された補体 C3b に対する補体受容体 CR1, 3, 4 を介して貪食して，加水分解と酸化反応で破壊する．貪食による脱顆粒によりリゾチーム，ラクトフェリン，ミエロペルオキシダーゼ，抗菌ペプチド，窒素酸化物，超酸化物ラジカル superoxide radical，エステラーゼ，コラゲナーゼが放出され，抗病原体作用，炎症反応，組織障害，創傷治癒にかかわる．また，腫瘍壊死因子 α（tumor necrosis factor-α：TNF-α），インターロイキン -1β（interleukin-1β：IL-1β），IL-8 などさまざまなサイトカインやケモカインを分泌する．個々の好中球の分泌量は少ないものの，炎症部位への早期からの到達と細胞数からその役割は重要である．

（2）好酸球

　核は 2～3 分葉のものが多い．寄生虫感染，アレルギー疾患などによる組織の炎症あるいは免疫反応により産生は亢進される．末梢組織では主に消化管，肺，皮膚に分布し，サイトカインやケモカインを産生する．組織に浸潤している細胞量などから喘息や鼻炎などのアレルギー性疾患に強く関与していることが示唆されているが，疾患における役割は十分には明らかにされていない．顆粒は MPO 陽性で，加水分解酵素を含んでいる．顆粒に含まれる塩基性蛋白（basic protein）は重症の気管支喘息でみられる気管支上皮の剥離にかかわっている．

Chapter 1　正常な血液細胞ができるまでとそのはたらき

（3）好塩基球

　核は分葉のものが多いが輪郭が明瞭でない．細胞質は異染性（メタクロマジー）により青紫色に染まり，粗大な好塩基性顆粒が核の上にも存在する．慢性骨髄性白血病で増加していることがある．顆粒にはコンドロイチン酸などのムコ蛋白が含まれるため，細胞の染色時に内容物が流出して空胞になることがある．好塩基球の細胞膜に高発現している Fcε 受容体に結合している IgE が抗原を認識すると，ヒスタミンなどを豊富に含む顆粒が脱顆粒され，アレルギー反応を惹起する．

2）単球

　大型の細胞で，核形は円形，腎臓形，馬蹄形など不規則で，核網は微細である．細胞質には微細なアズール顆粒があり，空胞がみられることがある．一次顆粒であるアズール顆粒は MPO が陽性である．細胞質は非特異的エステラーゼ染色で褐色を呈する α-ナフチールブチレートエステラーゼ（α-naphthyl butyrate esterase）反応あるいは α-ナフチールアセテートエステラーゼ（α-naphthyl acetate esterase）反応が強陽性である．好中球と同様に自然免疫にかかわり，PRR を介してあるいは IgG や補体によりオプソニン化された病原体や異物などを貪食する．また，Fcg 受容体からの刺激を介して細胞毒性のあるサイトカインを分泌して細胞を殺傷する．これを抗体依存性細胞性細胞障害（antibody-dependent cellular cytotoxicity: ADCC）とよぶ．変性 low density lipoprotein（LDL）を取り込み，動脈硬化に関与する．また，多種類のサイトカインを分泌し，炎症反応の中心的役割を担っている．肝臓のクッパー細胞，骨の破骨細胞，中枢神経系の小膠細胞は単球・マクロファージ系の細胞である．抗原物質を取り込んだ単球はマクロファージあるいは骨髄系樹状細胞 myeloid dendritic cell に成熟し，抗原提示細胞として抗原由来のペプチドが結合した MHC を介して抗原特異的な T 細胞免疫応答を開始させる．樹状細胞の抗原提示細胞としての機能については「3）リンパ球（2）T 細胞」を参照のこと．

3）リンパ球

小リンパ球と大リンパ球がある．小リンパ球では，核はクロマチンが豊富で青紫色を呈し，卵形あるいは腎臓形であり，細胞の90％を占め，細胞質は好塩基性に染色される．大リンパ球の核のクロマチンは濃染されず，細胞質は広くてアズール顆粒が認められることがある．

（1）B細胞

B細胞の抗原レセプターである細胞表面免疫グロブリンIgMとIgDが抗原と結合すると成熟B細胞は活性化され，リンパ節へ移動し，抗原提示細胞や同じ抗原を認識するヘルパーT細胞などの補助を受け，増殖して認識した抗原に対するIgM抗体の産生細胞へと分化する．その過程で，産生される抗体分子の抗原との親和性を強化するための体細胞高頻度突然変異が起こる．その後，IgMから他の免疫グロブリンであるIgG，IgA，IgD，IgEへのクラススイッチが行われ，認識した抗原に対する抗体であるIgG，IgA，IgD，IgEの産生を運命づけられ，主に骨髄へ移動して未熟形質細胞となる．未熟形質細胞は形質細胞へ成熟して認識した抗原に対する抗体を産生する．一部の抗体産生を運命づけられた細胞はメモリーB細胞として長期に生存する 図6 ．

（2）T細胞

抗原への遭遇歴のないCD8陽性あるいはCD4陽性ナイーブT細胞が樹状細胞などの抗原提示細胞上に提示された抗原由来のペプチドとMHCクラスI（HLA-A, B, C）あるいはMHCクラスII（HLA-DR）の複合体を認識すると，それぞれ活性化CD8陽性細胞傷害性T細胞と活性化CD4陽性ヘルパーT細胞へと分化する．活性化CD8陽性細胞傷害性T細胞は活性化のときに認識したものと同じ抗原由来のペプチドとMHCクラスIの複合体を発現した感染細胞などの標的細胞を認識してインターフェロン-γ（IFNγ）などを分泌して破壊する．活性化CD4陽性ヘルパーT細胞はB細

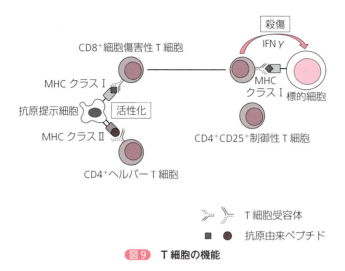

図9 T細胞の機能

胞の抗体産生やCD8陽性細胞傷害性T細胞，樹状細胞やマクロファージの活性化に関与する．他に，T細胞には免疫反応に対して抑制作用を示す制御性T細胞がある 図9．

(3) NK細胞

形態学的にはアズール顆粒をもった大リンパ球である．マクロファージと同様にFcγ受容体を介して，IgGが結合した細胞を標的としてADCC活性を示す．MHCクラスI分子を認識するキラー細胞免疫グロブリン様受容体（killer cell immunoglobulin-like receptor: KIR）と命名されている抑制性受容体を発現しており，MHCクラスI分子の発現が低い細胞を殺傷する．細胞傷害活性は活性化により分泌されるパーフォリン（perforin）やグランザイム（granzyme）などのサイトカインが担っている．

4）血小板

核のない円盤状の細胞で，凝固因子とともに止血にかかわる．血管内皮が損傷すると内皮下のコラーゲンが露出し，そこに血中のvon Willebrand因子（von Willebrand factor: VWF）が結合する．

血小板表面の糖タンパク GPIb が VWF と結合することで，血小板が露出したコラーゲンに接着する．コラーゲンに血小板表面のコラーゲン受容体糖タンパク GPIa/IIa や GPVI を介して血小板が結合すると，血小板が活性化され，血小板が粘着する．活性化した血小板では血小板表面糖タンパク GPIIb/IIIa が活性化され，コラーゲンに結合した VWF や血中フィブリノゲンと結合する．フィブリノゲンには 2 カ所の GPIIb/IIIa があり，フィブリノゲンは 2 個の血小板を結合できる．このようにして血小板凝集が起こり，血管損傷部位に一次止血栓を形成する（一次止血）（図10, 11）．

活性化血小板が粘着，凝集した部位で必要に応じ血小板膜にあるリン脂質（phospholipid: PL）を利用して凝固因子カスケードが進行する 図12 ．損傷した血管内皮にある組織因子（tissue factor: TF）は血液中の第 VII 因子を活性化し，活性化第 VII 因子（VIIa）は第 IX 因子を活性化 IX 因子（IXa）に変換する．第 VII 因子と TF の複合体が第 X 因子を活性化し，活性化第 X 因子（Xa）はプロトロンビン（第 II 因子）をトロンビン（IIa）に変換する．トロンビン（IIa）は第 V 因子，第 VIII 因子を活性化するとともに血小板をも活性化する．血小板膜の PL 上で形成される IXa-VIIIa（Xase）複合体は第 X 因子を強く活性化し，Xa は Va と複合体を形成し，強力にプロトロンビン（第 II 因子）をトロンビン（IIa）に変換する．

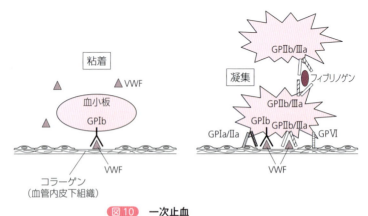

図10　一次止血
略語：VWF; von Willebrand factor

◆ Chapter 1 正常な血液細胞ができるまでとそのはたらき

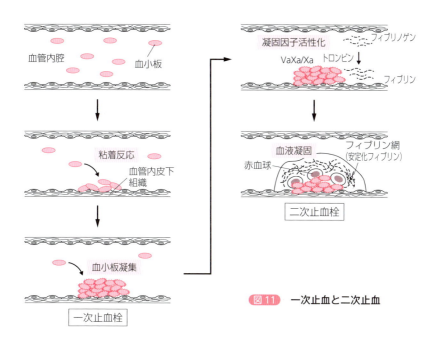

図11 一次止血と二次止血

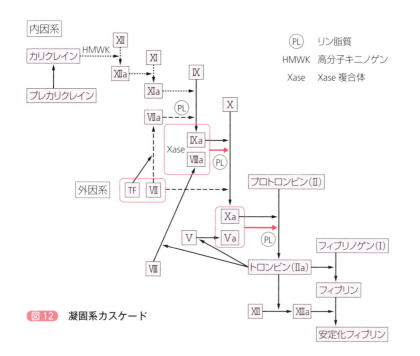

図12 凝固系カスケード

このようにして生成されたトロンビンがフィブリノゲンをフィブリンに変換し，トロンビンにより活性化された第 XIII 因子（XIIIa）（フィブリン安定化因子）がフィブリン分子間のペプチド結合形成を触媒することで，血餅が安定化し，二次止血栓を形成する（二次止血）図11.

〈片山直之〉

Chapter. 2

白血病に関する基本的な知識

1. 白血病とは？

　「血液のがん」といわれ，白血病は，造血幹細胞から血液細胞（白血球，赤血球，血小板）へと成熟する途中の細胞ががん化する．遺伝子変異を起こした血液細胞は白血病細胞といわれる血液がん細胞が骨髄で自律的に増殖して正常な造血を阻害し，多くは骨髄のみにとどまらず血液中にも白血病細胞があふれ出てくる血液疾患のことをいう．白血病細胞が造血の場である骨髄を占拠するために正常造血が阻害されて正常な血液細胞が減るため感染症や貧血，出血症状などの症状が出やすくなり，あるいは骨髄から血液中にあふれ出た白血病細胞がさまざまな臓器に浸潤することもある．白血病の病型は大きく分類すると急性骨髄性白血病（AML），急性リンパ性白血病（ALL），慢性骨髄性白血病（CML），慢性リンパ性白血病（CLL）の4つに分けられる 図1 ．

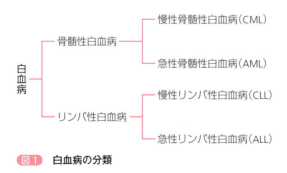

図1　白血病の分類

2. 白血病の原因と分子病態：どこまでわかっている？

　最近の研究で白血病は何段階もの遺伝子異常を経て発生してくると考えられている 図2 ．遺伝子異常が多い細胞におき換わっていく現象があり，この現象をクローナルエクスパンジョンとよんでいる．つまり白血病は正常造血細胞の遺伝子に傷がつきその結果傷ついた造血細胞が生体コントロールを外れて死ななくなり，逆に増殖してくる病気をいう．白血病を含む「がん」は細胞の増殖・分化・生存にかかわる重要な制御遺伝子に何らかの異常（染色体の転座，重複，部分あるいは全体の欠失，染色体上の遺伝子の点状変異など）が起こり，がん遺伝子の発現とがん抑制遺伝子の異常・抑制などいくつかの段階を踏んで蓄積しがん化（白血病化）すると考えられている 図2 ．がん遺伝子とは，傷が入らない正常時は増殖に関係した機能をもっていて，正常より白血病化する段階で1対2個の遺伝子のうち1遺伝子が異常となるとがん遺伝子として機能する．がん抑制遺伝子は1対2個の遺伝子のうち2個の両遺伝子が異常となると，がんを抑制する機能が消失しがん発症に傷として機能する 図3 表1 ．一般に白血病を含めて「がん」は一段階の遺伝子異常だけでは起こらず何段階かの遺伝子異常が積み重なってがん化するため若い人では少なく，異常が積み重なる時間を十分に経た高齢者で多いことがわかっている．

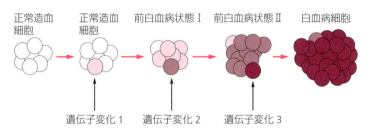

図2　遺伝子異常の蓄積とクローナルエクスパンジョン
クローナル エクスパンジョン：腫瘍細胞の集団内に生じた悪性度の高いがん細胞がしだいにおき換わっていく現象

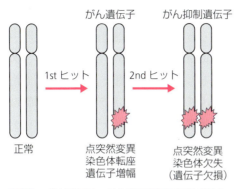

図3 がん遺伝子・がん抑制遺伝子異常の基本

表1 がん遺伝子とがん抑制遺伝子の変異機構の特徴

がん遺伝子	がん抑制遺伝子
1ヒット	2ヒット
活性	不活性
非遺伝性	遺伝性, 非遺伝性
組織特異性が高い	組織特異性が比較的低い
がん病型に特異性が高い	がん病型に特異性が低い
白血病, リンパ腫	固形腫瘍

　遺伝子に変化が起きる原因としては活性酸素, ウイルス, 放射線, ベンゼン・トルエンなどの化学物質などが考えられている. その他の化学物質としてはたばこに含まれる発がん物質が大きな原因の1つと考えられている. たばこの煙には遺伝子を傷つける化学物質が入っているとされている. タール・ニコチン・一酸化炭素などが有名だが, 4000種類の化学物質が含まれている中で人体に有害とされているのは200種, 発がん性のある物質は60種とされている. 喫煙している本人だけでなく, 周囲の人が煙を吸ってしまう受動喫煙にも注意が必要である. ウイルス発症が明らかにされているのは成人T細胞白血病で, 南九州, 沖縄, 長崎県の五島列島など地域に特徴的にみられる白血病で原因ウイルスはHTLV-Iというウイルスである.

　がんを起こす遺伝子異常は染色体に活性酸素, ウイルス, 放射線, 化学物質などが作用することによって発生するが, 細胞には遺伝子

に生じた異常を修復する仕組みがあり，また修復しきれない致命的な異常が起きてしまったときはその細胞は死ぬ（アポトーシス）運命にあるが，傷の修復が正常にできずしかしアポトーシスも免れるような変異を起こすと，そのような遺伝子変異を起こした細胞のほとんどはキラーT細胞やナチュラルキラー（NK）細胞のような免疫系が正常細胞との表面にある標識（表面抗原）の違いを認識して攻撃・破壊するが，異常を起こした細胞のなかにキラーT細胞やNK細胞に認識される表面抗原の発現を変化させ低下することにより免疫細胞による排除を免れ，増殖していく．この異常を積み重ねたのが白血病細胞であり数をさらに増加させ白血病を発症させる 図2．

3. 白血病の種類と分類

　一般的に臨床経過が急性，慢性とよばれているが，白血病における急性，慢性は確かに臨床経過からすると相応しているが，白血病に関しては次の意味合いで急性と慢性とよんでいる．つまり，造血細胞が腫瘍化して分化能を失い見た目が幼若な血液細胞の形態の白血病細胞ばかりになる白血病を急性白血病，白血病細胞が分化能を保ち成熟・分化し一見まともな白血球が作られているものを慢性白血病とよんでいる．ただし，慢性白血病の白血病細胞は見た目は正常な白血球にみえてもその機能には異常が生じ本来の役目は十分には果たせないものが多い．慢性白血病が急性化することはあっても，急性白血病が慢性白血病になることはない．

　また，白血病細胞の性質が骨髄系の細胞かリンパ球系の細胞かによって骨髄性白血病，リンパ性白血病に分類する．このことから主として白血病は上述の4種類に分類される 図1．

1. 急性骨髄性白血病（acute myelogenous leukemia: AML）

　細胞の形態・性質を重視するFAB分類ではM0からM7までの

Chapter 2 白血病に関する基本的な知識

8 タイプに分けられさらにいくつかの細分類がある 表2 ．FAB 分類は現在も有用な分類ではあるが，遺伝子変異に関する知見など新しい知見により，2016 年 WHO によって新分類が策定されている 表3 ．非常に詳細であるため実地臨床では特別な場合を除き参考で使用されているのが実情である．FAB 分類と WHO 分類の対応表を 表4 に示す．

2. 慢性骨髄性白血病（chronic myelogenous leukemia: CML）

CML の病期は 3 つに分けられていて，慢性期・移行期・急性転化期がある 図4 ．この白血病ではがん化した未成熟から成熟した白血球が増える．これらの未成熟から成熟した白血球の増殖により正常な白血球や赤血球・血小板の存在するスペースがなくなってしまう．正常な血液成分のはたらきも阻害されていくことによって症状が進んでいく．慢性期はこの一番未成熟な骨髄芽球の占める割合が 10% 未満とされている．移行期には 10～19% に広がり，急性転化期では 20% 以上になる．骨髄芽球が血液中で占める割合が増えれば増えるほど症状が重篤になり，急性転化すれば上述のように日単位で悪化して命を落としてしまうこともあり，生存率は 10% 程度とされている．CML の原因は染色体異常で異常な染色体はフィラデルフィア（Ph）染色体とよばれている．この Ph 染色体は 9 番染色体と 22 番染色体とが相互転座異常により形成される 図5,6 ．この Ph 染色体により *BCR* 遺伝子と *ABL* 遺伝子が融合し異常な *BCR/ABL1* 遺伝子が生じ CML となる．この異常はほとんどの症例で認められる 図6 ．Ph 染色体形成により *BCR/ABL1* 遺伝子が生じこの遺伝子ががん遺伝子として作用しこの白血病の主たる原因遺伝子となる．*BCR/ABL1* 遺伝子よりキメラ融合タンパク質（P210BCR/ABL 分子）は強いチロシンリン酸化活性をもち，造血細胞を白血病細胞に転換させる．

27

表2 急性骨髄性白血病の FAB 分類

M0: 微分化型骨髄性白血病　minimally myeloid leukemia

芽球は大型で，顆粒がなく，L2 まれに L1 リンパ芽球を呈する．
ペルオキシダーゼ陰性，骨髄球系のマーカー CD13，CD33 の一方，ないし両方を表現し，リンパ球系のマーカーを発現しない．電顕ペルオキシダーゼ陽性．

M1: 未分化型骨髄芽球性白血病　myeloblastic leukemia without maturation

芽球の 3％以上はペルオキシダーゼ陽性，芽球（Type Ⅰ＋Ⅱ）は NEC の 90％以上，アウエル小体はある．
前骨髄球以上の分化した顆粒球系または単球系は NEC の 10％未満．

M2: 分化型骨髄芽球性白血病　myeloblastic leukemia with maturation

前骨髄球以上への分化がある．30％≦芽球（type Ⅰ＋Ⅱ）＜90％，単球＜20％，前骨髄球以上に分化した顆粒球系は NEC の 10％以上，アウエル小体は 1 個，8:21 染色体転座の例では芽球は広い細胞質と顆粒を有する．この細胞は前骨髄球と区別する．

M3: 前骨髄球性白血病　hypergranular promyelocytic leukemia

強い顆粒のある異常な前骨髄球，中に多数のアウエル小体の束をもつ細胞（fagot cell）がある．DIC がよくみられる．顆粒の小さい variant form（variant M3）あり，電顕像で明瞭，15:17 染色体転座のある例がある．

M4: 骨髄単球性白血病　myelomonocytic leukemia

骨髄球系と単球系の 2 系統への分化がある．骨髄所見と末梢血所見で診断する．骨髄では芽球は NEC の 30％以上，単球系は NEC の 20％以上，末梢血では単球増加（≧5×10^9/L）がみられる．しかし，骨髄が M4 を示し，末梢血所見が合致しないとき，骨髄は M2 で，末梢血所見が合致するときも M4 であるが，血清リゾチームの上昇とフッ化ソーダ（NaF）で阻害される非特異的エステラーゼ反応が陽性であることが必要．M4E: 好酸球増多を伴う M4. M4 with eosinophilia 骨髄中の好酸球は NEC の 5％以上，特異的好酸球顆粒，粗大な好塩基性顆粒を有し，核は未分葉，クロロアセテート・エステラーゼおよび PAS 反応に強陽性．del(16)(q22)，inv(16)(p13q22) の染色体異常がある．

M5: 単球性白血病　monocytic leukemia

骨髄中の単芽球，前単球または単球は NEC の 80％以上．a. 未分化型と b. 分化型の 2 つの型がある．
M5a: 未分化型単球性白血病：全単球の 80％以上が単芽球，11q⁻染色体の例がある．
M5b: 分化型単球性白血病：全単球の 80％未満が単芽球で，残りは前単球と単球である．

M6: 赤白血病　erythroleukemia

骨髄中赤芽球は 50％を超え，異形性がある．芽球は NEC の 30％以上．

M7: 巨核球性白血病　acute leukemia of megakariocyte lineage

骨髄はレチクリン（reticurlin）線維の増加のため，診断に適さないことがあるので，その場合には末梢血像を用いる．
芽球≧30％，ペルオキシダーゼ染色またはズダンブラック B 染色陰性．電顕血小板ペルオキシダーゼ反応は陽性．芽球は多彩な形態を示し，L1，L2 の芽球の形態をも示す．核小体は明瞭で 1～3 個．
細胞質の顆粒（＋）～（－）．好塩基性の細胞突起（bleb）を有するもの．血小板の放出像もみられる．巨核球への分化をも示す．血液中に血小板のフラグメントを認める．細胞生化学では，ナフトール AS・D アセテート・エステラーゼおよび α-ナフチル・アセテート・エステラーゼ染色，PAS 染色で局在性に陽性を示す．

表3 急性骨髄性白血病のWHO（2016）分類

Acute myeloid leukemia with recurrent genetic abnormalities：頻度の多い遺伝子異常を伴うAML
　AML with t（8;21）（q22;q22）; RUNXI-RUNXITI
　AML with inv（16）（p13.1q22）or t（16;16）（p13.1;q22）;CBFB-MYHII
　Acute promyelocytic leukemia with t（15;17）（q22;q12）; PML-RARA
　AML with t（9;11）（p22;q23）; MLLT3-MLL
　AML with t（6;9）（p23;q34）; DEK-NUP214
　AML with inv（3）（q21q26.2）or t（3;3）（q21;q26.2）; PRNI-EVII
　AML（megakaryoblastic）with t（1;22）（p13;q13）; RBM15-MKLI
　AML with mutated NPM1
　AML with mutated CEBPA

AML with myelodysplasia-related changes：骨髄異形成関連変化を伴うAML

Therapy-related myeloid neoplasms：治療関連骨髄性腫瘍
　Acute myeloid leukemia,NOS：AML，非特異型
　AML with minimal differentiation：再未分化型AML
　AML without maturation：未分化型AML
　AML with maturation：分化型AML
　Acute myelomonocytic leukemia：急性骨髄単球性白血病
　Acute monoblastic and monocytic leukemia：急性単芽球性/単球性白血病
　Acute erythroid leukemia：急性赤白血病
　Acute megakaryoblastic leukemia：急性巨核芽球性白血病
　Acute basophilic leukemia：急性好塩基性白血病
　Acute panmyelosis with myelofibrosis：骨髄線維症を伴う急性汎骨髄症
　Provisional entity：AML with mutated RUNX1 暫定疾患：RUNX1遺伝子異常を伴う骨髄性白血病

Myeloid sarcoma：骨髄性肉腫

Myeloid proliferations related to Down syndrome：Down症候群関連骨髄増殖症
　Transient abnormal myelopoiesis：一過性異常骨髄造血
　Myeloid leukemia associated with Down syndrome：Down症候群関連骨髄性白血病

Acute leukemias of ambiguous lineage：系統不明な急性白血病
　Acute undifferentiated leukemia：急性未分化性白血病
　Mixed phenotype acute leukemia with t（9;22）（q34;q11.2）; BCR-ABLI：t（9;22）（q34;q11.2）; BCR-ABLI を伴う混合形質性急性白血病
　Mixed phenotype acute leukemia with t（v;11q23）; KMT2A rearranged：*KMT2A*遺伝子再構成を伴う混合形質性急性白血病
　Mixed phenotype acute leukemia, B/myeloid, NOS：混合形質性急性白血病，B/骨髄性，非特異型
　Mixed phenotype acute leukemia, T/myeloid, NOS：混合形質性急性白血病，T/骨髄性，非特異型

（Arber DA, Orazi A, Hasserjian R, et al. The 2016 revision to the World Health Organization classification of myeloid and acute leukemia. Blood. 2016; 127: 2391-405）

表4 AMLの分類：FAB分類とWHO分類の対応表

FAB分類	WHO分類
M0	AML, minimally differentiated
M1	AML, without maturation
M2	AML with t (8;21) AML with maturation
M3	AML with t (15;17)
M4	Acute myelomonocytic leukemia
M4Eo	AML with inv (16) or t (16;16)
M5	Acute monoblastic or monocytic leukemia
M6	Acute erythroid leukemia
M7	Acute megakaryoblastic leukemia

●病期	慢性期	移行期	急性期
	4～5年の経過	6～9ヵ月の経過	3～6ヵ月（生存期間中央値）
	無症状，脾腫	脾腫の増大	急性白血病と類似した状態
	白血病クローン由来の顆粒球， 血小板の増加　Ph染色体から *BCR/ABL1* 遺伝子の発現	好塩基球≧20% 血小板減少／増加 染色体付加異常	好塩基球≧20% 血小板減少／増加 染色体付加異常
	Blast（芽球）≦5%	Blast 6～19%	Blast≧20%

- 慢性白血病は，急性白血病が慢性化したものではありません．
- 慢性白血病と急性白血病は，同じ「白血病」という名前がついているものの，慢性白血病では，白血病細胞は種々の血球に分化する能力を保持しています．
- 慢性骨髄性白血病は，通常ゆっくりとした経過を取りますが（慢性期），診断後4～5年で「急性期」という急性白血病と似た治療抵抗性の状態となります．

図4 CMLの病期分類

3. 急性リンパ性白血病（acute lymphoid leukemia: ALL）

　　FAB分類ではL1～L3までの分類**表5**になっていたが，現在では ALL に関しては FAB 分類は有用ではない．近年，ALL とリンパ腫は本質的には同じ疾患で，同じ細胞が主に骨髄で増殖すれば ALL，増殖の場が主にリンパ節ならリンパ腫であり，同じ疾患の別の側面をみているだけだとして WHO 分類では ALL は急性白血

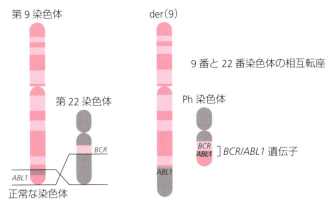

*der(9): 9番染色体由来であるが，構造異常をもつ染色体を指す．

図5　フィラデルフィア（Ph）染色体
22番染色体の切断点は，長腕の特定の領域（q11）に集中しており，この部分をbreak point cluster region（BCR）といいます．転座のパートナーの9番染色体では，長腕の特定の領域（q34）以下でABL1という遺伝子を含む形で切断が起こり，これが22番染色体に転座します．その結果，22番染色体上にBCR/ABL1融合遺伝子が形成され，これをPh染色体といいます．

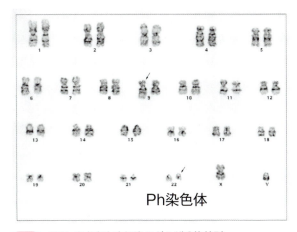

図6　CML患者白血病細胞のギムザ分染核型
46XY, t(9;22)(q34;q11)
矢印は異常9番染色体とPh染色体を示す．

病とは別にしてリンパ腫とともにリンパ系悪性腫瘍として扱っている．しかしながら，症候的（症状や検査所見）ではリンパ腫とALLは相違があり，むしろAMLとともに急性白血病として括ったほう

表5 急性リンパ性白血病 ALL の FAB 分類

L1: 小細胞性, 均一性, 核形規則性, 核小体はみられないか, みられても小形, 不明瞭.   N/C 比大, 細胞質少量, 小児に多く, 予後がよい.
L2: 大細胞性, 不均一性, 核形不規則, 核小体 1 個以上で, 大きいものもある.   N/C 比小さい.   成人に多く, 予後はよくない.
L3: Burkitt 型, 大細胞性, 均一性, 核形は円形または楕円形, 核小体 1 個以上, 細胞質が広く, 好塩基性で, 空胞が目立つ. B 細胞である.

が臨床的には診療しやすい. WHO の ALL に含まれる ALL は以下である.

1. 前駆 B 細胞急性リンパ芽球性白血病 (これは遺伝子異常によってさらに細分される **表6**
2. 前駆 T 細胞急性リンパ芽球性白血病
3. バーキット白血病

先述したように, 以前は急性白血病と悪性リンパ腫は, それぞれ骨髄由来とリンパ節由来の腫瘍と考えられ, 骨髄にリンパ芽球が浸潤している場合は ALL, 骨髄への浸潤がない場合はリンパ腫としていた. 臨床では FAB 分類は簡便ではあったが, WHO 分類 (2008) では細胞自体の性質に重点を置き, リンパ系腫瘍を B 細胞系と T/NK 細胞 (T 細胞および natural killer: NK 細胞) 系とに大別し, 正常リンパ系細胞の分化段階と概括対応させて細分類している. FAB 分類の L3 は, WHO 分類では成熟 B 細胞腫瘍 (mature B-cell neoplasms) であるバーキットリンパ腫 (Burkitt lymphoma) に包含され, ALL/LBL には含まれていない. 日本血液学会が臨床に則した WHO 分類を基にした臨床分類を示している. この分類を **表7** に示す.

予後因子は, 年齢, 初診時白血球数, 完全寛解までの期間および Ph 染色体ないし 4 番染色体と 11 番染色体の相互転座を示す t(4;11) である. Ph 染色体が認められる場合は, イマチニブを代表とするチロシンキナーゼ阻害剤の有効性が明らかになっているので, 治療の選択には, Ph 染色体ないし *BCR-ABL1* 融合遺伝子を探索することが重要である.

Chapter 2 　白血病に関する基本的な知識

> **表6** 　リンパ球系腫瘍の WHO 分類（2016）

B lymphoblastic leukemia/lymphoma：B リンパ芽球性白血病 / リンパ腫
　B lymphoblastic leukemia/lymphoma, NOS：B リンパ芽球性白血病 / リンパ腫，非特異型
　B lymphoblastic leukemia/lymphoma with recurrent genetic abnormalities：頻度の多い遺伝子異常を伴う B リンパ芽球性白血病 / リンパ腫
　B lymphoblastic leukemia/lymphoma with t（9;22）（q34;q11.2）; BCR-ABLI：t（9;22）（q34;q11.2）; BCR-ABLI を伴う B リンパ芽球性白血病 / リンパ腫
　B lymphoblastic leukemia/lymphoma with t（v;11q23）; MLL rearranged：t（v;11q23）; MLL 再構成を伴う B リンパ芽球性白血病 / リンパ腫
　B lymphoblastic leukemia/lymphoma with t（12;21）（p13;q22）; TEL-AMLI（ETV6-RUNX1）：t（12;21）（p13;q22）; TEL-AMLI（ETV6-RUNX1）を伴う B リンパ芽球性白血病 / リンパ腫
　B lymphoblastic leukemia/lymphoma with hyperdiploidy：高二倍体性 B リンパ芽球性白血病 / リンパ腫
　B lymphoblastic leukemia/lymphoma with hypodiploidy（hypodiploid ALL）：低二倍体性 B リンパ芽球性白血病 / リンパ腫
　B lymphoblastic leukemia/lymphoma with t（5;14）（q31;q32）; IL3-IGH：t（5;14）（q31;q32）; IL3-IGH を伴う B リンパ芽球性白血病 / リンパ腫
　B lymphoblastic leukemia/lymphoma with t（1;19）（q23;p13.3）; E2A-PBX1（TCF3-PBX1）：t（1;19）（q23;p13.3）; E2A-PBX1（TCF3-PBX1）を伴う B リンパ芽球性白血病 / リンパ種
　Provisional entity：B-lymphoblastic leukemia/lymphoma, BCR-ABL1-like：暫定疾患：BCR-ABL1 様 B リンパ芽球性白血病 / リンパ腫
　Provisional entity：B-lymphoblastic leukemia/lymphoma with iAMP21：暫定疾患：iAMP21 を伴う B リンパ芽球性白血病 / リンパ腫
T lymphoblastic leukemia/lymphoma：T リンパ芽球性白血病 / リンパ腫
　Provisional entity：Early T-cell precursor lymphoblastic leukemia：暫定疾患：早期 T 細胞前駆リンパ芽球性白血病
Provisional entity：Natural killer（NK）cell lymphoblastic leukemia/lymphoma：ナチュラルキラー細胞性リンパ芽球性白血病 / リンパ腫

(Swerdlow SH, Campo E, Pileri SA, et al. The 2016 revision of the World Health Organization classification of lymphoid neoplasms. Blood. 2016; 127: 2375-90)

4. 慢性リンパ性白血病（chronic lymphoid leukemia: CLL）

　　CLL は，長期間の間に骨髄中のリンパ球が，血液中にどんどん増加していくタイプのがんである．慢性リンパ性白血病は，欧米では多い白血病だが小児ではまれである．中年期以降に多くは発症する．日本では比較的まれな白血病である．

　　CLL は，ほとんどが，免疫をつかさどる B リンパ球のがん化により発症する．がんになったリンパ球が，最初に血液とリンパ節内で増殖していく．これがだんだん脾臓や肝臓に広がって，脾臓が腫れてくる．この白血病は，異常に自己抗体を産生することがあり，

表7 WHO 分類を基にした臨床分類；日本血液学会編

インドレントリンパ腫およびリンパ性白血病

B 細胞
  慢性リンパ性白血病 / 小リンパ球性リンパ腫
  リンパ形質細胞性リンパ腫
  脾 B 細胞辺縁帯リンパ腫
  有毛細胞性白血病
  粘膜関連リンパ組織型節外性辺縁帯リンパ腫（MALT リンパ腫）
  節性辺縁帯リンパ腫
  濾胞性リンパ腫（Grade 1, 2）
T 細胞
  T 細胞大顆粒リンパ球性白血病
  成人 T 細胞白血病 / リンパ腫（くすぶり型）
  菌状息肉症 / セザリー症候群

中等度アグレッシブリンパ腫およびリンパ性白血病

B 細胞
  B 細胞前リンパ球性白血病
  マントル細胞リンパ腫
  濾胞性リンパ腫（Grade 3）
T 細胞
  T 細胞前リンパ球性白血病
  成人 T 細胞白血病 / リンパ腫（慢性型）
  節外性鼻型 NK/T 細胞リンパ腫
  血管免疫芽球性 T 細胞リンパ腫

アグレッシブリンパ腫

B 細胞
  びまん性大細胞型 B 細胞リンパ腫
T 細胞
  末梢性 T 細胞リンパ腫，非特定型
  腸管症関連 T 細胞リンパ腫
  未分化大細胞リンパ腫
  肝脾 T 細胞リンパ腫

高度アグレッシブリンパ腫およびリンパ性白血病

B 細胞
  B 細胞リンパ芽球性白血病 / リンパ腫
  バーキットリンパ腫 / 白血病
T 細胞
  T 細胞リンパ芽球性白血病 / リンパ腫
  成人 T 細胞白血病 / リンパ腫（急性型，リンパ腫型）
NK 細胞（芽球性 NK 細胞リンパ腫）
  アグレッシブ NK 細胞白血病

この抗体により自分の赤血球と血小板が破壊（自己免疫性溶血性貧血・免疫性血小板減少症）が合併されることもある．

CLL だと診断されれば，白血病細胞がどれだけ血液中や骨髄に

Chapter 2 白血病に関する基本的な知識

表8 CLL の病期分類

a. Rai 分類			b. Binet 分類	
病期		分類基準	病期	分類基準
Low risk	0	末梢リンパ球≧ 15,000/μL かつ骨髄リンパ球≧ 40%	A	リンパ球増多（末梢血≧ 4,000/μL かつ骨髄≧ 40%）腫大領域２カ所以内*
Intermediate risk	Ⅰ	病期 0+ リンパ節腫大	B	病期 A+ 腫大領域 ３カ所以上*
	Ⅱ	病期 0+ 脾腫または肝腫		
High risk	Ⅲ	病期 0+ 貧血	C	Hb<10g/dL または 血小板 <10 万 /μL
	Ⅳ	(Hb<11g/dL または Ht<33%) 病期 0+ 血小板減少 <10 万 /μL		

*腫大領域は，頸部，腋窩部，鼠径部のリンパ節（左右を問わない）と，脾，肝．したがって，腫大領域は０〜５カ所のいずれか．

表9 リンパ系腫瘍のわかりやすい分類

浸潤臓器	慢性白血病	急性白血病
骨髄・血管内	慢性リンパ性白血病（広義） ・慢性リンパ性白血病（狭義） ・前リンパ球性白血病 ・大顆粒リンパ球性白血病 ・ヘアリーセル白血病 ・成人 T 細胞白血病	急性リンパ性白血病（ALL） L1〜L3
リンパ網内径組織	悪性リンパ腫（ML） ・B 細胞リンパ腫 ・T 細胞リンパ腫 ・ホジキンリンパ腫	

広がっているのかを，0 期からⅣ期の病期や A, B, C の病期で評価・診断し治療方針を決定する **表8** ．

さらに難しくなるが，CLL はさらなる詳細な分類があり簡単な分類を **表9** に示す．CLL には広義の CLL と狭義の CLL の定義がある．FAB 分類では広義の CLL には B 細胞性（狭義の慢性リンパ性白血病，B 細胞前リンパ球性白血病，ヘアリーセル白血病，リンパ腫の白血病化，形質細胞白血病）と T 細胞性（T 細胞顆粒リンパ球性白血病，T 細胞前リンパ球性白血病，成人 T 細胞白血病 / リンパ腫，セザリー症候群）などを含んでいる．狭義の CLL は小型の CD5+ の表面抗原をもつ成熟 B リンパ球が末梢血と骨髄で自律的に増殖するリンパ性腫瘍とされている．また，狭義の CLL 細胞の増

殖が末梢血・骨髄で主に行われる場合はCLLだが，同じ細胞が主にリンパ節で増殖するならば小リンパ球性リンパ腫とされ，狭義のCLLと小リンパ球性リンパ腫は本質的には同一の疾患が異なる血管に浸潤か，リンパ節を主体とする網内系組織浸潤かで異なった側面をみせているに過ぎないとされている．また，リンパ腫の白血化とリンパ性白血病も非常によく似ており，そのためWHO分類ではリンパ性白血病とリンパ腫の区別は取り払い，とくにリンパ腫との境界があいまいな成熟傾向をもつリンパ系白血病はWHO分類ではリンパ増殖性疾患として分類している 表7 ．

4. 白血病の症状と診断へのアプローチ

1. 症状

白血病の症状は，正常な血液をつくることができなくなることによる症状と，芽球の増殖による症状に分けることができる 図7 ．正常な血球（白血球，赤血球，血小板）をつくるスペースがなくなってしまうことによる症状には次のようなものがある．①体中に酸素を運ぶ赤血球が減ることで，倦怠感や体を動かしたときの息切

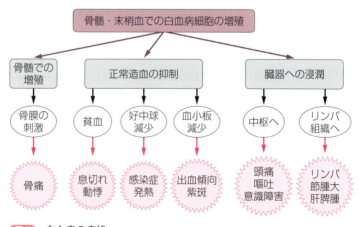

図7　白血病の症状

れなどが起こる．②外から侵入してくる病原体と闘う白血球（顆粒球やリンパ球）が減ることで，そのほかの感染症が起こりやすくなる．急性白血病で感染症を起こしたときには，高熱が唯一の症状であることも多く，肺炎を併発していることも多い．③血小板が減ることで出血が起こりやすくなる．けがをしたときに血が止まりにくくなるだけではなく，何もしていないのにあざができたり，出血が起きたりする．重症な場合は脳出血や消化管の出血（胃，十二指腸などからの出血）が起こることもある．一方，骨髄のなかに増殖した細胞は骨髄で増殖し，骨膜を刺激して骨痛を起こすだけでなく，そこだけにとどまらずに血液のなかに流れていき，肝臓，脾臓，リンパ節，歯肉などのいろいろな臓器に浸潤して臓器腫大を起こすことがある．また，芽球が集まって塊をつくり，固形腫瘍と類似の症状が出る．例えばその塊が神経などを圧迫してしびれや麻痺症状を示すこともある．

2. 診断

　急性骨髄性白血病が疑われたときには，骨髄穿刺という検査を行う．この検査により白血病細胞を採取し，以下に述べるさまざまな検査を行い，診断をつける．

　骨髄穿刺は，胸の真ん中の胸骨か，腰の部分の腸骨で行う．まず，皮膚に麻酔をかけ，骨髄穿刺用の直径 2〜3mm ほどの太さの針を骨に刺し，1〜2mL ほどの骨髄液を注射器で吸い取る．採取した骨髄液で，顕微鏡で観察するための標本を作る．そしてメイ・ギムザ（ライト・ギムザ）染色やペルオキシダーゼ染色，エステラーゼ染色といった方法で細胞を染色し，顕微鏡で観察する．また，フローサイトメトリ検査機器で，白血病細胞の表面に存在する蛋白を調べ，総合的に急性リンパ性白血病か，急性骨髄性白血病かを鑑別する．白血病細胞の特徴を細かくみる．さらに，白血病細胞の染色体や遺伝子の異常を調べるために，白血病細胞を使って染色体検査や遺伝子検査を行う．このようにしてどのタイプの白血病であるかを診断する．

このように詳細に白血病の診断をつけることで，治りやすい白血病か，治りにくい白血病か，再発しやすいかどうか，診断することができる．また，そうすることで，個々の患者さんに応じた治療方法を組み立てることができる．

5. 白血病の治癒は可能か？

白血病は不治の病として治療ができない病の代表的な存在だったが，現在では化学療法や造血幹細胞移植の進歩により，完治することも可能ながんとなっている．急性白血病の 5 年生存率は平均して約 50〜60％程度で，急性骨髄性白血病よりも急性リンパ性白血病のほうが生存率が高く，急性リンパ性白血病では 5 年生存率は平均して約 40％程度で，小児の場合では約 80％程度と，小児の方が治癒する可能性が高いという特徴がある．急性前骨髄球性白血病に対するレチノイン酸療法や慢性骨髄性白血病に対するイマチニブの出現により，この 2 つの白血病の治療成績が劇的に向上している．

このように現在はさまざまな治療法の開発などがなされていて，治ることが可能な病気だとされる．生存率は，白血病のタイプなどによっても異なるので，一概には治癒の可能性は難しいが，ただ近年，白血病のタイプによっては，治療することで長期にわたって生存することが可能である．しかし，同時に問題になってきているのが，治療による晩期障害である．抗がん剤や放射線治療，骨髄移植後の障害の対策が，これからの課題となっている．

【参考文献】
1) 山川光徳，猪口孝一，室井一男，編．血液・造血器疾患のマネジメント−血液内科医と病理医の対話（マネジメントシリーズ）．大阪: 医薬ジャーナル; 2011.
2) 特集: 急性骨髄性白血病（AML）診療の現状と新たな展開．血液内科. 2013; 67.

〈猪口孝一〉

Chapter.

3

白血病の形態診断と検査技師の果たす役割

　白血病の診断には臨床所見とともに白血病細胞の形態，免疫学的特徴，遺伝子および染色体異常の有無などを合わせた総合的な病態の評価が必要であるが，末梢血および骨髄の形態学的検査は白血病細胞そのものを観察して評価する検査であり，長きにわたり白血病診断における中心的役割を果たしてきた．現在では細胞表面マーカー検査や遺伝子検査，染色体検査がより大きな役割を果たすようになってきてはいるが，形態学的評価はいまだに重要であり，白血病の診断に欠かせない検査である．

1. 白血病の形態診断

　臨床検査のために採取された末梢血から塗抹標本を作製して顕微鏡で観察することにより，末梢血への白血病細胞出現の有無を評価することができる．また，血液細胞を産生する臓器である骨髄を採取して標本を作製することで骨髄中の白血病細胞の有無や増加の程度，形態的特徴などを評価することができ，白血病の病型や病勢を判定することが可能となる．骨髄を採取する検査としては骨髄穿刺と骨髄生検があるが，骨髄穿刺では採取された骨髄血から末梢血と同様の手技により塗抹標本を作製することができ，個々の白血病細胞の詳細な形態的評価に有用である．骨髄生検では骨髄を組織片として採取して組織標本を作製し，病理学的診断を実施する．

　末梢血の塗抹標本は血球計数用の採血管から採血後なるべく時間をおかずに作成する．骨髄塗抹標本は骨髄穿刺にて採取された骨髄血を血液が凝固する前に短時間で作成する．骨髄塗抹標本は形態観察のための普通染色に加えて特殊染色を実施する必要があるため，

JCOPY 498-22508

39

可能であれば 10 枚以上作成するようにする．骨髄穿刺がドライタップで骨髄血の採取が困難であった場合には骨髄スタンプ標本を作製しておくと塗抹標本に準じた形態観察が可能であり有用である．

塗抹後の標本はドライヤーの冷風などを用いて十分に乾燥させたのち，形態観察用の染色（普通染色）としてライト・ギムザ染色あるいはメイグリュンワルド・ギムザ染色を実施する．なお，同時に作製した標本であっても標本によって所見に差があることがあるため，普通染色標本も複数枚作成しておくことが望ましい．染色した塗抹標本を光学顕微鏡で観察するが，観察する視野は塗抹標本の引き終わりから 1cm ほど手前側で，赤血球が重ならず，白血球を押しつぶすことがない領域を選ぶ．ただし，塗抹標本は標本上の位置によって細胞の分布に差があるため，塗抹の辺縁や引き終わりなども観察して総合的な評価を行う．末梢血では 100 細胞あるいは 200 細胞を分類し，芽球を含めた各細胞の比率を算定する．骨髄では 500 細胞あるいは 1000 細胞の分類を行い，同様に比率を算定する．白血病の診断では芽球の比率だけでなく形態異常の評価が重要であるため，正常形態と比較しつつ適正な評価を行う．

白血病の診断には特殊染色の所見も重要である．ペルオキシダーゼ染色（POD，POX あるいは MPO）は骨髄系細胞のペルオキダーゼ活性を反映する染色であり，好中球や単球などで陽性となる．白血病の診断ではペルオキシダーゼ陽性の芽球は骨髄系芽球と判断され，急性白血病では芽球の 3% 以上がペルオキシダーゼ陽性のとき急性骨髄性白血病と診断される．陰性の場合には急性リンパ性白血病の可能性があるが，急性骨髄性白血病でもペルオキシダーゼが陰性となるものがあるため注意が必要である．細胞帰属の判定にはエステラーゼ染色も有用である．エステラーゼ染色には骨髄系細胞に陽性となる特異的エステラーゼ染色と主に単球系細胞に陽性となる非特異的エステラーゼ染色があり，単球系白血病の補助診断に特に有用である．特異的エステラーゼ染色（陽性は青色）と非特異的エステラーゼ染色（陽性は茶色）を同一標本で実施するエステラーゼ二重染色も実施される．急性リンパ性白血病では芽球が PAS 染色

Chapter 3 白血病の形態診断と検査技師の果たす役割

にて粗大顆粒状の陽性所見を示すことがあり，診断の参考になる所見である．

　白血病の形態診断では異形成（形態異常）の有無の評価も大切である．異形成は骨髄異形成症候群の診断の際に重要な形態的所見であるが，急性骨髄性白血病やその他の造血器腫瘍においても診断や予後評価の指標となる．骨髄系，赤芽球系および巨核球系の造血3系統それぞれについて異形成の有無の評価を行う．異形成と判断される代表的な異常所見には，好中球系細胞にみられる細胞質顆粒形成不全や偽ペルゲル異常，赤芽球系にみられる巨赤芽球様変化や核崩壊像，巨核球にみられる微小巨核球や分離多核巨核球などがある．

2. 白血病の病型と形態所見

　白血病は腫瘍化した血液細胞（白血病細胞）が増殖する疾患であり，白血病細胞の特徴により病型分類がなされている．急性白血病では白血病細胞は形態的に幼若な造血細胞であり，「芽球」とよばれる．「芽球」相当の細胞は正常では末梢血には存在せず，骨髄中にも少数みられるのみであるため，末梢血への芽球の出現，あるいは骨髄における芽球の増加は急性白血病診断ための重要な所見である．増加する芽球が骨髄系芽球であるものを急性骨髄性白血病，リンパ系芽球であるものを急性リンパ性白血病とする．急性骨髄性白血病では白血病芽球の形態および免疫学的特徴によりさらに多くの病型が区別される．急性骨髄性白血病の定義を満たす芽球の増殖を認めないが，血液細胞形態に形態異常（異形成）を伴い，芽球も増加傾向を呈する病態は骨髄異形成症候群として定義され，前白血病状態と考えられる．

　慢性骨髄性白血病は骨髄系細胞の腫瘍性増殖を特徴とする疾患であるが，芽球の単一増殖ではなく，骨髄系の各成熟段階の細胞が増殖し，末梢血にも幼若顆粒球を含めた各成熟段階の細胞が認められる．一方，慢性リンパ性白血病では形態的にはほぼ成熟リンパ球に相当するリンパ球の腫瘍性増殖がみられる．慢性リンパ性白血病の

他にも悪性リンパ腫の一部には末梢血や骨髄にリンパ腫細胞が出現することが多い病型があり，白血病との鑑別が問題となることがある．有毛細胞白血病（ヘアリー細胞白血病）は細胞表面に毛様突起の形成を示すB細胞性リンパ腫であるが，末梢血や骨髄に異常細胞が出現し，白血病の病像を呈する．成人T細胞白血病もT細胞性の白血病・リンパ腫であり，末梢血や骨髄に特徴的な切れ込みを有する異型細胞（flower cell）が出現する．

1. 急性骨髄性白血病

　白血病の分類にはWHO分類[1]が主に用いられているが，WHO分類では急性骨髄性白血病のなかで特定の遺伝子・染色体異常を有するものを独立した病型として定義しており，また，骨髄増殖性腫瘍や骨髄異形成症候群などから急性骨髄性白血病に移行したもの，診断時に異形成を有するもの，他の疾患に対する化学療法後や放射線療法後に発症したものも独立したカテゴリーとして扱う．それ以外の多くの急性骨髄性白血病は主に形態学的特徴を基に分類されており，旧来より用いられているFAB分類に準じた形態的分類がなされている．FAB分類では急性骨髄性白血病は芽球の形態的特徴によりM0からM7までの病型に分類される．WHO分類の定義に基づき，急性骨髄性白血病の芽球の比率は20％以上とされ，20％未満の場合には骨髄異形成症候群に分類される．

（1）　急性骨髄性白血病　微分化型（FAB分類　M0）

　急性骨髄性白血病に分類される病型のなかで最も未熟な分化成熟段階の芽球の増生を示す病型である．幼若な芽球の増生が認められ，ペルオキシダーゼ染色は陰性であるが，細胞表面マーカー検査などにより骨髄系への分化が証明される．

（2）急性骨髄性白血病　未熟型（FAB分類　M1）図1

　成熟傾向に乏しい芽球の増生を特徴とする病型である．典型例では骨髄中の芽球は非赤芽球細胞（NEC）の90％以上であり，成熟

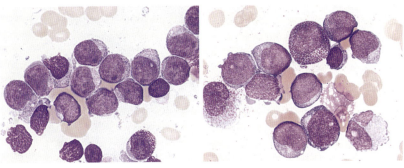

図1 急性骨髄性白血病　未熟型
（骨髄塗抹標本　ライト・ギムザ染色）

図2 急性骨髄性白血病　成熟型
（骨髄塗抹標本　ライト・ギムザ染色）

傾向を示す細胞は少数である．芽球はペルオキシダーゼ染色陽性である．

（3）急性骨髄性白血病　成熟型（FAB分類　M2）図2

　白血病細胞に成熟傾向を認める病型である．骨髄中の芽球は20％以上であるが，成熟傾向を示す細胞も認められる．芽球の細胞質には少数の顆粒やアウエル小体がみられることもある．ペルオキシダーゼ染色は陽性である．WHO分類で特定の遺伝子・染色体異常を有するAMLとして分類されるt(8;21)を伴うAMLはM2の形態をとることが多いが，太く長いアウエル小体や顆粒球系細胞の異形成（顆粒形成不全）など特徴的な所見を呈するため，細胞形態から病型を推測できることも少なくない．

（4）急性前骨髄球性白血病（FAB分類　M3（APL））図3

　APLは前骨髄球相当の幼若細胞の腫瘍化である．核網は比較的繊細で明瞭な核小体を有し，好塩基性の細胞質には多数の粗大なアズール顆粒を有するものが多いが，アウエル小体が目立つことも特徴であり，アウエル小体を多数有するファゴット細胞を認めることも少なくない．これらの白血病細胞はAPL細胞ともよばれるが，前骨髄球として分類されることが多いため，検査結果を参照する際には注意が必要である．APL細胞はペルオキシダーゼ染色で強陽

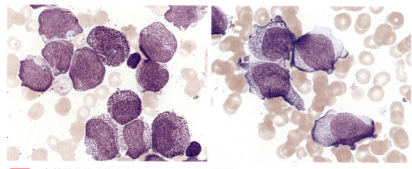

図3 急性前骨髄球性白血病
(骨髄塗抹標本　ライト・ギムザ染色)

図4 急性単芽球性白血病
(骨髄塗抹標本　ライト・ギムザ染色)

性を示す．APLは特徴的な細胞形態から鑑別は比較的容易であるが，特徴が明瞭ではない症例や，細胞質の顆粒が目立たない亜型（microgranular APL）も存在する．

(5) 急性骨髄単球性白血病 (FAB分類　M4)

骨髄系および単球系の芽球が混在する病型である．芽球は骨髄芽球と同様の形態であるが，細胞質がやや広いものや，細胞膜の脆弱性を示し小半球状の細胞質突起の形成がみられることもある．ペルオキシダーゼ染色は陽性である．エステラーゼ染色では特異的および非特異的エステラーゼそれぞれに陽性となる芽球がみられるが，特異的および特異的非特異的エステラーゼが同時に陽性となる芽球を認めることもある．inv(16) あるいは t(16;16) を伴う急性骨髄性白血病ではM4相当の形態を示し好酸球の増加を伴うことが多く（M4Eo），好酸球に好塩基性の顆粒が混在するなど特徴的な所見を呈する．

(6) 急性単球性白血病 (FAB分類　M5) 図4

単球系の白血病細胞が増加する病型であり，単球が優位である急性単芽球性白血病（M5a）と前単球が優位である急性単球性白血病（M5b）に分けられる．単芽球は骨髄芽球に比べて大型で豊かな細胞質を有する芽球として観察され，前単球は単芽球よりも成熟傾

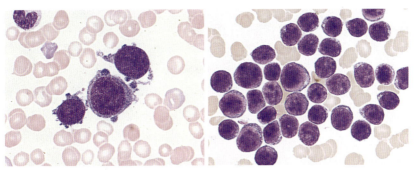

図5 急性巨核芽球性白血病
（骨髄塗抹標本　ライト・ギムザ染色）

図6 急性リンパ性白血病
（骨髄塗抹標本　ライト・ギムザ染色）

向を示す単球系細胞で，核はくびれを示し細胞質の顆粒は明瞭となる．単芽球はペルオキシダーゼ染色陰性であるが，前単球は弱陽性を示す．どちらも非特異的エステラーゼ染色は陽性となる．

(7) 赤白血病（FAB分類　M6）

赤芽球系の白血病細胞の増生を示す病型である．FAB分類および2008年版のWHO分類までは，赤芽球の増生（50％以上）とともに骨髄芽球の増加（NECの20％以上）を示す病型（M6a）と，前赤芽球相当の幼若な赤芽球（白血病細胞）が主に増加する病型（M6b）の2つの病型が定義され臨床的に用いられてきたが，改訂された2016年版のWHO分類[2]では，幼若な赤芽球の増生を示す病型（M6b相当）のみを赤白血病と診断するように分類基準が変更されている．

(8) 急性巨核芽球性白血病（FAB分類　M7）図5

巨核球系の芽球が増加する病型である．芽球の細胞質が小半球状の突起（ブレブ）の形成を示すことが特徴であり，塗抹標本ではペルオキシダーゼ染色は陰性であるが，電子顕微鏡にて血小板ペルオキシダーゼの陽性が示される．細胞表面マーカー検査によるCD41, CD61などの血小板関連抗原の陽性所見によっても診断可能である．

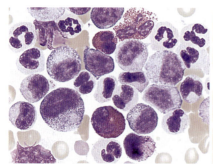
図7 慢性骨髄性白血病
（骨髄塗抹標本　ライト・ギムザ染色）

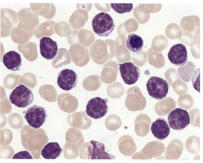
図8 慢性リンパ性白血病
（骨髄塗抹標本　ライト・ギムザ染色）

2. 急性リンパ性白血病 図6

　　急性リンパ性白血病はリンパ系芽球が増生する白血病である．リンパ芽球は骨髄芽球に比べるとやや小型で円形に近く，核細胞質比も高めのことが多いが，形態的に区別が困難な場合も少なくないため，ペルオキシダーゼ染色が陰性であることに加え，細胞表面マーカー検査などの所見を合わせた評価が必要である．

3. 慢性骨髄性白血病 図7

　　慢性骨髄性白血病（慢性期）では末梢血の白血球は増加し，骨髄球や後骨髄球などの幼若顆粒球が出現する．また，好塩基球の増加が認められ診断的に重要である．好酸球も増加することが多い．骨髄は高度過形成性で骨髄系細胞の著明な増生が認められる．巨核球も増加することが多く，やや小型の巨核球が目立つ．慢性期では芽球の増加は認めないが，移行期では芽球増加を示すものがあり，芽球期（急性転化）では芽球が20%以上となり急性白血病の所見を呈する．

4. 慢性リンパ性白血病 図8

　　成熟リンパ球に近い形態を示すリンパ球の増生が認められるB細胞性リンパ腫である．形態的には核クロマチンの凝集が比較的強く塊状を呈する特徴的な所見を示すリンパ球の増加が認められる．

3. 白血病診療における臨床検査技師の役割

　臨床検査は白血病の診療を支える最も重要な診療情報の1つであるが，検査を実際に担当しているのは臨床検査技師であり，検査結果の正確さも臨床検査技師による日々の精度管理に支えられている．また，多くの検査が自動化された現在でも，白血病細胞などの異常細胞を自動分析装置で正確に識別することは困難であり，熟練した技師による細胞形態の評価は白血病診断の要である．骨髄検査においても，塗抹標本の作製から細胞の分類カウントまで，臨床検査技師が担当する役割は多く，経験豊かな技師の技術は白血病診療の支えとなるものである．

　白血病診療の中で臨床検査技師には，まず末梢血液像の適切な評価と細胞分類が求められる．芽球の有無と比率，異型細胞や幼若細胞の有無，形態異常の有無など，塗抹標本から得られる多くの所見を正しく捉えて検査報告とする必要がある．初診患者や再発を疑う所見が認められるときには担当医に直接連絡することが望まれるため，あらかじめ連絡体制を構築しておくことも重要である．骨髄検査では臨床検査技師が塗抹標本の作製を担当することが少なくないと思われ，その後の染色，分類カウントなどにも技術を生かした対応が期待される．白血病の骨髄を評価する場合には，芽球の判別と比率の算定は特に慎重に行う必要がある．診断上の基準になる比率に近いカウント値などについては（芽球比率20%など），標本や視野による差がないかなど，妥当性を十分に検証して報告値を決定する．判別に迷う細胞については，末梢血との比較，以前の標本との比較や，特殊染色を含めた判別などを行うようにする．

　一方，臨床検査技師は医師や他の医療スタッフと接する機会が比較的少なく，その技術が診療に有効に活用されていないことが多いようにも思われる．白血病診療において臨床検査技師が果たしている役割をスタッフが理解し，臨床検査技師の技術と知識，検査情報を活用して診療レベルの向上を図ることが必要である．検体の採取や取り扱い，塗抹標本の作製などは臨床検査技師以外の医療スタッ

フが担当する可能性もあると思われるが，正しい手技や取り扱いがなされていないために正しい検査結果が得られないこともあるため注意が必要である．特に塗抹標本の作製では，標本の質が診断に与える影響が大きいため，手技に不安のあるスタッフは臨床検査技師から技術指導を受けておくことが望ましい．検査に関してわからないことがある場合には臨床検査技師に確認するとともに，検査部門から発信される検査結果やその他の検査情報を有効に活用するべきである．検査部門からも検査に関する重要な事項については情報提供が必要であると考えられるため，患者診療の質的向上のため情報交換や相互教育を積極的に行う姿勢が重要と思われる．

【参考文献】
1) Swerdlow SH, Campo E, Harris NL, et al. WHO classification of tumors of haematologic and lymphoid tissues. IARC; 2008.
2) Arber DA, Orazi A, Hasserjian R, et al. The 2016 revision to the World Health Organization classification of myeloid and acute leukemia. Blood. 2016; 127: 2391-405.

〈三ツ橋雄之〉

Chapter.

4

白血病治療に際して

---

1. 白血病の告知とインフォームドコンセント

---

1. はじめに

近年，医療を取り巻く環境は大きく変化しつつある．医療の社会的な側面および医療を受ける側の視点が今まで以上に重要視されるようになり，医療側のパターナリズムは見直され，これまで以上に新しい医療技術のより適正な使い方が議論されるようになった．

その中でも，造血器腫瘍を取り巻く医療は，民間の熱心な運動を軸として実現した骨髄バンクの設立に代表されるように，社会に開かれた医療を確立するために，さまざまな人たちが真摯な努力を積み重ねている分野であるといえる．

このような背景を踏まえて，本項では白血病という代表的な造血器腫瘍を例に，造血器腫瘍における治療計画の立案と患者さんへの説明のあり方について具体的に概説する．

2. Evidence Based Medicine（EBM）

患者さんに白血病について説明をする前には，まず対象となる白血病について，これまでの治療法による最新の治療成績，新規治療法の開発状況と成績，現状での治療に関するコンセンサス（＝これ

らの治療の治療戦略上への位置づけ）についての知識を up date することが大切である．臨床の決断（decision making）に必要な医学データが更新される速度はきわめて速い．したがって，治療方針を決定する場合には，常にその時点で最も信頼できる根拠（evidence）を確かめておく必要がある．そのための手段が EBM である．

エビデンスという言葉は最近では頻繁に聞かれるようになった．しかし，その本来の意味が曲解されて用いられる場面も少なくない．例えば，よい臨床研究をみつけて医療を簡略化，あるいはマニュアル化してしまうことが往々にしてある．最近では患者因子・疾患因子から治療成績を予測するスコアリングやそれに基づいたガイドラインが多数作成されているが，それを読めば誰でもが EBM を実践することができると誤解している医師は少なくない．EBM とは個々の患者さんの診療について決定を下すために，最新で最良の証拠（evidence）を，よく考えて，誰からも納得できるようにうまく利用することである．科学的に裏づけされた臨床の専門的知識をそのまま使用するのではなく，患者さんが望む恩恵に結合させることが EBM である．

表1 に EBM をどのように進めるかをまとめた．

1) 必要な情報と何を知りたいのかを明確にする．

具体的には，どのような患者（年齢，性別，疾患など）であるのか，どのような結果（outcome）を指標として治療を選択するのか，どのような治療法が選択できるのか，そしてその治療法を何（従来の治療あるいはプラセボ）と比較するのかなどである．特に outcome については，生存率，QOL，コスト，余命，といった患者にとって意味のあるものを考えることが大切である．例えば，慢性リ

表1 EBM の手法

✓ STEP 1: 患者についての問題の定式化
✓ STEP 2: 最適な情報（エビデンス）の検索
✓ STEP 3: 情報の批判的吟味（統計学的有意性・医学的妥当性）
✓ STEP 4: 情報の患者への適応を判断
✓ STEP 5: STEP1-4 の評価

ンパ性白血病の患者で，白血球数が正常化することを指標に治療の有効性を示しても，結果として生存率の延長につながらなかったり，QOLを損なったりするのであれば，まったく意味のないこととなる.

2) 文献の検索を行い，文献の批判的吟味を行う.

各文献の結論が真実を反映しているかどうかを臨床疫学の基本概念に照らし合わせて評価する. 特に大切なのは研究デザインである. 用いられた研究デザインに基づいてエビデンスにレベルをつけ，できるだけレベルの高いエビデンスを用いて治療を決定するのが基本的なスタンスである.

インターネットの普及により，従来は医療従事者だけが知り得た医療情報に，一般の患者，患者家族がアクセスできるようになった. しかし，あまりに多くの情報を集めすぎ不安となっている患者・患者家族は少なくない. 医者として大切なことは，治療に関する情報を適切に評価する能力をもつことであり，多くの情報を抱えて消化不良となっている患者さんのために，情報の整理を適切に行うことである.

3) 患者への適応性を判断する.

文献中の結論を実際の患者に適応できるかどうかを判断する必要がある. エビデンスの根拠となった臨床試験では，治療法の優劣をより客観的に明らかにするために，試験の対象とする患者の年齢，治療歴，臓器障害の程度などに制限を設けることが多い. そのために，質の高い臨床試験で得られたエビデンスの結果をすべての患者に適応できるわけではなく，その結果を目の前の患者さんに当てはめるかを検討することが医師は重要な役割である. 具体的には，病態生理上の違い，薬物代謝上の人種差，個人差，患者コンプライアンスの違い，医師・医療施設の治療能力の違い，治療の有効性に影響を与える可能性のある合併症などが考慮すべき要因としてあげられる.

3. 治療計画を立てる 図1

　次に，上述の知識を基に予後因子，年齢，合併症，臓器障害の程度，予備能，社会的背景，家族関係などを総合的に評価し，治療計画を立てる．この場合，可能な限り，長期の展望に立って計画を立てることが望ましい．

　例えば，早急に造血幹細胞移植を必要としないが，将来的にその可能性がある場合，それ以前の治療法の選択は慎重であるべきである．急性骨髄性白血病に対してMylotarg（CD33に対するモノクローナル抗体にChalicheamicinという抗がん剤をつけたもの）による治療を行うと，その後で造血幹細胞移植を行った場合に致死的な肝静脈閉塞症を発症する可能性が高くなる．

　治療計画を立てる場合には，治療の目標を"疾患の治癒"におくか"病勢のコントロールによるquality of life（QOL）を確保した生存期間の延長"におくかを常に明確にしておくことが望ましい．この2つの目標は相反するものではなく，QOLを保った生存期間の延長の先に根治があると考えることができる．治療目標は治療開始時ばかりでなく，治療を遂行する過程においても，治療に対する反応，副作用の程度，重症度などから，随時その見直しをしていくことが大切である．

　エビデンスが十分あり，臨床的決断が比較的容易な場合はよいが，

QOLを保った生存期間の延長（＝治癒）を目標とした治療

図1　血器造腫瘍の治療計画の立て方

Chapter 4 白血病治療に際して

臨床現場において意思決定が困難な場合も少なくない．比較的高齢者の化学療法抵抗性の再発などが例としてあげられる．このような場合には，問題点を同定・分析し解決を試み，患者ケアの質を向上させることが大切であり医学的適応，患者の意向，QOL，周囲の状況に関する問題点を列挙し全体を把握し何を優先させるかを検討する方法が勧められる．

4. インフォームドコンセント

　医療におけるインフォームドコンセントとは，医師が患者に医療行為について説明を行い，患者が理解し自発的に同意することをいう．インフォームドコンセントにおいて重要な要素は，(1) 説明（情報開示），(2) 理解，(3) 自発性，(4) 同意，(5) 患者（あるいは被験者）の意思決定能力などがあげられる．しかし，通常の医療におけるインフォームドコンセントは重要であるとはいえ，実際に施行する場合には，さまざまな問題が生じてくる．例えば，医療従事者側には十分な時間が取れないなどの問題があるし，患者側は専門用語が難しく，不安と恐怖で説明を十分に理解することができないという状況もありうる．

　本邦では 1996 年より入院時医学管理料の一部として，入院診療計画加算が健康保険で申請が可能となった．これはインフォームドコンセントのプロセスの一部であり，このような医療行為に健康保険が支払いを行うという制度は日本独特のものである．

　このような制度によって，医師が書面を用いて簡単に患者に説明し患者の署名を得ることがインフォームドコンセントと考えたり，あるいはインフォームドコンセントをとれば訴訟の際の免罪符となると考えるのは誤りである．

　通常の医療におけるインフォームドコンセントとは，信頼に基づいたよりよい患者・医療従事者関係を築くためのプロセスとして，患者と医療従事者が判断をわかち合う（shared decision making）のための手段と捉えるのがよい．

JCOPY 498-22508

53

5. 病名告知と治療計画の説明に関する 具体的な注意事項 表2

　まず，病名，病態について説明し，次にどのような治療法があるか，その効果と予測される副作用，合併症，それらに対する対策，予後についてできるだけわかりやすく，時間をかけて説明する．専門用語を使う場合には理解しやすい説明を加えることを忘れてはならない．

　病名を告知する場合，患者さんと医療サイドの間で，しばしば病態の認識にずれがあることを医療サイドは認識すべきである．例えば，慢性骨髄性白血病について説明する場合，医師は慢性骨髄性白血病の予後はチロシンキナーゼ阻害薬（TKI）の導入によって著しく改善し，そう簡単には急性転化を起こさないと認識している場合が多い．しかし，いかに予後が改善されたとはいえ，白血病と告知され急性転化という致命的なイベントが起こりうるということを初めて説明されれば，患者さんは将来に対して大きな不安を抱くのは当然である．TKIによって根治は得られないが比較的長期の病勢のコントロールが可能であるという事実は医療サイドでは positive な事実と捉えるが，根治が得られないという事実は，若い患者さんにとっては決して安心できることではない．

　最近では，TKIを中止しても慢性骨髄性白血病は再発せず，約半

表2　白血病についての患者への説明のポイント

(1) (a) 病名と病態，(b) これに対して選択できる治療法，(c) その治療成績と予測される副作用，合併症，それらに対する対策，(d) 医療チームが選択する治療法，についてできるだけわかりやすく時間をかけて説明する．

(2) 説明を行う場合には医師と患者のみではなく患者家族，看護婦，ソーシャルワーカーなども積極的に参加する．

(3) 説明の中で病気と戦うのは決して一人ではなく協力して戦っていく医療スタッフが常に一緒にいることを強調することを忘れてはならない．

(4) 説明の内容は必ずカルテに詳細に正確に記載し，医療チームの共有の情報としていく．

(5) 1回の説明でその内容を理解できる患者はごく限られている．繰り返し説明を行うことが大切である．

数の症例で治癒の可能性が示唆されるようになったが，慢性リンパ性白血病では，状況は今でも同様である．この場合，病早期であれば，無治療で経過観察という方針を取ることが多いが，患者さんからすれば，白血病と診断されたのに何もしないで様子をみることに不安を抱くのは当然のことである．

　このような場合，時間をとって患者さんがどのように受け止めるかという視点に立ち説明をすることが望ましい．説明内容がどのように受け取られるかに配慮し，その不安や疑問を否定するのではなく共有し，1つ1つ丁寧に説明をすることで，多くの場合患者さんの不安は大きく和らぐものである．

　慢性白血病と対照的なのが急性白血病である．多くの場合，急性白血病の患者さんは発熱や貧血に伴う症状を主訴に来院するので，病名の告知はある程度受け入れやすいが，治療を患者さんが予想する以上に迅速に施行しなければならない場合が少なくない．ここでも，患者さんと医療サイドの間の認識の違いが起こる可能性がある．突然のできごとに対して，患者さんは，仕事の整理，不妊回避のための精子・卵子の保存など，現実の否定も含めてさまざまなことが頭に浮かび，客観的な判断ができなくなる場合が多い．言葉を変えていえば，急性白血病の場合，患者さんは病名を告知された時点から思考が停止し，その後の医師の説明が全く聞こえていないことが少なくない．この場合も，単に早急な治療の必要性を繰り返すだけではなく，患者さんの視点に立って一緒に考え，受け入れを促すことが大切である．

　副作用に対する説明は特に重要である．副作用の説明をする最も重要な目的は，患者さんが具体的に治療経過をイメージし，治療を受ける経過での不安をなるべく解消することである．すべての可能性のある副作用について説明し，後で"このような副作用が起こるとは聞いていなかった"というクレームに備えることが目的ではない．したがって，個々の副作用に対する具体的な頻度と程度，そして最も大切なことは副作用に対する対応策があることを説明することである．

急性白血病の場合，寛解導入療法を施行すれば，口腔粘膜障害による痛み，下痢，好中球減少性発熱などの合併症が起こることが高頻度に予測される．患者さんはこのような症状が起こると白血病が悪化したと考えることがあるので，あらかじめこれらの合併症について説明し，不安を除いておくことは治療をスムースに受けるために重要である．

一方，慢性骨髄性白血病に関しては，患者さんが無症状の時点からTKI内服を開始することがほとんどである．この場合，十分に副作用について説明がなされていないと患者さんは自己判断で減量や服薬を止める場合が少なくない．これはTKIの治療効果を最大限に得るためには決して好ましいことではなく，詳細な副作用と対応策についての説明によって，多くの場合回避できる．

病名告知はごく一部の例外を除いて，白血病の治療においては不可欠なものである．告知する医師は専門的知識をもち患者の状態をよく知るものとして，その時点では患者の上位に立っている．これは当然のことであるが告知のみに終わってしまうのではなく，次は患者と同一のレベルに戻って患者を援助することを忘れてはならない．

説明にあたっては，患者の目をみながら話す．反応がわかり，患者が聞きたくなさそうなことは，表現を変えて聞きやすいようにすることができる．

説明を行う場所への参加メンバーは医師と患者のみではなく，患者家族，看護師，ソーシャルワーカーなどの医療チームのメンバーにも積極的に参加してもらうことが望ましい．

説明の内容を共有化する．説明の内容は，正確にかつ詳細にカルテに記載し，医療チームの共有の情報としていくことが大切である．

繰り返し説明を行うことが大切である．1回の説明でその内容を理解できる患者はごく限られている．したがって，説明の後，看護師や家族からの情報を参考に，患者がどの程度説明を理解したかを直接，間接に評価し，繰り返し説明を行うことが大切である．患者からの質問を受けやすくする関係，雰囲気をつくることにも心がけ

る.

　治療の節目，たとえば寛解導入が達成された時点，地固め療法が終了した時点などに，患者，患者家族にそれまでの治療のまとめと今後の治療計画を繰り返し説明することは，患者，患者家族の理解を助けるのに役立つ.

　患者と医療スタッフとが協力して闘っていく姿勢を示す．説明の中で，病気と闘うのは決して1人ではなく，協力して闘っていく医師，スタッフがチームを結成して，常に一緒にいることを強調することも大切である．チーム医療の詳細は次項で述べるが，患者さんは常にこのチームの中心にあり，すべてのチームとかかわるわけである．この概念を患者さんにも理解していただき，チームと対等のパートナーシップをもつためのよい意味での責任意識と主体性を導くことが大切である．患者さん同士が話し合いを行い，お互いの悩みを共有することも治療をスムースに進行させるためには重要である．急性白血病と異なり，慢性白血病では外来での治療が主体となり，患者間の情報交換の場が少ない．このような場合には，患者さんの会が情報共有に大切な役割を果たしている.

　キーパーソンを探す．治療法についてのメリットとデメリットをいかにわかりやすく詳細に説明しても，患者本人はよい話だけを記憶にとどめ，悪い話は無意識のうちに打ち消そうとすることは多い．このような場合に，患者の信頼があり，中立な立場で患者をサポートできる第三者をみつけておくことはきわめて大切である．キーパーソンは家族，友人，時には患者本人がキーパーソンであることもある.

　患者さんが十分に治療計画を理解したが決断に迷っている場合には，セカンドオピニオンを勧めることを検討する.

6. おわりに

　　医師は病気の治療に関してはプロフェッショナルであり主役である．しかし，病気の患者さんの人生に関しては，素人であり脇役である．包括的治療の中では患者さんが主役であることを忘れてはならない．"患者は物語をもって医師を訪ね，病名をもらって帰って来る"という言葉がある．病気になったことは患者さんの物語（人生）の1コマであり，医師はその1コマを患者さんと一緒に過ごし，予測される結果がどうであれ，それをよりよい形で完成させる努力を怠ってはならない．

【参考文献】
1) Greenhalgh T. Narrative based medicine: Narrative based medicine is an evidence based world. BMJ. 1999; 318: 3253-5.
2) Elwyn G, Gwyn R. Narrative based medicine: Stories we hear and stories we tell: Analyzing talk in clinical practice. BMJ. 1999; 318: 186-8.

〈岡本真一郎〉

Chapter 4　白血病治療に際して

2. 白血病治療に必要なチーム医療

1. はじめに

　1人の天才外科医による手術とは異なり，同種造血幹細胞移植に代表される白血病の治療は，医療スタッフだけでなくさまざまな職種の人材の連携プレーが不可欠な医療である．言葉を換えていえば，白血病治療はチーム医療を実践するよい医療モデルであるとともに，質の高いチーム医療を実践することが治療の成功を大きく左右するといっても過言ではない．しかし，どのような職種をチームに加えどのように連携プレーをすれば，患者さんに質の高い治癒を提供する目標に到達できるかは，必ずしも正確に理解されていないのが現状ではないかと考える．一言でチーム医療といっても，表面的にさまざまな職種を集めた医療チームを編成するだけでは十分ではない．チームのメンバーがお互いに信頼し合い連携することで初めてチーム医療はその威力を発揮する．

　ここでは，各施設の状況に応じた質の高いチームの編成と連携に関する基本的な事項について概説する．

2. チーム医療とは

　チーム医療は「医療にかかわるすべての職種が，互いに対等に連携することで，その専門性を発揮し，患者さん中心の医療を実現すること」と定義される．つまり，専門性志向，患者志向，職種連携志向，そして協働志向がチーム医療においては重要な要素である．長年，医師を絶対視する風土に培われてきたわが国の医療体制は，医師がそれ以外の各職種と対等なパートナーシップをもって医療に携わることの障害となってきた．これに関連して，治療適応やその後の治療法の選択について自己決定することができず，いまだに

JCOPY 498-22508

59

「医師へのお任せ医療」を望む患者・患者家族も少なくない．各施設でチーム医療を推進する第一歩は，このような社会的背景を十分に理解し，患者さんを中心におき患者さんを支持する各専門職が対等な立場でその立ち位置につくことへの意識をチーム全員で共有することである．

ここで注意すべきことは，チーム医療を単なる分業と捉えて，医師，看護師，その他の職種の仕事と責任の分担を明確にし，他職種のやることには関知しないという誤った考え方である．

チーム医療においては，患者さんはチームの中心にいる大切なチームの一員であるという認識を共有することが重要である．今でも「お任せ」の医療を求める患者さんは少なくないが，積極的に移植の場面ごとに正確に病態を理解する「知る責任」を果たし医療に参加する（参加型医療）ことをサポートすることが必要である．同種造血幹細胞移植を含む造血器腫瘍における理想的なチームの在り方は図2のようにまとめることができる．

チーム医療を行うことが，患者さんの満足向上，そして移植成績の向上に繋がるかという点に関してのエビデンスは示されていない．しかし，ICU などにおいては end-of life decision や症状の緩和の

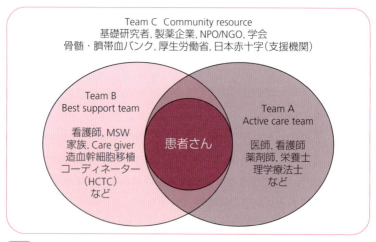

図2 Multidisciplinary Care（チーム医療）の ABC

Chapter 4　白血病治療に際して

プロセスに，医師だけでなく看護師が関与すること，そして仕事の役割分担を自由かつ対等に医師・看護師間で決定することなどが，適切な医療の実践と患者さんの満足度に繋がることが客観的に示されている．造血器腫瘍の領域においても，チーム医療が質の高い治癒の提供や患者さんの満足度の向上にはきわめて有効な手段であることを，各施設がチームを編成してチーム医療を実践していく中で，前向きに検討し，エビデンスとして示していくことが大切である．

3. チームの種類とその構成メンバー

がん治療のチーム医療においては，治療にかかわるチームは大きく3つに大別される 表3〜5 ．この基本的な分類は白血病のチーム医療にも当てはめることができる[1]．Active care チーム（チーム A）は主に血液内科医師，その他の診療科の医師，看護師，薬剤師，放

表3 Active care team（チーム A）

職種の配置	医師（血液内科 その他の関連各科），看護師，薬剤師，放射線技師，栄養士，リハビリテーション療法士など
役割，特徴	・患者さんに医療を直接提供する ・問題解決型 ・EBM とコンセンサスに基づく治療による患者の満足の達成 ・EBM の発信 ・患者さんのたどる道筋の『地図』をもっている ・この地図を，患者の状況を見極めながら，提示する責任をもつ

Nature Review Clinical Oncology 2010

表4 Best support team（チーム B）

職種の配置	看護師，福祉職，心理職，ソーシャルワーカー，患者家族，患者遺族，患者さんの会など
役割，特徴	・治療の基盤整備 ・共感的かかわり，患者のニーズをサポート ・主観のケア＝対話型ケア ・患者の主観的な課題への取り組みの証人 ・患者の物語の能動的な聞き手 ・自己決定を促すことで，患者の満足度の向上 ・患者が状況理解とその意味づけを，より深いレベルで行えるようにケア

Nature Review Clinical Oncology 2010

JCOPY 498-22508

61

表5	Community resource
職種の配置	家族，遺族，基礎研究者，疫学研究者，製薬メーカー，診断薬メーカー，医療機器メーカー，NPO/NGO，マスメディア，財界，政府など
役割，特徴	・患者のニーズを間接的にサポート ・患者およびチームA，Bを包括的にサポート ・医療の公共性およびケアの社会性を保証 ・責任ある市民の視点を発信

Nature Review Clinical Oncology 2010

射線技師，栄養士，理学療法士などの職種からなる，実際に患者さんに直接医療を提供するチームである．後述するEBMに基づいた医療を提供するとともに，EBMを発信することもこのチームの重要な役割の1つである．

Best supportチーム（チームB）は看護師，福祉職，ソーシャルワーカー，患者家族，患者遺族，患者さんの会のメンバーなどからなる．チームAが患者さんの客観的なケアチームであるとすれば，患者さんの主観のケア（対話型ケア）によって患者さんのニーズをサポートするチームである．患者さんの物語の能動的な聞き手で，自己決定を促し，患者さんが状況理解とその意味づけをより深いレベルで行えるようにケアする大切なチームである．Community resource（チームC）は基礎研究者，疫学研究者，製薬メーカー，診断薬メーカー，医療機器メーカー，NPO/NGO，財界，政府，マスメディアなどからなるチームである．チームCは患者のニーズを間接的にサポートするととともに，チームA，Bを包括的にサポートするチームである．ここには，限られた医療資源の効率的かつ公平な使用，ケアの社会性の保障などの責任ある市民としての視点が重要である．

チームを編成するときに大切なことは，チームの目標を設定してそれをチームメンバー全員が共有することである．レガッタ競技のように，クルー全員が同じ方向に向かって舟を漕がなければ，チームはゴール（目標）に到達することはできない．そして，各職種が個々の専門職の利益を求めてチームに参画するのではなくチームメンバーはチームの目標達成をというチームの利益に向かって連携す

ることをしっかりと認識しなくてはならない．この点に関しては，各チームでそのチームの mission と vision を具体的に作成し，それを共有することが勧められる（shared mission and vision）．また，チームとしての大きな目標を共有することとともに，移植のさまざまな場面での具体的な目標を共有して活動することも大切である．

　チームを構成するメンバーに必ずしも規定があるわけではない．大切なのは目的達成のためにチームにどのような機能を備えるかであって，どのような専門職をそろえることではない．チームのメンバーは施設の状況，患者さんのニーズに合わせて柔軟に編成することが望ましい．また，状況によってはチーム A と B メンバーとして固定するのではなく，柔軟に入れ替わることが必要である．つまり，チームの間に垣根を作ることは避けるべきである．また一方で，患者さんの状況に応じて，常にチームに参画する職種の拡大を考えることも忘れてはならない．

4. チーム医療を成功させるポイント

　チーム医療の成功を妨げる原因は多岐にわたるが，その主な理由は 5 つにまとめられる 表6．すでに述べた項目もあるが，これらの問題を克服していくためには，(1) チームの個々のメンバーがリーダーシップを発揮できること，(2) 高いコミュニケーションス

表6　チーム医療がうまくいかない5つの原因

・チームのメンバー互いの信頼関係が十分に築けない．
（Absence of trust）
・意味のある対立が発生せず，十分に議論されない．
（Fear of conflict）
・チームとしての仕事に十分に commitment することができない．
（Lack of commitment）
・専門家としてお互いが主体的に責任ある役割を果たせない（その責任が誰にあるものなのかを互いに明らかにできない）．
（Avoidance of accountability）
・最終的にチームとしての結果ではなく，個人のための結果を求めてしまう．
（Inattention to results）

キルをもつこと，(3) 医療の専門家として正しい EBM を行うこと，(4) 専門性を踏まえた職種が主張し合い衝突しながら，そのコンフリクトを克服してチームとして成長していくことが必要不可欠である．EBM については，既に前項で説明したので，ここではそれ以外のポイントについて以下に説明を加える．

リーダーシップ（leader ship）には 2 種類ある．positional leadership と individual leadership である．前者はチームの中の立ち位置によってその領域を統括するとともに他のチームメンバーとの有機的な連携を促進する能力である．しかし，それ以上に重要なのが後者の leader ship であり，これは正しいと信じたことに基づき行動する個々の態度を意味する．

それでは，正しいと信じたことに基づき行動しチームを正しい方向に導くためには何が必要だろうか？　他のチームメンバーと強調しかつ議論をしてチームワークを保って進んでいくことである．ここで大切なのが communication skill である．攻撃的に相手を説得すること，十分なコミュニケーションを取らずに，例えば医師という権威によって自分の思う方向に無理やりチームを導くことは，チームにとっては大きな損失となる．最近では communication skill を積極的に教育に取り入れられているが，大切なことはより効果的に聞く力（active listening）と話す力（assertive not aggressive talking）を身につけることである．人間は興味・関心の方向（内向的か外向的），外界への接し方（判断的態度か知覚的態度），判断の仕方（試行的か感情的），そしてものの見方（感覚的か直観的）の視点からいくつかのタイプに分類される．話そうとする相手がどのタイプに属する人間かを認識し，その性格に応じた話し方をすることが大切である．イギリス人に韓国語で話しても通じないのと同じことである．

チームの一員として議論をする場合には，当然 conflict が生じてくる．そのときに conflict をなるべく避けるようにすることは決して賢明なことではない．チーム医療は単なる「なかよし医療」ではないことをしっかりと認識する必要がある．conflict を起こしそれ

Chapter 4　白血病治療に際して

を克服していくことがチームの質と連携を深めるためには不可欠である．

　これ以外にも，チームで相互に教育をすることも大切である．例えば，チームＡの医師はチームＢの評価的でない傾聴や問題解決を急がないスキルを学ぶことが望まれる．チームのメンバーがどのように役立つのかをお互いに十分に理解することも重要である．すべてのメンバーが各職種の役割を熟知しているとは限らず，お互いの表面的にしか知り得なければ深い連携を図ることはできない．また，各職種のエキスパートが不足している現状においては，継続的な人材育成に加えて，複数の職種を担う人材の教育も積極的に行っていく必要がある．

5.　おわりに

　治療の進歩によって，根治あるいは長期にわたる病勢のコントロールが得られるようになると，治療に伴う後期合併症の予防そして治療が重要となる．そのためには，一般内科医や健康相談センターなどをチームに加え，治療後の二次発がんや心血管障害などのマネージメントを図る体制を構築することが大切となる．一方で，高齢者や終末期医療を充実することも，治癒を目指すこと以上に重要なことであり，この点に関しては，在宅医療にかかわるさまざまな職種をチームにリクルートすることが求められる．

【参考文献】
1) Ueno NT, Ito TD, Grigsby RK, et al. ABC conceptual model of effective multidisciplinary cancer care. Nat Rev Clin Oncol. 2010; 7: 544-7.

〈岡本真一郎〉

Chapter.

5

白血病治療に必要な知識

1. 白血病治療の基本的な考え方

1. はじめに

　　白血病は肺がんや胃がんといった「固形がん」とは大きく異なり，腫瘍細胞が全身の血液中に存在する．そのため，手術療法によって異常な腫瘍細胞を取り除くという手術療法は適応がない．しかし，薬物療法，いわゆる化学療法や分子標的療法によって一部の患者では治癒が得られる疾患である．さらに，造血幹細胞移植療法が加わることで，近年，白血病の治療成績は確実に進歩してきている．こうした治療成績の進歩は，基礎研究に代表される白血病の詳細な病態の解析と，治療薬の開発，治療法開発のための臨床試験が深く関連しつつ達成されてきたものである．

　　本項では，白血病治療の基本的な考えを，白血病幹細胞，細胞周期と治療薬，移植療法の原理に分けて概説する．

2. 白血病幹細胞について

　　正常造血では，最も未分化な造血細胞である造血幹細胞が分裂しつつ，さまざまな系統（赤血球系，白血球系，血小板系など）の細胞へ分化する．つまり，1つの造血幹細胞が細胞分裂を繰り返す過

程で，複数の細胞系統へと枝分かれしつつ細胞数が増し，さらにそれぞれの系統で細胞は分化して特徴的な機能を獲得する．例えば酸素を運搬する赤血球と，止血に働く血小板は全く異なる機能をもっているが同一の造血幹細胞から産生されており，きわめて多数の血液細胞産生は比較的少数の造血幹細胞によって支えられているということである図1．

白血病は大きく急性白血病と慢性白血病に分けられる．急性白血病では分化の停止した幼若な造血細胞，すなわち「白血病芽球」が無制限に増殖するもので，一方，慢性白血病では成熟した細胞を含めて造血細胞が無制限に増殖する，というのが大まかな概念である．そしてこれは，急性白血病の診断基準が「芽球が骨髄または末梢血で20％以上を占める」とされている，などのようにそれぞれの定義の一部として用いられている図2．

最近の白血病研究の進歩によって，白血病にも正常造血と同じく，白血病を成立させている少数の「幹細胞」が存在し，それが急性白血病の場合は分化を停止した芽球を，慢性白血病であれば成熟細胞までを生み出している，という考え方が確立されてきた．これを治療という観点からみると，急性白血病では多数の白血病芽球を破壊

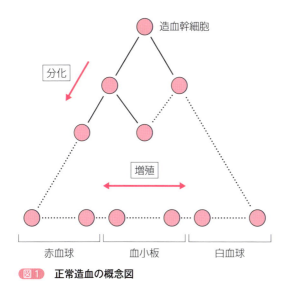

図1　正常造血の概念図

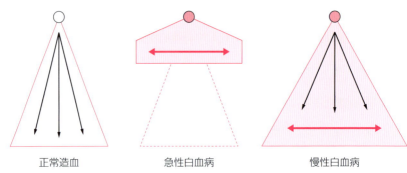

図2 正常造血と急性，慢性白血病の比較

しても白血病幹細胞が残存する限り再発は免れ得ず，治癒を目指すためには白血病幹細胞を標的とした治療戦略をとる必要がある，ということになる．

　慢性骨髄性白血病（chronic myeloid leukemia：CML）は9番染色体と22番染色体の相互転座によって生ずる「フィラデルフィア（Ph）染色体」が特徴であり，同時にCMLの病態ときわめて深く関連している．CMLでは赤血球となる赤芽球，血小板産生を司る巨核球，好中球系細胞，Bリンパ球がそれぞれPh染色体を有している．CMLの幹細胞は単離されているわけではないが，多系統の分化細胞でPh染色体が同定されることはとりもなおさず造血幹細胞レベルの多分化能をもつ細胞がPh染色体を有している証拠と考えられてきた図3．したがって，CMLは幹細胞レベルの細胞が白血病化したもの，つまり，白血病幹細胞が存在する造血器腫瘍として取り扱われてきた．一方，急性白血病ではNOD-SCIDとよばれる免疫不全マウスを用いた移植実験が可能となってから白血病幹細胞が明らかとなってきた．細胞表面マーカーで選択した少数の急性白血病細胞（この場合はCD34陽性CD38陰性の急性骨髄性白血病細胞）を移植するとマウス体内で白血病細胞が生着することが証明された．この細胞表面マーカーのパターンは正常造血幹細胞とほぼ同じであり白血病細胞のごく一部を占めるに過ぎなかったため，こうした細胞を白血病幹細胞とよぶようになった．その後，より免疫

Chapter 5 白血病治療に必要な知識

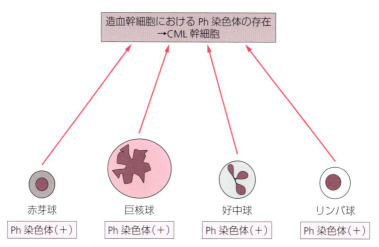

図3 CMLでの白血病幹細胞

　不全の強いマウスが開発されるにしたがって移植効率は上昇したが，そうしたマウスを用いると以前には白血病幹細胞は存在しないといわれていた細胞分画（例えばCD34陽性CD38陽性分画など）にもマウスへ移植可能な白血病細胞の存在が示されるようになり，白血病幹細胞の概念は多少混沌としたものとなった．現在では，白血病幹細胞はさまざまな細胞分画に存在しており，その存在様式は症例ごとに異なるであろうと考えられている．ただし，多くのヒト急性骨髄性白血病（AML）例でCD34陽性CD38陰性の白血病細胞分画には白血病幹細胞が含まれていることは確かであり，幹細胞を頂点とするピラミッド構造はAMLにおいてもかなりの例で観察されると考えられる．

　こうした移植実験を中心とする解析結果に加えて，近年はゲノム解析が著しい進歩を遂げ，その結果「前白血病幹細胞」の存在が同定されている．白血病患者の一部では，正常造血幹細胞と同じように多系統への分化（成熟血球産生）が可能でかつ遺伝子変異をもつ細胞が存在すること，その幹細胞は何らかの理由によって正常造血幹細胞よりは強い幹細胞活性をもつことが示された．さらに，健常高齢者においては，一定の割合で遺伝子変異を有する血液細胞のク

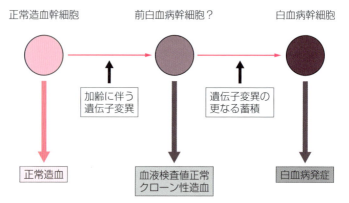

図4 正常と白血病での幹細胞

ローン性増殖が同定されることが報告された．この割合は70歳代を超えると10％以上に至っており，こうした造血をどのように取り扱うのか，議論をよんでいる 図4 ．

　こうして白血病の発症にかかわる幹細胞の存在は明らかとなってきているが，それをどのように治療対象とするのか，どこまでの幹細胞を排除できれば白血病の治癒が得られるのか，などまだまだ明らかにすべき点は多い．しかし，いずれにしても白血病の治療標的は白血病幹細胞であり，臨床的には寛解到達と再発防止である．

3. 細胞周期と化学療法剤の作用について

　細胞が分裂する際には，原則として細胞周期とよばれる状態を繰り返していく．細胞分裂の時期をM期（分裂期：mitotic phase），細胞がDNAを複製して遺伝子量が2Nから4Nに増加する時期をS期（DNA合成期：synthetic phase），そしてM期とS期の間をG1期（Gap 1），S期とM期の間をG2期（Gap 2）とよんでいる 図5 ．正常細胞の分裂では，一部を除いて細胞はM期の後にG0期（静止期）とよばれる状態に入り，細胞周期活動のない休止した状態に入る．細胞分裂はきわめて重要な生物学的現象であり，正確に同じ遺伝情報をもつ2つの細胞を形成する必要があるため，細

胞周期のさまざまなポイントで制御機構が備えられている．それらはチェックポイントとよばれ，合成されているDNAに複製に伴う異常がないか，細胞増殖速度は適切かなどを監視し，場合によっては細胞周期の進行を停止してその間にDNAの修復を図るなど，細胞周期をコントロールしている．そして細胞のDNAが正確に修復されれば再び細胞周期に戻る．しかしDNA損傷が大きく，修復できない場合には細胞はアポトーシスに導かれ，傷ついた遺伝情報をもつ細胞が生じないような仕組みもある．

　白血病細胞は無制限な増殖を続ける細胞であり，正常細胞とは異なる連続した細胞周期をもつと考えられてきた．実際は多くの白血病細胞はG0期にあるが，白血病の存在を支える「白血病幹細胞」はこうした細胞周期を続けていると考えられる．そのため，細胞周期が常に回転している細胞に対して効果的な薬剤が「抗がん剤」として利用されてきた．白血病，特に急性白血病の治療薬として用いられる抗がん剤は，細胞周期の進行，すなわち細胞分裂を阻害する作用をもっている．白血病治療に用いられる抗がん剤は次項で解説するが，代表的ないくつかの薬剤について作用機構に触れてみたい図5．実際にはこれらの薬剤を組み合わせることで抗白血病作用

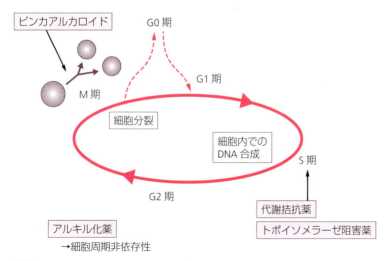

図5　**細胞周期と抗白血病薬の作用ポイント**

が発揮される.

1. ビンカアルカロイド系薬剤

この薬剤は微小管作用抗がん剤で，微小管の重合を阻害する．細胞周期のM期においては染色体と中心体とをつなぐ紡錘体形成を阻害することになるため，染色体の分配ができなくなる．その結果，細胞分裂を停止させ効果を発揮する．

2. 代謝拮抗薬

核酸の代謝経路に作用し，細胞のDNAやRNA合成を阻害する薬剤である．白血病によく用いられるシトシンアラビノシド（シタラビン）は，代謝拮抗薬の中でピリミジン拮抗薬に分類されるシチジン誘導体である．細胞内でリン酸化を受けて活性体となる（ara-cytidine triphosphate，シトシンアラビノシド三リン酸）．これがDNA合成に必須の正常基質であるデオキシシトシン三リン酸と競合することで，DNA合成酵素の作用を阻害する．また，一部はDNAにも組み込まれてDNA鎖の伸長を阻害作用も示す．すなわち，これらは主に細胞周期のS期に作用することになる．

メトトレキサートは葉酸代謝拮抗薬である．本剤はジヒドロ葉酸還元酵素（dihydrofolate reductase）に作用し，ジヒドロ葉酸からテトラヒドロ葉酸への代謝を阻害する．テトラヒドロ葉酸は補酵素として核酸合成に関与しており，結果としてメトトレキサートは核酸合成を抑制し，細胞増殖を障害する．本剤はロイコボリンによる正常細胞の救援を併用することで大量投与もなされる．

3. アントラサイクリン系抗がん剤

抗がん抗生物質の1つであり白血病によく用いられるダウノルビシンは，トポイソメラーゼII（topoII）阻害薬である．二本鎖DNAを相補的に合成するには，二重らせんとして保持されているDNAを一旦切断しDNA鎖のねじれをとってやる必要がある．その作用を担うのがtopoIIであり，本剤はここに作用することで，

殺細胞効果を発揮する．また，二本鎖 DNA へ直接結合することによって DNA 合成を阻害する作用ももつ．

4. アルキル化薬

白血病治療に用いられる代表的な薬剤はシクロホスファミドである．アルキル基を結合させることで DNA 鎖内，あるいは二本鎖 DNA 間に架橋（共有結合）を形成し，DNA 複製を傷害する．薬剤の作用は細胞周期のいずれの時期でも生ずるため，この薬剤は細胞周期非依存的に作用することになる．

4. 同種造血幹細胞移植に伴う抗白血病作用

化学療法に加えて白血病治療の重要な選択肢は造血幹細胞移植である．ドナーが自己か，非自己かによって大きく自家造血幹細胞移植と同種造血幹細胞移植とに分けられるが，ここでは主に同種造血幹細胞移植について述べる．

白血病細胞の根絶を目指して化学療法が実施されるが，その効果を高めるためには（1）多剤併用，（2）治療薬の増量といった対応が取られる．しかし，治療薬の種類や投与量を増やすと，同時にその毒性も増強するため，一定のレベルを超えると，臓器障害によってかえって治療成績は低下してしまう．その 1 つが骨髄抑制で，ある量の治療薬，全身放射線量を超えると造血細胞の回復が得られなくなる．この状態を骨髄破壊的とよぶ．これを回避し超大量療法を可能にするのが造血幹細胞移植である．骨髄破壊的な化学療法 / 全身放射線照射後にドナーから得られた造血幹細胞を移植するもので，一般には HLA の一致した同胞から造血幹細胞を得る．移植後，患者体内では移植されたドナーの造血幹細胞が生着し造血が維持されるため，リンパ球を含むすべての血球がドナー由来となる．すなわち，免疫系細胞がドナー由来の「非自己」となることで，患者の体細胞との間に免疫反応が生ずる．こうした移植後の免疫反応は患者にとっては有害な反応（移植片対宿主病，GVHD）になりうると同

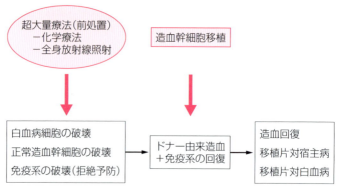

図6 同種造血幹細胞移植のシェーマ

時に，体内に残存した白血病細胞にも作用し強力な抗白血病効果にも繋がる（移植片対白血病，GVL）ことが示されている 図6．

近年は，移植前の治療法やGVHD予防方法，ドナーの選択などでさまざまな開発がなされ，比較的高齢者に対しても同種造血幹細胞移植が可能となってきている．

【参考文献】
1) 日本血液学会，編．血液専門医テキスト 改訂第2版．東京: 南江堂; 2015.

〈宮﨑泰司〉

Chapter 5　白血病治療に必要な知識

2. 白血病に対する化学療法

1. はじめに

　本項では，白血病に対する化学療法のなかで，主に急性骨髄性白血病（AML），急性リンパ性白血病（ALL）の治療で用いられる薬剤についてその種類と副作用，これらに対する治療の概要，さらに高齢者白血病への治療について概説する．慢性骨髄性白血病と分子標的療法，AML や ALL に対する投与スケジュールを含めた治療の詳細は別項にて述べられる．

2. 急性白血病治療の基本的な考え方

　急性白血病治療は，大きく寛解導入療法（induction therapy）と寛解後療法（post-remission therapy）に分けられる．急性白血病の発症時には骨髄が白血病細胞で占められており，正常造血が強く抑制されている．そのために造血不全を生じており，貧血，白血球減少とそれに伴う感染症，血小板減少とそれによる出血傾向，白血病細胞の臓器浸潤に伴う臓器症状などがみられる．急性白血病に対する初回治療となる寛解導入療法では，抗白血病薬を投与することで骨髄中の白血病細胞を十分に減少させて正常造血の回復を目指す．初期治療（一般には 1 回または 2 回の治療）において，形態的に骨髄中の白血病芽球が 5% 未満となり正常造血が回復する状態を「完全寛解（complete remission：CR）」とよんでいる．一般に急性白血病発症時には患者体内に 10^{12} 個の白血病細胞が存在しており，これを寛解導入療法で 1/1000 程度に減少させることができれば正常造血が回復可能になるといわれている 図7 ．寛解に達すると，正常造血が回復するため感染症，出血など造血不全に伴う諸症状が著しく改善し，患者の全身状態も良好になる．発症時すでに正常造

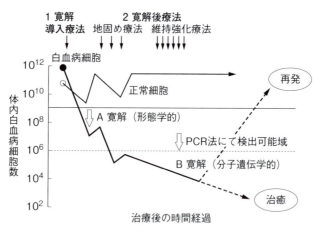

図7 急性白血病の治療経過

血が抑制されているところに，殺細胞作用をもつ抗白血病薬を投与することになるため，強い骨髄抑制への対処など副作用対策が重要となるが，完全寛解が得られなければ治癒は得られないため，可能な限り寛解を目指した治療戦略がとられる．一旦，完全寛解となってもその時点では明らかに白血病細胞は患者体内に残存しており，寛解導入療法のみで治療を終了すれば再発は必至である．そのため，体内に残存している白血病細胞のさらなる減少と，最終的には消失を狙って化学療法が追加される．これを寛解後療法とよび，寛解後すぐに行われる強度の高い地固め療法（consolidation therapy）とその後長期に継続される維持療法（maintenance therapy），時に治療強度を高めて実施される強化療法（intensification therapy）に分けられる．寛解に達した患者の全身状態は発症時より改善していることが多く，同じ治療を実施しても有害事象は寛解導入後より少なくなる．したがって，下記に例をあげるように薬剤の投与量を増やした「大量療法」など，さらに抗白血病効果を狙った治療も組み込まれていくことになる．維持療法は治療期間が長期にわたることもあり，外来治療を原則として組み立てられる．少量の抗白血病薬で，内服薬の継続，月に数回の注射薬などを組み合わせて場合によっては1年を超えて治療が続けられる．こうした長期にわたる

Chapter 5　白血病治療に必要な知識

図8　急性白血病治療の全体像

　治療の有効性も検討されてきており，現在ではAMLに対しては寛解導入療法と地固め療法3〜4コースが，ALLに対しては寛解導入療法，数コースの地固め療法と強化療法，1年を超える維持療法が実施されるのが標準的な治療計画である．急性白血病の治療では化学療法以外に造血幹細胞移植療法も治療法として確立しているが，患者の状況に応じて寛解期，再発期，寛解導入不応期などに行われる．しかし，初発例に対して化学療法なしで直接移植が実施されることはない 図8 ．

3. 抗白血病薬の種類と基本的な使用法および副作用

　表1 にAML，ALLに主に用いられる代表的な化学療法薬と投与法をあげる（分子標的薬は別項で記載）．いずれも殺細胞効果を有

表1 抗白血病薬の分類と代表的薬剤

	DNA に作用する薬剤	
1) ヌクレオチド合成 阻害薬（代謝拮抗薬）	ピリミジン拮抗薬	シタラビン（Ara-C，キロサイド®）
	プリン拮抗薬	メルカプトプリン（6-MP，ロイケリン®）
	葉酸拮抗薬	メトトレキサート（MTX，メソトレキセート
2) 高分子 DNA 作用薬	抗腫瘍性抗生物質	ダウノルビシン（DNR，ダウノマイシン®）
		イダルビシン（IDR，イダマイシン®）
		ミトキサントロン（MIT，ノバントロン®）
		ドキソルビシン（DOX，アドリアシン®）
		アクラルビシン（ACR，アクラシノン®）
	アルキル化薬	シクロホスファミド（CPA，エンドキサン®
	エピポドフィロドキシン	エトポシド（ETP，ベプシド®）
	その他の薬剤	
3) 微小管に作用	ビンカアルカロイド	ビンクリスチン（VCR，オンコビン®）
		ビンデシン（VDS，フィルデシン®）
4) 酵素に作用	酵素阻害薬	アスパラギナーゼ（L-asp，ロイナーゼ®）
5) その他	副腎皮質ホルモン	プレドニゾロン（PSL，プレドニン®）

表2 抗白血病薬の主な副作用

薬剤名	副作用				
	骨髄抑制	悪心・嘔吐	下痢	脱毛	心毒性
シタラビン（Ara-C）	○	○	△	△	△
メルカプトプリン（6-MP）	○	△	△	△	×
メトトレキサート（MTX）	○	○	○	○	×
ダウノルビシン（DNR）	○	○	○	○	△
イダルビシン（IDR）	○	○	○	○	△
ミトキサントロン（MIT）	○	○	○	○	△
ドキソルビシン（DOX）	○	○	○	○	△
アクラルビシン（ACR）	○	○	○	△	△
シクロホスファミド（CPA）	○	○	○	○	△
エトポシド（ETP）	○	○	○	○	×
ビンクリスチン（VCR）	○	×	×	△	×
ビンデシン（VDS）	○	×	×	△	×
アスパラギナーゼ（L-asp）	○	○	×	×	×
プレドニゾロン（PSL）	○	×	×	×	×

○：高頻度に出現　△：まれに認める　×：ほとんど認められない

0mg〜2g/m²	持続点滴また3時間点滴
〜70mg/m²	経口
0mg〜3g/m²	点滴静注
〜50mg/m²	30分点滴
g また7mg/m²	30分点滴
mg/m²	静注
mg/m²	30分点滴
0〜1200mg/m²	1時間点滴
〜100mg/m²	1時間点滴
〜1.5mg/m²	静注
g/m²	静注
00U また6000U/m²	3時間点滴
〜60mg/m²	経口

肝障害	神経障害	間質性肺炎	副作用 その他（コメントを含む）
△	△	△	大量投与に際し，大脳・小脳障害が出現
○	×	×	
○	×	△	口内炎の頻度が高い．腹水，胸水がある場合は投与禁忌
△	×	×	累積投与量が25mg/kg を超えない
△	×	×	累積投与量が120mg/m² を超えない
△	×	×	累積投与量が160mg/m² を超えない
△	×	×	累積投与量が500mg/m² を超えない
△	×	×	大量投与に際し，出血性膀胱炎が出現
○	×	×	結晶析出のため希釈濃度を0.4mg/mL 以下にする
△	○	×	
○	△	×	
△	×	×	高アンモニア血症，膵臓炎，糖尿病，ショックに注意
×	×	×	感染症，糖尿病，消化性潰瘍の誘発

している．両疾患ともに化学療法によって一定の治癒が見込まれるため，可能であればより高い抗白血病効果を狙って強力な化学療法が実施される．しかし，これらの薬剤では白血病細胞に対する特異性は高くはなく，正常細胞にも作用する．そのため投薬量については治療域が大変狭く，AML, ALL の治療では抗白血病薬による正常細胞への作用，すなわち副作用やそれに伴う有害事象が高頻度に発現する．それらをまとめたものが 表2 である．したがって安全な治療を実施するためには，薬物の作用と副作用についての十分な知識，対処法（支持療法）の習熟が欠かせない．作用する対象が造血細胞であるため，副作用としての骨髄抑制はほとんどの薬剤で必至である．また，生理的に細胞分裂が高頻度にみられる消化管粘膜への作用も強い．血球減少に対する対策，悪心・嘔吐など消化器症状への対策など支持療法がしっかりなされなければ化学療法の遂行はきわめて困難となる．

　AML と ALL では用いられる薬剤や投与スケジュールはかなり異なっているが，(1) 複数薬剤を併用，(2) 中枢神経系への作用や抗白血病効果の増強を狙った大量療法，(3) 複数治療レジメンの組み合わせ，という基本骨格は共通している． 表1 にあげたように治療薬はいくつかのグループに分けられる．直接 DNA に作用する薬剤として代謝拮抗薬，高分子 DNA 作用薬がある．代謝拮抗薬は基本的に DNA 合成にかかわるヌクレオチド合成を阻害する作用があり，ピリミジン拮抗薬とプリン拮抗薬，DNA 合成に必要な補酵素の合成を阻害する葉酸拮抗薬がある．DNA に作用する薬剤はアントラサイクリン系，アルキル化薬，トポイソメラーゼ阻害薬などに分類される．その他，前項でも記載したように微小管合成阻害薬や，アミノ酸であるアスパラギンを分解する酵素薬（L-アスパラギナーゼ），また，リンパ系細胞には殺細胞効果をもつステロイド，などを組み合わせて使用されている．

　AML の治療においてはシタラビンとアントラサイクリン系薬剤を組み合わせて投与することが多い．初期治療（寛解導入療法）としてはシタラビンの 7 日間持続投与とダウノルビシンの 3〜5 日投

与などが広く実施されている．これによって十分に白血病細胞が破壊されれば，治療後に 14〜21 日程度の血球減少期を経て血球が回復しいわゆる寛解という状態に達することができる．副作用としては消化管障害，口腔粘膜障害，強い骨髄抑制とそれに伴う感染症が多くみられる．シタラビンは AML の寛解後治療により強い抗白血病作用を狙って大量投与がなされることがあり，その際には $2g/m^2$ を 1 日 2 回投与（1 日量では $4g/m^2$），5 日間投与（一般には 3 コース）がなされる．この場合は上記の有害事象に加えて中枢神経系有害事象，眼症状もみられるようになる．シタラビン大量療法では骨髄抑制，すなわち血球減少も強度となるため支持療法にも注意が求められる．他の AML の地固め療法としては寛解導入療法で用いなかったアントラサイクリン系薬剤とシタラビンの組み合わせで 3〜4 コース実施される場合もあり，AML の病型によって使い分けられる．有害事象としては感染症，粘膜障害，消化管障害，肝機能障害などやはり重篤なものが多い．

　ALL ではステロイドが抗白血病作用を有しており，ステロイドに対する治療反応性そのものが患者の予後とも関連している．AML の化学療法では用いられない薬剤として，ビンクリスチン，シクロホスファミド，メトトレキサート（大量療法を含む），L− アスパラギナーゼ，6− メルカプトプリンなどがさまざまな組み合わせで投与されることになる．シタラビン，アントラサイクリン系薬剤も投与され，近年は成人例に対して治療強度を増強する方向で治療の開発が進んでおり，例えば治療コースの中にはシタラビン，メトトレキサートの大量療法が含まれているものが多い．ALL の治療は AML と比較して治療レジメン数が多く，治療期間も長い．特に維持療法は治療プロトコールにもよるが年単位で実施されることがほとんどである．ALL では AML と比較して中枢神経白血病が多く，予防的な措置がとられる．治療の有害事象では，AML で高頻度にみられる骨髄抑制による感染症や粘膜障害に加えて，ステロイドによる高血糖，易感染性，ビンクリスチンの末梢神経障害，メトトレキサートの肝障害や粘膜障害，L− アスパラギナーゼのアナフィ

表3 血管外漏出時の組織侵襲性

超壊死性抗がん剤	炎症性抗がん剤	非壊死性抗がん剤
ドキソルビシン ダウノルビシン イダルビシン ミトキサントロン ビンクリスチン ビンデシン	シクロホスファミド エトポシド アクラルビシン	L-アスパラギナーゼ シタラビン メトトレキサート

ラキシーショック，肝機能障害，蛋白合成障害，膵炎など，使用される薬剤に特徴的なものが加わり，副作用プロファイルが異なるため，それらへの対応もかなり異なる.

抗白血病薬のほとんどは点滴あるいは静脈内注射として患者の血液中に直接投与されるが，薬剤の一部は組織障害性が強い.そのため投与中の血管外への薬剤漏出によって周辺の組織壊死をきたす場合もあるため，投与法や投与経路に十分な注意が必要である.特に，**表3**にて超壊死性抗がん剤に分類されているものでは血管外漏出の濃度，量，部位によっては周辺組織の壊死，機能障害を含む後遺障害をもたらす場合もあるので，投与に際しては静脈ルートの確実な確保をはじめ十分な配慮が求められる.さらに，皮膚科など他科への診療依頼を含めた抗白血病薬（あるいは抗がん治療薬全般）の血管外漏出防止と対応マニュアルの策定など，万が一の対応も考慮しておく必要がある.また，一部の薬剤は中枢神経白血病の治療や予防を目的として髄腔内投与されるが，髄液内へ直接投与可能な抗白血病薬はメトトレキサートとシタラビンに限られており（ステロイドも投与可能），他剤の誤投与，投与量や間隔の誤りはきわめて重篤な有害事象に繋がる.抗腫瘍薬のレジメン登録管理，治療薬確認体制の確立をはじめとする病院の診療システムとしての対応も求められる.

4. 高齢者白血病治療の留意点

成人においてはAML, ALLいずれも加齢とともに発症頻度が上

Chapter 5　白血病治療に必要な知識

表4　高齢者 AML の特徴

[Ⅰ] 患者背景
臓器予備能の低下 腎機能，心機能，呼吸機能，肝機能 消化器機能，認知機能，適応能力など 合併症の存在 糖尿病，虚血性心疾患，脳梗塞後遺症 高血圧，高脂血症，肝機能異常，慢性腎疾患 肺気腫，心不全，不整脈
[Ⅱ] 高齢者 AML の特徴
正常造血能の生理的な低下 予後不良染色体（遺伝子変異）の AML が高頻度 予後良好 AML 例が低頻度かつ少ない 治療関連 AML 血液疾患の既往をもつ AML

昇する．したがって高齢者の急性白血病に対する治療は，実臨床上は多数経験されるが，明らかに若年成人白血病と異なっている．AML を例に取ると，本邦では 65 歳以上を高齢者白血病とするのが一般的であるが，治療を考えるうえでは（1）患者背景，（2）AML の特徴の 2 点に配慮が必要である 表4 .

　患者背景では，一般的な検査で正常にみえても抗白血病薬投与とそれに伴う有害事象というきわめて大きな身体的 / 精神的ストレスに十分に耐えうるだけの状態かどうか，についての判断が重要である．もともと，加齢とともに臓器予備能は低下していくが，初期には検査値異常としてではなくストレスへの対応能力低下として現れる場合が多い．そのため，例えば肺炎をきっかけとして全身の臓器機能が一気に低下する，敗血症性ショックからの回復がより困難となる，一旦有害事象が発生すると全身状態の回復までに長時間を要する，など実臨床ではよく経験されるところである．それらを予測することは難しいが，日本血液学会から出版されている造血器腫瘍診療ガイドラインの強力化学療法の適応基準 表5 ，種々の合併症スコアなどが参考になる．数値化は簡単ではないが，臓器機能が低下しているほど，全身状態が悪いほど，合併症が多いほど，治療に伴う有害事象は増え，治療成績は低下する．

表5 強力化学療法の適応基準

項目	基準
年齢	65 歳未満
心機能	左室駆出率 (LVEF) 50%以上
肺機能	PaO_2 60Torr 以上または SpO_2 90%以上 (room air)
肝機能	血清ビリルビン 2.0mg/dL 以下
腎機能	血清クレアチニン施設基準値の上限の 1.5 倍以下
感染症	制御不能の感染症の合併なし

　高齢者の AML は，白血病としての特徴も若年者，若年成人とは異なっている．予後不良の染色体を有する例が多く，化学療法や放射線治療の既往を有する例，他の造血器疾患から進展している例など，年齢とは関係なく予後不良の特徴を有する AML が多い．こうした AML は若年者であれば，積極的な同種造血幹細胞移植の適応とされる．

　しかし，高齢者では患者背景から強力治療が困難であること，造血幹細胞移植の選択がきわめて限られること，治療抵抗性の例が多いこと，が相まって予後不良となっている．AML においては，これらを強く反映している「年齢」はきわめて強力な予後予測因子である．化学療法の実施に際しては，治療強度を上げることそのものが生命予後を悪化させる可能性を常に考え，場合によっては寛解を積極的に目指すのではなく，治療目標を腫瘍量の減少と症状の緩和などに変更し，治療薬の量や治療期間を考えざるを得ない．

　この分野では副作用の少ない薬剤，例えば分子標的薬などの開発が強く望まれている．

【参考文献】
1) 日本血液学会，編．血液専門医テキスト 改訂第 2 版．東京: 南江堂; 2015.
2) 日本血液学会，編．造血器腫瘍ガイドライン 2013 年版．東京: 金原出版; 2013.

〈宮﨑泰司〉

Chapter 5　白血病治療に必要な知識

3. 白血病に対する分子標的療法

1. 白血病における分子標的療法

　　血液腫瘍においてはさまざまな抗がん剤に対する感受性が優れていることから，total cell kill の基本原則のもと，治癒を目指す治療戦略が用いられてきた．その一方で，有害事象との相殺にて治療強度には限界があることも含め，病態を基盤とした分子遺伝子学的レベルでの治療方法が模索されている．腫瘍細胞に特異的に生じている分子を標的に攻撃することは，効果と安全面のいずれにおいても優れている戦略ともいえる．血液領域において，分子標的の効果を最も認めた薬剤の1つが慢性骨髄性白血病（chronic myeloid leukemia：CML）に対するイマチニブである．90％以上の患者が長期生存が可能となり，さらに最近のデータから薬剤中止の可能性も指摘されている．その他の白血病においてもさまざまな分子標的薬が開発されている．本邦で使用されている主な薬剤の一覧を 表6 に記載した．本項ではそれらの薬剤に焦点をあてて解説を行う．

2. 急性骨髄性白血病に対する分子標的治療

1. 全トランス型レチノイン酸（all-*trans* retinoic acid: ATRA）

　　急性前骨髄性白血病（acute promyelocytic leukemia：APL）は急性骨髄性白血病（acute myeloid leukemia：AML）の1亜型であり，15;17転座より生じた *PML–RARα* キメラ遺伝子はその病態の基盤である．APL の特徴は，細胞内に含まれる線溶系物質により，きわめて重篤な播種性血管内凝固症候群（disseminated intravascular coagulation：DIC）を合併することであり，抗がん剤の治療

498–22508

85

表6 白血病における代表的な分子標的薬

対象疾患*		初発適用	薬剤	商品名	機序
AML	APL	○	全トランス型レチノイン酸	ベサノイド	PML 結合: 分化誘導
	APL	×	亜ヒ素	トリセノックス	RARA 結合: 分化誘導
	AML	×	ゲムツズマブオゾガマイシン	マイローグ	抗 CD33 抗体
CML	CML	○	イマチニブ	グリベック	チロシンキナーゼ阻害
	CML	○	ニロチニブ	タシグナ	チロシンキナーゼ阻害
	CML	○	ダサチニブ	スプリセル	チロシンキナーゼ阻害
	CML	×	ボスチニブ	ボシュリフ	チロシンキナーゼ阻害
ALL	ALL-L3	○	リツキシマブ	リツキサン	抗 CD20 抗体
	Ph+ALL	○	イマチニブ	グリベック	チロシンキナーゼ阻害
	Ph+ALL	×	ダサチニブ	スプリセル	チロシンキナーゼ阻害
	ATL		モガムリズマブ	ポテリジオ	抗 CCR4 抗体
CLL	CLL	×	オファツムマブ	アーゼラ	抗 CD20 抗体 (ヒト化
	CLL	×	アレムツズマブ	マブキャンパス	抗 CD52 抗体

*AML: acute myeloid leukemia, APL: acute promyelocytic luekima, CML: chronic mye
leukemia, ALL: acute lymphoid leukemia, Ph+ALL: Philadelphia positive ALL, ATL: adu
cell leukemia.

初期に高率に出血死をきたすことが問題となっていた. しかし, ビタミン A の誘導体である全トランス型レチノイン酸 (all-*trans* retinoic acid: ATRA) が単剤でも 80％以上の患者に完全寛解 (complete response: CR) をもたらすことが報告され, APL の第一選択薬となった. これまでの 5 年生存率 (overall survival: OS) は 40％前後であったが, 日本成人白血病グループ (Japan Adult Leukeima Study Group: JALSG) では初発 APL に ATRA＋抗がん剤を併用した治療法の検討を行ったところ, 95％の患者に CR が得られ, 5 年 OS は 83.9％, 無病生存率 (progression free survival: PFS) は 68.5％であった 図9A, B [1].

ATRA は中国で見出された薬剤で, 白血病細胞の分化誘導を惹起することで効果を示すが, その後の研究にて, ATRA は PML/RARA 蛋白と融合し APL 細胞の分化誘導抑制作用を解除することが明らかとなり, 分子標的薬の 1 つと認識された.

ATRA の有害事象には皮疹や肝障害などが報告されているが,

与量	投与方法	投与期間
5mg/m²	経口，分 3，食後	寛解まで
15mg/kg	静注，1～2 時間	寛解まで
ng/m²	点滴静注，2 時間	2 回（14 日間以上あけて）
0～600mg	経口，1 回食後	寛解まで
0mg	経口，分 2，空腹時	寛解まで
0～140mg	経口，1 回食後	寛解まで
0mg	経口，1 回食後	寛解まで
5mg/m²	点滴静注，50～400mg/ 時（漸増）	8 回（1 週間以上あけて）
0mg	経口，1 回食後	寛解まで
0mg	経口，1 回食後	寛解まで
ng/kg	点滴静注，2 時間	8 回（2 週間間隔）
0mg（初回）	点滴静注，12～400mL/ 時（漸増）	12 回（8 回目までは 1 週間ごと，その後は 4 週ごと）
000mg（2 回目以降）		
～30mg（漸増）	点滴静注，2 時間以上	連日，30mg は週 3 回，12 週まで

その中でも特に特徴的な事象に分化症候群があげられる．これは，ATRA により細胞が分化誘導される際に大量のサイトカインが細胞から分泌され，急激な呼吸困難，体液貯留が生じ，時には死に至るものであり，約 10％前後に出現する．対応としてデキサメタゾン，またはステロイドパルス療法が有効であるが，薬剤を再開しても再燃する症例も存在することから注意が必要である．

2. 亜ヒ素（arsenic trioxide: ATO）

ATO もまた中国で見出された薬剤で，再発・難治性の APL 患者に対し，単剤で 80～90％の高い CR 率を示すことが報告された．ATO の効果もまた APL 細胞の分化誘導によるものである．ATO は PML 蛋白に結合して SMO 化を惹起させ，PML-RARA を分解することで APL 細胞の分化を誘導すると考えられている．

また，ATRA は RARA 部分に結合することから，ATRA と ATO の併用はお互いに補完し合う関係となる．この 2 剤併用の効果を

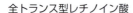
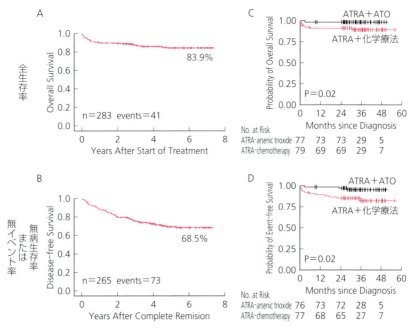

図9　急性前骨髄性白血病の治療成績（文献 1, 2 より改変）
急性前骨髄性白血病は全トランス型レチノイン酸（all-*trans* retinoic acid: ATRA）および亜ヒ素にて劇的に改善が得られた．本邦で起こした JALSG APL-97 では全トランス型レチノイン酸併用化学療法にて 5 年全生存率，無病生存期率はそれぞれ 83.9％および 68.5％を示した（A, B）．一方，未治療急性前骨髄性白血病における ATRA と亜ヒ素（arsenic trioxide: ATO）の併用療法は ATRA ＋化学療法の成績を有意に良好であった（C, D）．

検証するため，未治療の低～中リスク APL 患者を対象として，ATRA ＋化学療法との無作為比較試験が行われた．有効性では両群間で有意差は認めなかったが，2 年無イベント生存率（event-free survival: EFS），および 2 年 OS において，2 剤併用群が有意に優れていることが示された（EFS：97％ vs 86％，OS：99％ vs 91％）（図9C, D）[2]．これらのデータより，欧米では 2 剤併用群が APL の寛解導入の標準治療として認識されるようになったが，本邦ではATO は再燃・再発 APL のみの保険適用である．

ATO の有害事象として ATRA と同様に分化症候群が 10～20％に出現する．それ以外として心電図異常が高率に出現（40～88％），

特に QT 延長が特徴的である．中毒量に達すると torsade de pointes 型の心室性頻脈が出現，死亡することもあるため，定期的な心電図のモニターは必須である．それ以外では皮疹，消化器症状，末梢神経障害，肝障害などが出現する．

3. 抗 CD33 抗体

　CD33 は 90％以上の AML 細胞に発現する蛋白で，正常な幹細胞や骨髄系細胞にはほぼ認めないことから，理想的な標的の 1 つである．そこで開発されたのがゲムツズマブオゾガマイシン（gemtuzumab ozogamicin: GO）である．GO は抗 CD33 抗体ゲムツズマブに細胞傷害物質であるカリケアマイシン誘導体のオゾガマイシンが，抗体 1 分子あたり 2〜3 分子を結合させて作製された薬剤である 図10 [3]．GO は AML 細胞に発現する CD33 抗原と結合し，細胞内に取り込まれた後，カリケアマイシンが遊離し核内の DNA を切断して殺細胞作用を示す．

　臨床試験では，CD33 陽性再発 AML142 例に対し GO 単剤が投与され 16％の CR が得られた一方，未治療 AML 患者に対する検討では，寛解導入療法に GO を加え，地固め療法の後にもさらに

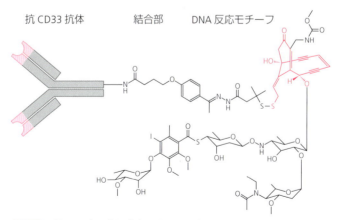

図10 ゲムツズマブオゾガマイシンの構造式（文献 3 より改変）
ゲムツズマブオゾガマイシンでは，抗 CD33 抗体に結合部を介して DNA 結合モチーフとしてカリケアマイシン誘導体のオゾガマイシンが結合している．

GO を行う治療法が従来治療との無作為比較試験として行われたが，中間解析では，奏効率，OS 両群間に差を認めず，GO 併用群で有意に重篤な有害事象が増加したことから試験は中止となり，米国では GO の使用が中止された．

しかしながら，世界では GO 治療の検討が進められている．例えば，60 歳未満の再発・難治性 AML1113 症例に対し，寛解および地固め療法に GO（3mg/m^2）を追加する治療方法を検討した試験では，奏効率，OS では標準治療と比較において有意差は認めなかったが，染色体予後良好群に限ると，GO 併用群が 5 年 OS で有意に良好であったことが示された（79% vs 51%）．また 50～70 歳の未治療 AML に対し，有害事象を考慮し導入療法，地固め療法に GO の用量を減量，分割して化学療法に加えたところ，奏効率の改善は認めなかったが，EFS，OS で有意に良好であった．GO を用いた 11 の無作為臨床試験を合わせたメタ解析では，GO 併用は CR を含む奏効率には影響を及ぼさなかった一方で，標準治療と比較し有意に腫瘍の抵抗性に伴う死亡率を改善させていた 図11 [4]．また APL では，CD33 蛋白の発現量が多いことから，GO は高い奏効性を示す．

本邦における市販後調査において，GO における grade 3 以上の有害事象は 79% の患者に出現し，骨髄抑制はほぼ全例に認めた．また出血および静脈閉塞性肝疾患を grade 3 以上で 8.6% と 4.4% に認めた．抗体療法では一般的に薬剤投与の際にアレルギー反応が出現するが，GO においても輸注過敏反応は約半数に認めた．本邦では，再発・難治性 CD33 陽性 AML に対し単剤での使用が認められている．

3. 慢性骨髄性白血病に対する分子標的薬

1. イマチニブ

CML では，9 番目と 22 番目の染色体がそれぞれ切断し相互に転

Chapter 5 白血病治療に必要な知識

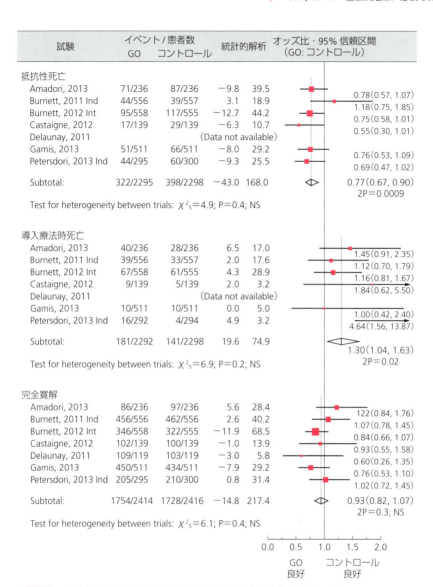

図 11 急性骨髄球性白血病におけるゲムツズマブオゾガマイシン成績
(Loke J, et al. Ann Hematol. 2015; 94: 361-73[4] より改変)
ゲムツズマブオゾガマイシン (gemtuzumab ozogamicin: GO) を用いた 11 の無作為臨床試験を合わせたメタ解析が行われ，GO 併用療法は全奏効率および CR 率の奏効率には影響を及ぼさなかった一方で，標準治療と比較し有意に腫瘍の抵抗性に伴う死亡率を改善させた．その一方で，GO 併用療法は寛解導入における死亡は GO を含まない標準治療であるコントロール群と比較し，優位に高率であった．

座が生じた結果として，それぞれの切断面に存在する BCR 遺伝子と ABL 遺伝子が融合し BCR–ABL 遺伝子，すなわちフィラデルフィア（Ph）染色体が出現する．この異常は幹細胞レベルで出現し，Ph 染色体は BCR-ABL 蛋白を生成し，チロシンキナーゼである BCR-ABL 蛋白は恒常的にチロシンリン酸化を亢進させて細胞増殖をもたらす．CML では，慢性期（chronic phase：CP）から移行期（accelerated phase：AP）を経て急性白血病化する急性転化期（blastic crisis：BC）の 3 つの病期が存在する．これまの抗がん剤では治癒をもたらすことは困難であり，移植適応症例では同種造血幹細胞法にて 50〜80％前後の治癒率が可能であったが，移植非適応症例ではインターフェロンなどにて OS の延長を行っていた．

　その中，CML で生成される BCR-ABL 蛋白を分子標的薬として創薬されたのがイマチニブである．この経口剤は BCR-ABL 蛋白の ATP 部位に結合することにより，細胞内のリン酸化を推進するチロシンキナーゼ活性を抑制することで，細胞増殖を阻害する作用を有する 図12 [5]．未治療 CML-CP 患者に対するイマチニブの効果は，従来療法であるキロサイド＋インターフェロン α の 2 群間における無作為臨床試験として行われた．60 カ月観察時点でイマチニブ群の EFS は 87％と驚異的な数字を示し [6]，また 8 年時 OS は 85％に達した．本邦で行われた TARGET 試験でも長期生存の検討が行われ，90 カ月 OS は 95.1％とさらに良好な成績であった 図13 [7]．イマチニブにより，完全細胞学的寛解（complete cytogenetic response：CCyR），大部分分子学的寛解（major molecular response：MMR），およびさらに深い寛解である完全分子学的寛解（complete molecular response：CMR）まで到達することが可能となった．さらに CMR を 2 年以上維持できた患者において，イマチニブを中止しても約 4 割の症例において再燃しないことが示されている．

　イマチニブは CML における残存病変の概念も大きく変化させ，残存腫瘍量と治療方針の関係を明確に示した初めての薬剤となった．European Leukemia Network（ELN）の治療指針では，経時的に

Chapter 5 白血病治療に必要な知識

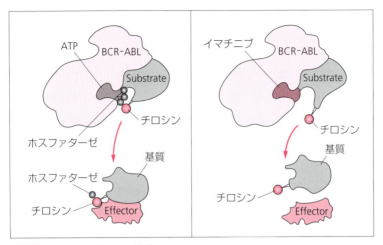

図12 イマチニブの作用機序
(Goldman JM, et al. N Engl J Med. 2001; 344: 1084-6[5] より改変)
慢性骨髄性白血病は *BCR-ABL* 遺伝子によって生じるが,イマチニブはこの遺伝子より作成される BCR-ABL 蛋白の ATP 部位に結合することにより,細胞内のリン酸化を推進するチロシンキナーゼ活性を抑制し効果を発揮する.

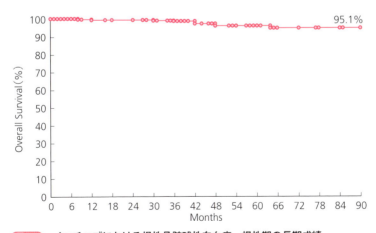

図13 イマチニブにおける慢性骨髄球性白血病ー慢性期の長期成績
(Tauchi T, et al. Leuk Res. 2011; 35: 585-90[7] より)
日本血液学会により行われた TARGET 試験において,慢性骨髄球性白血病-慢性期 639 名でのイマチニブの 90 カ月生存率は 95.1％と良好であり,99％の患者が移行期・急性転化期に移行しなかった.

効果判定を行い，危険度を分け治療反応性の悪い群に関しての注意を喚起した．有害事象では体液貯留，皮疹，消化器症状，皮疹，肝障害，浮腫，筋痙攣などが出現する．多くの有害事象は減量，休薬にて改善するが，特に長期服用にて問題となっているのが，腎機能障害と浮腫である．

2. ニロチニブ，ダサチニブ

イマチニブ以降，第2世代チロシンキナーゼ阻害薬（second generation thyrosine kinase inhibition: 2nd TKI）とよばれるニロチニブとダサチニブが臨床応用された．ニロチニブはイマチニブと類似構造を示す一方で，ダサチニブの構造はそれらとは異なり，ABL のみならず Src ファミリーキナーゼを阻害する特徴を有する．初発 CML-CP 患者における 2nd TKI vs イマチニブの無作為比較試験が行われた．ニロチニブにおいては，ニロチニブ 600mg/ 日（300mg を 1 日 2 回投与）vs ニロチニブ 800mg/ 日（400mg を 1 日 2 回投与）vs イマチニブ 400mg/ 日の 3 群間比較で施行された[8]．12 カ月における奏効率は CMR においてもニロチニブ群が有意に優れており，5 年時における解析でも MMR，CMR においても同様に良好であった 図14A, B [9]．ただし OS に関しては 3 群で有意差は認めなかった．一方，ダサチニブとイマチニブの比較試験は DASISION 試験で行われた（ダサチニブ 100mg/ 日 vs イマチニブ 400mg/ 日）．12 カ月時の confirmed CCyR（2 回以上 CCyR を確認）および 24 カ月時点における累積 MMR 到達率もダサチニブ群が有意に良好であり，その後の長期フォローデータにても MMR，CMR いずれも同様に優れていた 図14C, D [10]．OS，PFS に関しては，両群間に有意差を認めなかった．

これらの 2nd TKI における良好な奏効性を踏まえ，ELN ではガイドラインの改正を行った．主たる変更点は，CCyR および MMR 到達期間を半年短く設け，より早期に深い奏効が得られることを標準とした．奏効性の判定には International Scale が用いられたが，わが国においても，2015 年 4 月より保険適用となり，国際指標で

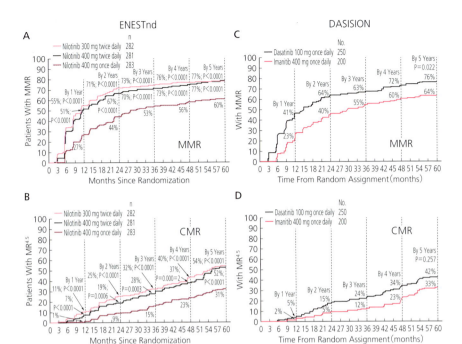

図14 ニロチニブ，ダサチニブおよびイマチニブにおける奏効率

（文献 9, 10 より）

イマチニブに対して，ニロチニブとダサチニブの効果はそれぞれ ENESTnd と DASISION で行われた．60 カ月時点での解析では，ニロチニブとダサチニブは大部分分子学的寛解（major molecular response: MMR），および完全分子学的寛解（complete molecular response: CMR）において，有意にイマチニブより良好な成績を示した．

の議論が可能となった[11]．

　有害事象は 2 剤によって異なり，ニロチニブでは皮疹，頭痛，消化器症状，倦怠感，血糖上昇，リパーゼ上昇，ビリルビン上昇，QTc 延長などが主たる事象である．多くは減量，休薬で改善するが，近年ニロチニブにおいて問題になっているのが，心血管イベントであり，心筋梗塞や脳梗塞が他の TKI より高率に出現している．一方，ダサチニブでは他の 2 剤と比較し，血液毒性が強く出現する傾向にある．特に血小板減少の発現頻度は高く，血小板機能を低下させることから，消化管出血などの出血傾向を呈する比率が高い．さらにダサチニブに特徴的な有害事象は胸水であり，DASISION

の 5 年時解析では 28％の患者に胸水が出現，約 1 割が grade 3 以上を示した.

3. ボスチニブ

ボスチニブは，ダサチニブと同様に Src ファミリーキナーゼを阻害する特徴を有し，ABL に対する IC50 は上記の TKI より強力である. 本邦においては，ボスチニブはイマチニブ，ニロチニブ，ダサチニブにおける抵抗性もしくは不耐容 CML 患者に保険適用となっている. イマチニブ抵抗性または不耐容の CML-CP 患者を対象に 2 次治療としてボスチニブの効果が検討された. 288 例における 24 週時点の CCyR 率は 23％であり，いずれかの時点で CCyR を達成した症例における累積 MMR 率は 64％，累積 CMR 率は 53％を示し，他の 2nd TKI と同等の有効性が確認された.

未治療 CML-CP に対してのボスチニブの効果はイマチニブとの比較試験として行われた. ボスチニブ群（500mg/ 日）とイマチニブ群（400mg/ 日）の無作為比較試験において，12 カ月 CCyR 達成率は両群で有意差はなかったが，12 カ月 MMR 達成率はボスチニブが有意に良好であった（41％ vs 27％）[12]. ボスチニブが奏効性で有用性を示せなかった原因の 1 つは有害事象によるものであり，ボスチニブではイマチニブ群の約 4 倍の中断率を示した. ボスチニブに特徴的な有害事象は下痢であり，ロペラミドなどの止痢剤を用いないとほぼ 100％に出現し，grade 3 以上が約 1/4 を占める. 発現時期は投与後 2 日以内に起きることが多く，一旦収まるとその後は悪化しない傾向があるため，最初の 1 週間のコントロールが肝要である. その他の有害事象として肝機能障害が他の TKI に比較し発現する比率が高く，また grade 3 以上となる比率も高いことから注意が必要である.

4. ポナチニブ

TKI による長期生存の中，依然その予後を規定しているのが AP/BC への病態移行であり，特に TKI が結合する ABL 蛋白の P ルー

感受性高	<2	TKIs	Imatinib	Nilotinib	Bosutinib	Dasatinib	Ponatinib	DCC-2036
感受性中程度/抵抗性	2.1~4							
抵抗性	4.1~10	Parental	10.8	38.4	38.3	568.3	570.0	13.1
強い抵抗性	>10	WT	1	1	1	1	1	1
P-loop		M244V	0.9	1.2	0.9	2.0	3.2	0.8
		L248R	14.6	30.2	22.9	12.5	6.2	0.4
		L248V	3.5	2.8	3.5	5.1	3.4	1.3
		G250E	6.9	4.6	4.3	4.4	6.0	3.0
		Q252H	1.4	2.6	0.8	3.1	6.1	2.1
		Y253F	3.6	3.2	1.0	1.6	3.7	2.3
		Y253H	8.7	36.8	0.6	2.6	2.6	2.7
		E255K	6.0	6.7	9.5	5.6	8.4	3.5
		E255V	17.0	10.3	5.5	3.4	12.9	2.1
C-helix		D276Q	2.2	2.0	0.6	1.4.0	2.1	4.5
		E279K	3.6	2.0	1.6	1.6	3.0	6.5
		E292L	0.7	1.8	1.1	1.3	2.0	1.0
ATP binding region		V299L	1.5	1.3	26.1	8.7	0.6	0.3
		T315A	1.7	2.7	6.0	58.9	0.4	0.4
		T315I	17.5	39.4	45.4	75.0	3.0	0.7
		T315V	12.5	57.0	29.3	738.8	2.1	0.6
		F317L	2.6	2.2	2.4	4.5	0.7	1.1
		F317R	2.3	2.3	33.5	114.8	4.9	21.0
		F317V	0.4	0.5	11.5	21.3	2.3	6.6
SH2-contact		M343T	1.2	0.8	1.1	0.9	0.9	1.0
		M351T	1.8	0.4	0.7	0.9	1.2	2.2
Substrate binding region		F359I	6.0	16.3	2.9	3.0	2.9	0.7
		F359V	2.9	5.2	0.9	1.5	4.4	0.9
A-loop		L384M	1.3	2.3	0.5	2.2	2.2	0.9
		H396P	2.4	2.4	0.4	1.1	1.4	1.5
		H396R	3.9	3.1	0.8	1.6	5.9	0.7
C-terminal lobe		F486S	8.1	1.9	2.3	3.0	2.1	0.5
		L248R+F359I	11.7	96.2	39.3	13.7	17.7	1.0

図15 慢性骨髄球性白血病における点突然変異（Gambacorti-Passerini C, et al. Am J Hematol. 2016; 91: 67-75[13] より改変）
慢性骨髄球性白血病ではチロシンキナーゼ阻害薬を用いると ABL 蛋白のさまざまな部分に点突然変異が出現し，効果が減弱する．特に P-ループとよばれる多くのチロシンキナーゼ阻害薬が結合する部位に点突然変異は好発する．それぞれの変異に対する薬剤の効果は異なるため，点突然変異が出現した際には感受性の高い薬剤の選択が好ましい．

プに点突然変異が好発し，TKI の結合能力の低下および不応性が出現する．点突然変異の発現は TKI により異なる傾向を呈する．図15 に主だった点突然変異と各薬剤における IC_{50} を示した[13]．点突然変異が認められた場合にはこれに従って有効性を示す薬剤を選択することが大切である．

　この点突然変異の中で特に問題となるのが T315I 変異である．上記 4 剤の TKI いずれにおいても効果を示すことができない．

T315I 変異はスレオニンの水素結合を介する TKI 結合を阻害するが，この機序を回避するようデザインされたのがポナチニブである．2nd TKI に抵抗性あるいは不耐容の CML もしくは Ph 陽性 ALL に対しポナチニブ 45mg/ 日が投与され，CML–CP 患者における CCyR および MMR 到達率は 46%，34% であったが，特筆すべきは T315I を有する患者においてそれぞれ，66% および 56% とさらに良好な成績を示した[14]．15% の患者は CMR に到達し，T315I を有する患者では 23% であった．12 カ月時点の PFS および OS はそれぞれ 80% と 94% の成績であった．

　有害事象においては，血球減少以外，皮疹を含めた皮膚症状，腹痛，膵炎などが出現する．特に問題となるのが血管病変であり，心臓，脳，末梢血管が 20% 前後に出現，grade 3 以上の重篤な症例も 10% 程度認める．本邦においても現在保険適用を申請中であり，その使用には十分な留意をもって行うことが求められるものと考えられる．なお，CML–CP における治療のアルゴリズムを 図16 に示した[15]．

4. 急性リンパ性白血病に対する分子標的薬

1. チロシンキナーゼ阻害薬

　成人における急性リンパ性白血病（acute lymphoid leukeima）の予後は，90% 以上が治癒する小児と異なり，特に予後が不良であった．その原因の 1 つが 40% 前後に認められる Ph 染色体であり，抗がん剤にきわめて耐性を示し，同種造血幹細胞移植（allogenic hematopoetic stem cell transplantation: AlloHSCT）を行ったとしても 10% 前後の治癒率しか得られない．ところが，TKI が登場し応用したことで，Ph 陽性 ALL の成績は劇的に改善した[16]．未治療 Ph 陽性 ALL では，TKI 単剤のみでも 90% 前後の CR 率が得られることも明らかとなった．ただし，CR の持続期間は 1 年程度であることから，治癒には AlloHSCT が必要と考えられている．Ph

Chapter 5 白血病治療に必要な知識

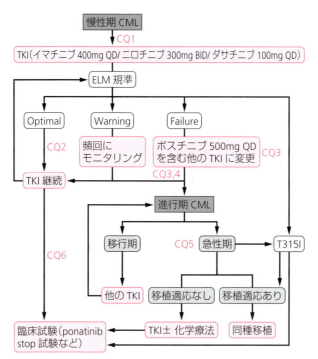

図16 慢性骨髄球性白血病－慢性期における治療アルゴリズム
（日本血液学会．造血器腫瘍診療ガイドライン．2013年度版[13]より）
日本血液学会による治療アルゴリズムでは，初回治療は保険適用で認められているイマチニブ，ニロチニブ，ダサチニブのいずれを用いて導入を開始し，その後 Europe LekemiaNet（ELN）の判断基準に従い薬剤の継続，変更を考慮することにしている．
（CQ1〜6の詳細は，造血器腫瘍診療ガイドライン．2013年版を参照）

陽性 ALL では治療中にしばしば T315I が出現し TKI 治療は不応性となるが，ポナチニブはこれに対して有効性を示し，約40％の患者で CCyR が得られたとの報告もなされている．

2. 抗 CCR4 抗体

　白血球の遊走にはケモカイン受容体4（chemokine receptor 4：CCR4）とよばれる蛋白が関与しているが，喘息やアトピー性皮膚炎などのアレルギー疾患や自己免疫疾患において重要な役割を果たしている．一方，血液腫瘍にでは特に，成人T細胞性白血病（adult T cell leukemia：ATL）や末梢性T細胞リンパ腫に多く発現してい

ることから，CCR4 に対する抗体が検討され，ヒト化抗 CCR4 モノクローナル抗体であるモガムリズマブが創薬された．基礎検討において，モガムリズマブは抗体依存性細胞傷害活性，補体依存性細胞傷害活性，抗体の直接作用による細胞増殖シグナル阻害活性や細胞死シグナル誘導活性を有することが報告されている．

　モガムリズマブにおける臨床試験は，再発・再燃 CCR4 陽性 ATL を対象として第 II 相試験が行われ，モガムリズマブ 1mg/kg を週 1 回合計 8 回投与して実施され，26 例の解析にて CR 8 例を含む全奏効率は 50％であった[17]．PFS および OS 期間中央値はそれぞれ 5.2 カ月と 13.7 カ月であった．有害事象として血液毒性ではほぼ全例にリンパ球減少が出現，半数以上に好中球および血小板減少を認めた．輸注過敏反応が 89％に出現，皮疹も 63％に認めた．特に皮疹では grade 3 以上の重篤な皮膚障害が 5 例に出現した．初発未治療 CCR4 陽性 ATL におけるモガムリズマブの効果は，標準治療にモガムリズマブを加えた治療法が検討され，モガムリズマブ群が CR 率，OS とも標準治療より良好な成績を示した．その一方で，併用群では重篤な皮膚障害やサイトメガロウイルス感染症などが出現，安全性では十分な留意が必要であると考えられた．この試験の結果をもって，本邦においては未治療 ATL に対して，モガムリズマブの適用が追加された．

5. 慢性リンパ性白血病に対する分子標的薬

1. オファツムマブ

　CLL は本邦ではまれな疾患であるが，欧米では全白血病の約 30％を占め難治性であることから，積極的に分子標的治療が開発されてきた 図17 [18]．CLL 細胞には CD20 が高発現していることから，抗 CD20 抗体の 1 つであるリツキシマブの臨床応用が試みられたが，効果は期待されたものではなかった．リツキシマブはマウス抗体だが，補体依存性細胞障害作用，抗体依存性細胞障害作用

Chapter 5 白血病治療に必要な知識

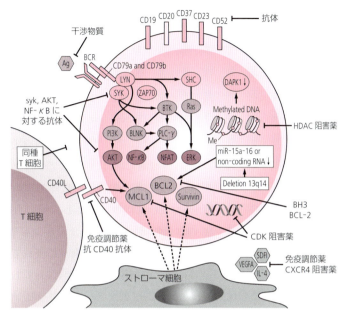

図17 慢性リンパ性白血病における標的分子
（Zenz T, et al. Nat Rev Cancer. 2010; 10: 37-50 [18]）より改変）
慢性リンパ性白血病ではその病態における細胞内の異常を含める機序が解明されている．それぞれの異常に対し薬剤の開発が積極的に行われている．臨床応用された薬剤以外にも現在治験が行われている薬剤も数多く存在する．

およびアポトーシス誘導などの作用が増強され，完全ヒト化オファツムマブが創薬された．

治療抵抗性 CLL を対象としたオファツムマブの検討では全奏効率は 58％を示し，PFS 中央値は 5.7 カ月であった[19]．本邦においても CLL 既治療例に対して日韓共同非盲検試験としてオファツムマブが投与され，10 症例中 7 例が部分寛解に達した．このデータを基に本邦においてもオファツムマブは再発・難治 CD20 陽性 CLL に保険適用となった．

オファツムマブは完全ヒト化抗体であるが，それでも輸注関連反応はほぼ全例に出現する．ただし，症状は初回もしくは 2 回目までに出現，grade 2 以下が大多数を占める．注意すべき有害事象としてはリンパ球減少があり，投与後末梢血中の B 細胞は急速に枯渇，その後も 1 年以上回復しない症例も存在し，ウイルスなどの日和

見感染や B 型肝炎の再活性化には留意が必要である.

2. アレムツズマブ

CD52 抗原は B 細胞, T 細胞, 単球, マクロファージ, ナチュラルキラー細胞および CLL 細胞に発現しており, CLL の標的分子として抗 CD52 ヒト化モノクローナル抗体, アレムツズマブが創薬された. アレムツズマブは 2001 年にはすでに米国で CLL に対し認可されていた薬剤で, 再発難治 CLL に対するアレムツズマブ単独の効果は, 33〜55％の全奏効率との報告となっている[20]. 未治療 CLL において, 欧米で CLL に標準治療として用いられているクロランブシルとの無作為比較試験が行われ, 全奏効率で 83％ vs 53％, CR 率で 24 vs 2％とアレムツズマブが有意に優れていた. 近年, アレムツズマブでは他剤との併用療法も検討されており, 既治療 CLL 患者を対象としたアレムツズマブ＋フルダラビン療法では, PFS, OS いずれにおいても, アレムツズマブ単剤よりも有意に良好な結果が得られた. また, アレムツズマブは CLL において, TP53 変異や 17p 欠失など予後不良因子を改善させることが示されている.

CD52 は免疫を司るさまざまな細胞に発現していることから, アレムツズマブは免疫抑制薬としても用いられている. 例えば, 同種幹細胞移植や腎移植などの移植, 多発性硬化症などの自己免疫性疾患においてその効果が検討されている. その免疫抑制効果のため, CLL で用いる際にはさらに易感染状態が悪化し, サイトメガロウイルス, ヘルペスウイルス感染や, B 型肝炎ウイルスの再活性化, 敗血症などがしばしば出現する. 特にサイトメガロウイルスでは半数が陽性となり, 厳重な注意が必要である. 抗体療法であるため輸注関連反応が出現するため, ステロイドや抗ヒスタミン薬の予防投与が必要である.

6. その他の白血病に対する分子標的治療の可能性

　腫瘍における分子レベルの解明は，現在の分子標的薬の開発につながっている．これまでは ATRA や ATO のような偶然的に見出された分子標的薬が，正しく狙って創薬する時代を迎えている．例えば CLL で解説したように，これからさらなる分子標的薬が登場する予定となっている．イマチニブのように，これまで想像もしていなかった結果となることも考えられ，白血病においても新しい治療戦略が今後も展開されることは間違いない．

【参考文献】

1) Asou N, Kishimoto Y, Kiyoi H, et al. A randomized study with or without intensified maintenance chemotherapy in patients with acute promyelocytic leukemia who have become negative for PML-RARalpha transcript after consolidation therapy: the Japan Adult Leukemia Study Group （JALSG） APL97 study. Blood. 2007; 110: 59-66.

2) Lo-Coco F, Avvisati G, Vignetti M, et al. Retinoic acid and arsenic trioxide for acute promyelocytic leukemia. N Engl J Med. 2013; 369: 111-21.

3) http://watcut.uwaterloo.ca/webnotes/Pharmacology/deliveryAntibodies.html

4) Loke J, Khan JN, Wilson JS, et al. Mylotarg has potent anti-leukaemic effect: a systematic review and meta-analysis of anti-CD33 antibody treatment in acute myeloid leukaemia. Ann Hematol. 2015; 94: 361-73.

5) Goldman JM, Melo JV. Targeting the BCR-ABL tyrosine kinase in chronic myeloid leukemia. N Engl J Med. 2001; 344: 1084-6.

6) O'Brien SG, Guilhot F, Larson RA, et al. Imatinib compared with interferon and low-dose cytarabine for newly diagnosed chronic-phase chronic myeloid leukemia. N Engl J Med. 2003; 348: 994-1004.

7) Tauchi T, Kizaki M, Okamoto S,et al. Seven-year follow-up of patients receiving imatinib for the treatment of newly diagnosed chronic myelogenous leukemia by the TARGET system. Leuk Res. 2011; 35: 585-90.

8) Saglio G, Kim DW, Issaragrisil S, et al. Nilotinib versus imatinib for newly diagnosed chronic myeloid leukemia. N Engl J Med. 2010; 362: 2251-9.

9) Hochhaus A, Saglio G, Hughes TP, et al. Long-term benefits and risks of frontline nilotinib vs imatinib for chronic myeloid leukemia

in chronic phase: 5-year update of the randomized ENESTnd trial. Leukemia. 2016; 30: 1044-54.

10) Cortes JE, Saglio G, Kantarjian HM, et al. J final 5-year study results of DASISION: The dasatinib versus imatinib study in treatment-naïve chronic myeloid leukemia patients trial. J Clin Oncol. 2016; 34: 2333-40.

11) Baccarani M, Deininger MW, Rosti G, et al. European LeukemiaNet recommendations for the management of chronic myeloid leukemia: 2013. Blood. 2013; 122: 872-84.

12) Cortes JE, Kim DW, Kantarjian HM, et al. Bosutinib versus imatinib in newly diagnosed chronic-phase chronic myeloid leukemia: results from the BELA trial. J Clin Oncol. 2012; 30: 3486-92.

13) Gambacorti-Passerini C, Aroldi A, Cordani N, et al. Chronic myeloid leukemia: Second-line drugs of choice. Am J Hematol. 2016; 91: 67-75.

14) Cortes JE, Kim DW, Pinilla-Ibarz J, et al. A phase 2 trial of ponatinib in Philadelphia chromosome-positive leukemias. N Engl J Med. 2013; 369: 1783-96.

15) 日本血液学会. 造血器腫瘍診療ガイドライン. 2013年度版. (http://www.jshem.or.jp/gui-hemali/1_4.html)

16) Foà R, Vitale A, Vignetti M, et al. Dasatinib as first-line treatment for adult patients with Philadelphia chromosome-positive acute lymphoblastic leukemia. Blood. 2011; 118: 6521-8.

17) Ishida T, Joh T, Uike N, et al. Defucosylated anti-CCR4 monoclonal antibody (KW-0761) for relapsed adult T-cell leukemia-lymphoma: a multicenter phase II study. J Clin Oncol. 2012; 30: 837-42.

18) Zenz T, Mertens D, Küppers R, et al. From pathogenesis to treatment of chronic lymphocytic leukaemia. Nat Rev Cancer. 2010; 10: 37-50.

19) Coiffier B, Lepretre S, Pedersen LM, et al. Safety and efficacy of ofatumumab, a fully human monoclonal anti-CD20 antibody, in patients with relapsed or refractory B-cell chronic lymphocytic leukemia: a phase 1-2 study. Blood. 2008; 111: 1094-100.

20) Alinari L, Lapalombella R, Andritsos L, et al. Alemtuzumab (Campath-1H) in the treatment of chronic lymphocytic leukemia. Oncogene. 2007; 26: 3644-53.

〈得平道英〉

Chapter 5　白血病治療に必要な知識

4. 造血幹細胞移植の基礎とながれ

1. 造血幹細胞移植とは

　正常造血は，骨髄に存在し，多分化能と自己複製能を有する多能性造血幹細胞が分化，増殖することで白血球，赤血球，血小板などの各種血球が造られる．例えば，重症再生不良性貧血のような高度の造血障害を生じる疾患，また抗がん剤などの治療により骨髄が高度に障害される場合には，白血球減少による感染症，貧血による心不全，血小板減少による出血症状によりしばしば致命的となる．このような重篤な骨髄不全を改善させるために，造血幹細胞移植は有用である．再生不良性貧血，先天性免疫不全症などの骨髄障害を有する患者に対して，正常な造血能を有する造血幹細胞を正常なドナーから提供することにより，造血の回復が認められる．また，白血病，リンパ腫，骨髄腫などの造血器腫瘍は，抗がん剤や放射線による治療への感受性が高く，これらを用いた治療により治癒が望める場合がある．しかし，抗がん剤，放射線の増量には限度があり，治療量によって毒性が生じ，特に骨髄抑制が不可逆的に生じることにより致命的になりうる．難治性造血器腫瘍に対しては，造血幹細胞によるサポートを準備することで，より大量の抗がん剤，全身放射線照射（total body irradiation: TBI）などを行い，治癒を目指せる場合がある．

　移植の種類にはドナーとの関連で，自家移植，同系移植，同種移植の違いがある．また，造血幹細胞を得る方法として，骨髄を採取する場合，末梢血から採取する場合，臍帯血を用いる場合がある．

　あらかじめ自分の造血幹細胞（通常では，末梢血幹細胞が用いられる）を集めて冷凍保存しておき，後日大量化学療法などを行った後に体内に輸注して，造血を回復させる方法が自家移植である．多発性骨髄腫などの形質細胞性腫瘍，難治性悪性リンパ腫，一部の急

JCOPY 498-22508

105

表7 移植の種類

ドナー	幹細胞	前処置の強度
自家	骨髄 末梢血	
同種同系（一卵性双生児）	骨髄 末梢血	
同種血縁	骨髄 末梢血	骨髄破壊的前処置（MAC） 強度減弱前処置（RIC） 骨髄非破壊的前処置（NMC）
同種非血縁	骨髄 末梢血 臍帯血	骨髄破壊的前処置（MAC） 強度減弱前処置（RIC） 骨髄非破壊的前処置（NMC）

骨髄破壊的前処置: myeloablative conditioning（MAC）
強度減弱前処置: reduced-intensity conditioning（RIC）
骨髄非破壊的前処置: non-myeloablative conditioning（NMC）

性骨髄性白血病，固形がんなどに行われる．同種同系移植は自家移植と同様の移植として取り扱われ，これらの移植に関しては，通常の化学療法に比較して高度の血球減少，粘膜障害，感染症などを発症する点が問題であるが，同種移植の場合に生じるさまざまな免疫反応による合併症は生じない．一方で，移植した細胞（移植片）が患者に残存する白血病細胞を攻撃するという，同種移植における特殊な免疫効果として期待される移植片対腫瘍（graft versus tumor：GVT）効果は得られない．移植の種類は大きく分けて表7のようになる．

同種移植は他の個体（ドナー）からの造血幹細胞を患者に移植することにより，移植前処置による腫瘍細胞の攻撃に加えて GVT 効果による強い抗腫瘍効果が期待される．一方では，生着不全，移植片対宿主病（graft-versus host disease：GVHD）などのさまざまな免疫反応を生じ，致死的になる場合がある．また造血機能，免疫をドナー細胞由来のものに入れ替える過程において，GVHD 予防または治療目的の免疫抑制薬投与により，独特の高度な免疫不全が生じ，同種移植の場合以外には経験されない特殊な病態や合併症が認められる．そこで，本項ではこの同種移植について解説する．

Chapter 5 白血病治療に必要な知識

2. 同種造血幹細胞移植のながれ

　ドナーから採取した造血幹細胞を患者の骨髄に無事生着させ，またその後の感染症や免疫反応などの有害事象に耐えるために，計画的にさまざまな準備が行われる．これらのすべての過程や予定外の事象が起きた際に適切な対応ができる能力が移植医療に従事する者には求められる．

　造血幹細胞移植を成功させるためには，患者の移植適応を適切に判断し，ドナーと移植細胞源の選択，無菌室における生活，感染予防，移植前処置と免疫抑制薬の選択，輸血の取り決めなど，多職種の連携が重要である．非血縁者間造血幹細胞移植に関しては，日本骨髄バンクがさまざまな業務を行っている．日本における骨髄バンク設立は 1991 年で，2016 年 10 月末の時点でドナー登録者数は 46万人，バンクを介した移植は 2 万件を超えた（日本骨髄バンクホームページ http://www.jmdp.or.jp）．患者の主治医は，ホームページ上から，骨髄バンク，臍帯血バンクの HLA 一致ドナーを探すことができる．また，現在日本における移植施設は，日本造血細胞移植学会データセンターの登録システム（TRUMP）に，患者の同意を得たのちに，各患者の移植治療の詳細を登録する取り決めとなっている．本邦の移植成績は TRUMP に蓄積され，移植件数，移植成績に関して年次報告により移植の実態が明らかにされている[1]．
図18 に 2014 年に行われた，自家移植，同種移植患者の疾患を示した．また 表8 には 5 年ごとの移植件数と，移植ドナーの変遷を示した．近年，血縁者間 HLA 不適合移植（ハプロ移植，半合致移植）が増加傾向にある．

　移植適応は，患者の発病初期から検討される場合もあるが，再発などが生じた場合，治療の途中からその必要性が判断される場合もある．同種移植は致死率が低いとはいえず，また長期生存者においても慢性 GVHD などの合併症により長く闘病が必要となる可能性がある．それぞれの患者について，移植を実施する方が移植を行わない場合に比べて，期待される生命予後が良好であることを確認し，

107

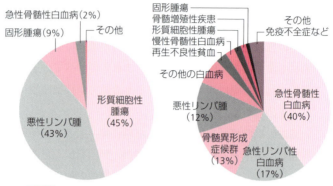

図18 **2014年疾患別の移植件数**（日本造血細胞移植データセンター．平成27年度全国調査報告書より改変）

表8 移植件数の変遷（件数）

	1999年	2004年	2009年	2014年
自家移植	1,123	1,200	1,639	1,810
血縁者間骨髄	632	471	432	267
血縁者間末梢血	199	580	561	907
非血縁者間骨髄	548	783	1,200	1,240
非血縁者間末梢血	2	2	3	56
臍帯血	113	700	866	1,164
その他	26	14	10	14
計	2,643	3,750	4,711	5,458

	1999年	2004年	2009年	2014年
血縁者HLA適合ドナーからの移植	701	628	610	601
血縁間HLA不適合ドナーからの移植	215	368	378	575

（日本造血細胞移植データセンター．平成27年度全国調査報告書より改変）

また患者の全身状態，臓器予備能を評価し，同種移植に耐えうるかを検討する必要がある．同種移植適応の判断は難しく，必要に応じてセカンドオピニオンを受け，さまざまな情報を参考に判断する必要がある．一般に，若年患者の移植成績は良好であるが，近年では60，70歳代の患者にも移植前処置を軽くするなどのさまざまな配

慮により同種移植を行うことは可能な時代となった．しかし，臓器予備能の低下，高血圧など合併症の存在，感染症を合併するリスクなどが若年者とは異なることを認識して移植を選択する必要がある．

(1) ドナー検索と幹細胞起源

　ドナー検索にあたっては，白血病の血液型であるヒト白血球抗原（human leukocyte antigen：HLA）が患者と適合することが求められる．HLA の検査は患者およびドナー候補の末梢血でタイピングする．HLA は親から遺伝し受け継ぐため，同胞間に血縁者ドナー候補が得られる可能性がある 図19 ．HLA が合致しない場合は，拒絶，あるいは GVHD のリスクが高くなることが知られている 表9 ．患者の同胞に協力が得られそうな場合は，十分な問診，既往歴，家族歴などを確認し，全身麻酔を伴う手術または末梢血幹細胞採取に

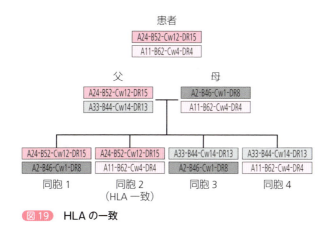

図19　HLA の一致

表9　HLA のミスマッチ

	患者	ドナー	
パターン1	A2	A24	ドナー由来の免疫細胞が A2 を攻撃 GVHD 方向のミスマッチ
	A24	A24	
パターン2	A24	A2	患者由来の免疫細胞が A2 を攻撃 拒絶方向のミスマッチ
	A24	A24	
パターン3	A24	A2	双方向のミスマッチ
	A26	A24	

表10 各種造血幹細胞の長所と短所

	骨髄	末梢血	臍帯血
長所	もっとも歴史が古く，移植例が多いため，情報が多い．	生着が早い． ドナーに全身麻酔が必要ない． 血縁者間では緊急的に行える．	緊急的に行える． ドナーの負担がない．
短所	ドナーに全身麻酔が必要． ドナーの準備に時間がかかる． 末梢血に比べて生着が遅い．	患者の GVHD 発症リスクが高い． ドナーに G-CSF を投与する必要がある．	生着が最も遅い． 生着不全率が高い．

必要な G-CSF（顆粒球コロニー刺激因子）製剤の投与，体外循環などに耐えられるかを検討し，可能と考えられる場合は HLA を採血する．

　血縁者にドナーが得られない場合は，日本骨髄バンクのホームページから HLA 適合非血縁者ドナーが存在するかを確認する．ボランティアの骨髄あるいは末梢血造血幹細胞移植ドナーとともに臍帯血バンクの情報も得られる．通常ドナーの申し込みから移植をするまでの期間は 2～3 カ月程度が必要とされている．患者の病勢の進行が早い場合や，移植後に生着不全を生じ，緊急に造血幹細胞が必要である状況の選択肢としては，臍帯血移植が考慮される．また GVHD などのリスクが高くなるが，血縁者間 HLA 不適合移植も検討される[2-4]．移植する幹細胞源にはそれぞれ患者，またはドナーに対してのさまざまな長所，短所がある **表10**．

（2）ドナーの準備

　骨髄バンクドナーはボランティアの健常人である．安全な骨髄採取のため，あらかじめ決められた基準に従い，適切スケジュール立てて移植までの準備を進める．血縁者ドナーに関しては，バンクドナーよりも高齢であったり，合併症を有している場合もあり，慎重にドナーとしての適格性や骨髄，末梢血幹細胞採取に関して検討する．骨髄バンクドナーについては，確認検査として，問診，血圧測定，採血などを行う．骨髄バンクで定められた基準に適格とされた

Chapter 5　白血病治療に必要な知識

場合は，骨髄採取術について，家族も含めて同意をいただき，その後は移植日を決定する．骨髄血は，患者の体重 1kg あたり 15mL の採取量が目安となる．骨髄採取量が 400mL を超える場合は，自己血をあらかじめ貯血しておき，骨髄採取に備える．そのため約 1 カ月程度の準備期間が必要となる．

　骨髄採取施設では，ドナーの健康診断を行い，全身麻酔に耐えられる状態であることを，問診，理学的所見，採血，検尿，胸部 X 線，心電図，呼吸機能検査による健康状態の確認とともに，麻酔科医の診察も受ける．全身麻酔に可能な状態であることが確認されたのち，貯血などの準備を行う．骨髄ドナーのリスクとしては，全身麻酔後の発熱，嘔気，穿刺部位の痛みなどは必発である．骨髄採取に際して大量の出血，長期化した腰痛や，末梢神経障害などの残存した有害事象の事例，また麻酔による死亡例（これまでに 4 例）などがあることなどをあらかじめ十分にドナーに説明する必要がある．

　末梢血幹細胞移植は，ドナーの全身麻酔は必要とせず，貯血の必要もなく，早期に幹細胞が準備できるメリットがある．非血縁者間における末梢血幹細胞に関しても徐々に認定施設が増加しており，末梢血幹細胞移植件数は増加傾向を示している．末梢血幹細胞移植のドナーに関しては，末梢血に造血幹細胞を動員するため G-CSF 製剤の投与が必要となるが，骨痛，頭痛など一過性の有害事象に加え，重篤な副作用としては脾破裂，心筋梗塞，脳梗塞をはじめとしたさまざまな有害事象が報告され，死亡例も 12 例が報告されている．ドナーへの十分な説明が必要であり，骨髄か末梢血かの選択はドナーの意思を尊重する．また年齢，合併症など，リスク因子がないかを確認する．

（3）患者の移植前検査

　患者が移植に耐えられるか，移植成績に関連する臓器障害や合併症の有無を確認する必要がある．そのために，血液検査，尿検査，X 線，心電図，心エコー検査，呼吸機能検査，各種 CT などを行う．また，歯科口腔外科，耳鼻科，眼科，肛門外科，婦人科などを受診

111

表11 ABO 血液型不一致の輸血

患者	ドナー	赤血球 （洗浄赤血球）	血小板 新鮮凍結血漿
O	A, B, AB	O	ドナー型
A	O	O	A
A	B	O	AB
A	AB	A	AB
B	O	O	B
B	A	O	AB
B	AB	B	AB
AB	O, A, B	ドナー型	AB

することにより，各科における領域の感染巣をチェックすることが必要である．精神科受診，リハビリテーション依頼なども必要である．また，輸血細胞治療部に移植前の患者の移植細胞の処理，移植後の輸血の血液型を確認することも必要である．移植後は患者由来，ドナー由来の血液が混在する時期があり，輸血後に溶血などの反応が起こらないように，輸血の血液型を決定する **表11**．

（4）妊孕性低下への対策

移植前処置の大量抗がん剤，全身放射線照射（TBI）などにより，生殖器官は不可逆的なダメージを生じる．若い患者を中心に，精子保存，卵子保存を希望する場合は，移植前治療を行う前に検討する必要がある[2, 5]．化学療法が行われるとその後の精子数が減少するため，白血病などの患者では，初回治療前に精子保存を検討する．女性の場合は，卵子採取のタイミングが難しい．産婦人科と相談のうえ検討する．

（5）無菌室，感染予防

患者は，高度の免疫不全状態を呈するため，移植前後の一定期間を無菌室（移植病室，防護環境とも示される）で過ごす．無菌室は流入する空気を HEPA フィルターにてろ過し，また外気に対して室内の空気圧を陽圧に保つことで，免疫の低下した同種移植患者をさまざまな病原体からの感染を防ぐ環境である．移植後早期や，移

植後の高度な免疫抑制が必要な患者は無菌室への収容が必要である．また医療者は標準予防策，感染経路別予防策を習熟し，患者，また面会者などに対して，適切な指導を行う必要がある．インフルエンザなど，各種ウイルス感染症罹患中，あるいは感染性の疾患に細菌曝露した可能性のある人は，入室してはならない．

移植が予定された患者に対しては，入院早期（または外来受診時）から感染予防に関しての指導を始める．手指衛生方法，口腔ケア，皮膚，会陰，肛門部のケアについて正しい情報を示し患者教育を行う．

提供する食事に関しても，食品を介した感染症予防に留意し，加熱時間，温度管理に留意する．家族からの差し入れに関してもウイルス，細菌，真菌など感染のリスクの高いものは避ける必要がある．詳細は造血細胞移植学会ガイドラインに明示されている[6]．

（6）中心静脈の確保

移植後は，前処置による粘膜障害，感染症予防，合併症に対する投薬のルートとして，中心静脈の確保が必要である．ヒックマンカテーテルなどの皮下トンネルを作成し，長期に使用可能である方法を準備する場合もあるが，近年エコーガイド下の中心静脈カテーテル挿入が比較的に容易に行われることになり，通常の中心静脈カテーテルを用いる施設も少なくない．ルート確保により，持続的な免疫抑制薬投与，抗菌薬，抗真菌薬，抗ウイルス薬投与，輸血製剤の投与，粘膜障害発症時のモルヒネ製剤，胃薬などの投与，また経口摂取が不可能になった場合の高カロリー輸液の点滴静注などさまざまな投薬の重要なルートとなる．しかし，同時に高度の感染症を起こす引き金にもなる．カテーテル感染症を予防するために，挿入部位の処置，サーベイランス，異常が生じた際の対応などに習熟する必要がある．

3. 移植前処置

　移植 7～10 日前から行われる化学療法，放射線治療などを，移植前処置とよんでいる．移植前処置は，①患者の免疫を抑制し，移植片（ドナーの幹細胞）を拒絶しないようにすること，②患者体内の造血器腫瘍の残存を減らす，③移植片が骨髄内に生着するように患者の造血を廃絶させることを目的として，大量化学療法，全身放射線照射などが行われてきた．しかし，近年，ドナー由来細胞の抗腫瘍効果の存在も知られ，前処置の強度を減弱したさまざまな方法が開発された．移植前処置は，患者の年齢，状態，原疾患の状態，ドナーの幹細胞の種類など，さまざまな要素を考慮して選択される．全国の各施設でさまざまな前処置プロトコールが用いられており，その中の代表的なものを示す 表12 ．

1. 全身放射線照射 (TBI)

　TBI は，MAC の場合は 12Gy を 4～6 分割照射が行われる．放射

表12　同種造血幹細胞移植の前処置

前処置の強度	骨髄破壊的前処置 MAC	強度減弱前処置 RIC	骨髄非破壊的前処置 NMC
	骨髄を破壊して不可逆的な汎血球減少をきたす．幹細胞の救援なしに造血が回復しない強度の前処置．	MAC, NMA に分類されない強度の前処置．	免疫抑制効果によりリンパ球減少を伴う．骨髄を破壊せず，幹細胞の救援なしに造血が回復する．
代表的な前処置のプロトコール	CY (120mg/kg) +TBI (12Gy) CA (8g/m^2)+CY (120mg/kg) +TBI (12Gy4～6分割) BU (12.8mg/kg) +CY (120mg/kg) FLU (125mg/m^2) +ivBU (12.8mg/kg) MEL (140mg/m^2) +BU (12.8mg/kg)	FLU (125mg/m^2) +MEL (100～140 mg/m^2) FLU (125mg/m^2) +BU (6.4mg/m^2) FLU (125mg/m^2) +CY (120mg/kg) FLU (120mg/m^2) +CY (100mg/kg) +ATG (2.5mg/kg)	TBI (2Gy) FLU (125mg/m^2) +TBI (2Gy)

CY: シクロホスファミド，TBI: 全身放射線照射，CA: シタラビン，BU: ブスルファン，FLU: フルダラビン，MEL: メルファラン，ATG: 抗ヒト胸腺グロブリン

線による肺障害を予防するために，鉛などの遮蔽により肺の放射線量を少なくする．照射した数時間後から嘔気，嘔吐，頭痛，唾液腺の痛み，唾液の減少が生じ，その後，口腔，消化管粘膜障害による腹痛，下痢などが生じる可能性がある．治療前に 5-HT$_3$ 受容体拮抗制吐薬を投与する必要がある．

2. シクロホスファミド（CY）大量投与

CY の代謝物は尿から排泄されるが，膀胱に停留することにより出血性膀胱炎を生じるリスクがある．そのため，投与 4 時間前から投与後 24 時間までは，大量の補液を行い，十分な尿量を確保するとともに，そのため中和剤であるメスナを投与する必要がある．うっ血性心不全，電解質異常が生じるリスクがあり十分に注意する．

3. シタラビン（CA）大量投与

CA は中枢にも移行する抗がん剤であり，難治性の白血病などの前処置に用いられる．副作用としては嘔気，嘔吐の他に，発熱，皮疹，筋肉痛などが生じるためステロイド剤を併用する．また投薬後の手掌，足底の落屑などもしばしば生じる．CA は涙液に移行し，羞明，角結膜炎などを生じるため，予防的にステロイドの点眼剤の使用が有効である．

4. ブスルファン（BU）大量投与

BU は古くから用いられてきた移植前の治療である．中枢に移行しやすい薬剤であり，急性骨髄性白血病（AML）のプロトコールに組み込まれることがある．従来は内服製剤が中心であったが，嘔吐などにより血中濃度が患者ごとに一定せず，痙攣などの毒性が生じる懸念が大きかった．そのため現在は，安定的に投与できる静注投与が用いられている．中枢に移行する反面，有害事象の痙攣に対しては予防的にバルプロ酸内服投与が行われている．

5. メルファラン（MEL）大量投与

MEL は不安定であり，専用溶解液に調製後，速やかに静脈内に投与する必要がある．そのため事前に投与時間などを薬剤部と調整する必要がある．MEL の副作用として高度の口内炎が知られている．その予防法として，氷または氷水を口腔内に含んだり，うがいをする方法（クライオセラピー）が口内炎予防に有用とされている[7]．

6. 抗ヒト胸腺細胞ウサギグロブリン（ATG）

ATG は，T 細胞を攻撃し強力な免疫抑制作用を示す．移植前処置以外に重篤な GVHD 合併時にも用いられる．投与量はいまだ定まっていないが，さまざまなプロトコールが示されている．異種由来の抗体製剤であり，アレルギー，アナフィラキシーショックなどのリスクがあり，前投薬として，抗ヒスタミン剤，アセトアミノフェン，ステロイド剤を併用する必要がある．また患者にはモニターを装着しバイタルサインを厳重に観察する必要がある．

4. 移植細胞

1. 骨髄採取

同種骨髄移植は，患者への移植当日，ドナーに全身麻酔を行い，後腸骨稜から骨髄液を採取する．目標の採取有核細胞数は患者体重あたり，3×10^8/kg である．骨髄移植ドナーは，通常手術前日に入院，手術 2 日後などに退院をする．麻酔に関連したドナーのさまざまな有害事象に関して詳細は日本骨髄バンクのホームページに報告されている．非血縁者間移植の場合は骨髄液を採取病院から移植病院に速やかに輸送し，必要な処理を行う．ドナーと患者の血液型が異なる場合は，血球除去，血漿除去などが必要である．血液型が一致している場合は，クロスマッチを行い，通常の輸血と同様に点滴静注する．

Chapter 5 白血病治療に必要な知識

2. 末梢血幹細胞，臍帯血採取

　末梢血幹細胞採取に際しては，ドナーに G-CSF を 4~5 日間投与し，末梢血中に造血幹細胞を動員したのち，血液成分分離装置を用いて，幹細胞が含まれる分画の血球の採取を行う．ドナーは両側前肘部または前腕部の静脈に採血用と返血用のラインを確保し，3~4 時間程度の体外循環を行う．施設によって入院期間は異なるが，採取日には入院し，バイタルサインの異常や血小板減少などの有害事象に関し観察する．CD34 陽性数として，目標は患者体重あたり 2×10^6/kg を目指して採取する．1 日で採取できない場合は，2 日目にも同様の採取を行う．G-CSF のみで末梢血への造血幹細胞の動員が行えない事例もあり，近年骨髄から末梢血へ造血幹細胞を遊離させる作用のある Prelixafor[8] の併用が米国食品医薬品局（FDA）から承認されている．今後本邦においても用いられる可能性がある．

　一方，臍帯血は，出産時の臍帯から胎盤の血液を採取し，臍帯血バンクに送られ冷凍保管される．ドナーの負担がない点が長所である 表10 ．臍帯血バンクから特殊な保冷容器を用いて移植施設まで輸送し，移植施設において移植日まで冷凍保管される．

5. 移植後の早期合併症

1. 早期の感染症

　好中球が高度な減少を生じる期間に移植前処置による粘膜障害などの有害事象が重なる 図20 ．そのため多くの患者では，急性期にさまざまな細菌感染症を生じるリスクがある．発熱時は直ちに血液培養を行い，感染のフォーカスを検討するとともに適切な抗菌薬を投与する必要がある．真菌感染についても，ガイドラインに従い予防的な抗真菌薬を必要な患者にはあらかじめ投与する[2,5]．

　感染症により生着日が遅れることが多く，確実にコントロールする必要がある．

　発症後の速やかな対応が移植の成績を左右する．

JCOPY 498-22508

117

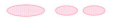

図20 同種造血幹細胞移植後の合併症

2. 粘膜障害，疼痛コントロール

前処置に MAC を用いた場合には，口内炎，下痢などの消化器症状が出現する．対症療法を行うが，痛みが高度の場合は，モルヒネ製剤を用い十分な鎮痛をはかる．同時に，口内炎，肛門などは感染源となりうるため，刺激を避けながらも清潔に保つ努力が必要である[2, 5]．

3. 肝静脈閉塞症（veno-occlusive disease: VOD）または類洞閉塞症候群（sinusoidal obstruction syndrome: SOS）

前処置の肝毒性として，VOD または SOS とよばれる特殊な病態が生じる．大量 BU，TBI，移植前の肝障害などがリスク要因として知られ，移植後3週間以内の発症が多い．肝静脈，類洞に血栓性の閉塞が生じる．黄疸，右上腹部の痛みと肝腫大，腹水などの体液貯留による体重増加，血小板輸血不応を生じる．通常は保存的に体液管理，輸血を行うことで軽快するが，10〜30％の重症化症例では多臓器不全に進行し致命的になりうる[9, 10]．

6. 生着不全

　移植後 28 日までに，連続 3 回好中球が $500/\mu L$ 以上に造血が回復しない場合は，一次生着不全という．また生着したものの，その後の治療経過で再び造血不全に陥った場合二次生着不全という．臍帯血移植の場合は生着日の中央値は 22 日と他の幹細胞源に比べて遷延することに留意が必要である[11]．造血に関して患者由来が優位か，ドナー由来が優位かをキメリズム解析（患者とドナーの染色体，遺伝子の違いにより双方を見分ける方法）により検討する．患者あるいはドナーのどちらの造血が優位であっても，いずれも難しい治療となるが，患者キメリズムが優位の場合は，患者の免疫が残存し，拒絶をしている状態であり，再度の移植前処置および再移植を検討する．ドナーキメリズムが優位の場合は，自然に回復するのを期待して経過観察する場合や，再度の同じドナーからの幹細胞移植を行う場合などさまざまであるが，難しい病態である．

7. 急性 GVHD

　急性 GVHD は移植後 100 日以内に発症することが多いが，一部は遅発性の場合もある．症状は皮疹，黄疸，下痢を特徴とする 表13[12]．grade III～IV などの重篤な急性 GVHD 合併は致死的となりうるため十分な予防，適切な観察と早期の適切な治療などが求められる．

1. 急性 GVHD の予防

　GVHD 予防としてはカルシニューリンインヒビターであるシクロスポリン（CSP）あるいはタクロリムス（TAC），少量メトトレキサート（MTX）の 2 剤併用療法が一般的である．CSP は 24 時間持続投与，2 分割投与，1 日 1 回投与などのさまざまな投与方法があり，施設により用いられるプロトコールが異なる．血中濃度を測定し，腎機能障害や脳症などの合併症を防ぐ必要がある．TAC は本邦で

表13 急性 GVHD

臓器障害の stage

stage[1]	皮膚[2]	肝（血清総ビリルビン）	腸（下痢）[3]
1	皮疹 ＜ 25%	2.0〜3.0mg/dL	成人 500〜1000mL/ 日 小児 250〜555mL/m^2/ 日 （10〜19.9mL/kg/ 日） または持続する嘔気[4]
2	皮疹 25〜50%	3.1〜6.0mg/dL	成人 1001〜1500mL/ 日 小児 556〜833mL/m^2/ 日 （20〜30mL/kg/ 日）
3	皮疹 ＞ 50%	6.1〜15.0mg/dL	成人 ＞ 1500mL/ 日 小児 ＞ 833mL/m^2/ 日 （＞ 30mL/kg/ 日）
4	全身性紅皮症， 水疱形成	＞ 15.0mg/dL	stage 3 に加え，高度の腹痛，下血， （±腸閉塞）[5]

1) 他の原因が考えられる場合は stage を 1 ずつ落とすなど，主治医が判断してよい.
2) 皮疹の面積はやけどにおける法則．成人では「9 の法則」，乳幼児では「5 の法則」
   を用いる.
3) 3 日間の平均の下痢の量．小児は mL/m^2 を用いる.
4) 胃と十二指腸の病変は組織学的に診断.
5) 腸閉塞の有無は問わない.

急性 GVHD の grade

	皮膚 stage		肝 stage		腸 stage
I	1〜2		0		0
II	3	または	1	または	1
III	0〜3	または	2〜3	または	2〜4
IV	4	または	4	または	0〜4

注意点: 急性 GVHD が原因で PS が極端に低下した場合（Performance status 4,
Karnofsky score＜30%）は Stage 4.
（Przepiorka D, et al. Bone Marrow Transplant. 1995; 15: 825-8[12] より一部改変）

の臨床試験では CSP に比べ，急性 GVHD 合併の頻度が抑制されることが示された[13]．しかし，生存率に差がみられないとのことから，現在施設ごとの基準が異なる. 24 時間持続投与を行う薬剤で，腎毒性，脳症などを予防するため，血中濃度の測定をより一層慎重に行う必要がある. CSP，TAC は経過が良好で，食事の経口摂取が行える場合は経口摂取に切り替えて継続投与する. GVHD の合併がない場合 MTX は移植後 day1, 3, 6, 11 に少量投与するプロトコールが広く用いられている.

Chapter 5　白血病治療に必要な知識

2. 急性 GVHD の診断

　　急性 GVHD は皮膚，腸管，肝臓に生じる．他の疾患との鑑別のために生検を行う場合もあるが，診断を待たず早期治療が行う必要がある．鑑別すべき病態としては，移植前処置による障害，VODまたは SOS，薬剤による毒性，感染症などである．

3. 急性 GVHD の治療

　　一次治療は，原則として grade II 以上の重症な場合に行われる[14]（grade I でも状況により治療を必要とする場合もあり，逆にgrade II でも経過観察のみとする場合もある）．初回治療としては，ステロイド剤であるメチルプレドニゾロン（mPSL）またはプレドニゾロン（PSL）が予防薬に併用して用いられる．重症な皮膚病変に対しては，熱傷と同様の処置が必要となる．一次治療への反応がみられない場合は，二次治療を検討するが，ステロイド抵抗性の急性 GVHD の予後は不良である．また二次治療の多くが本邦では保険適用外である点が難しい．二次治療として定まったものはないが，ステロイドの中等度～大量への増量投与，ATG，CSP 使用例ではTAC への増量などが行われている．欧米では ATG，ミコフェノール酸モフェチル（MMF），抗 TNF 製剤，体外循環光療法（ECP）などが用いられている．

8. 移植後中期晩期の感染症

1. サイトメガロウイルス（CMV）感染症

　　幼少期に CMV 不顕性感染を生じ，多くの成人の体内に CMV が存在する．通常の免疫が維持されている場合は，発病することはないが，移植後の高度の免疫抑制状態においては，ウイルスの再活性化が生じ，間質性肺炎，網膜炎，胃腸炎，肝炎などさまざまな炎症を生じ，致命的な状態を生じる[15, 16]．そのため移植前に患者，ドナー双方のウイルス抗体の存在をチェックする．患者，ドナーの両

方が陰性である場合は，CMV 陰性の輸血製剤を用いることで，CMV 感染症を発症が予防できる．いずれかまたは両方が陽性である場合は，生着後，週に一度に CMV 抗原血症検査を行い，再燃に関してのチェックが必要である．基準値以上の陽性が認められた場合は，ガンシクロビルによる早期治療を開始し，CMV による感染症の発病を防ぐ．外来治療中には，経口剤のバルガンシクロビルが用いられる場合もある．これらの抗ウイルス薬は，長期投与で骨髄抑制を生じるため，血算のチェックを行い対応が必要である．

2. 単純ヘルペス，水痘・帯状疱疹

移植急性期にはアシクロビル予防投与により発症する可能性は低いが，中止後に単純ヘルペス，帯状疱疹を発病する可能性が高い．特に注意するべき病態は全身播種性病変や内臓病変であり，患者が腹痛を訴えた場合には想定しなければいけない[17]．直ちにアシクロビルによる治療を開始しない場合，高度な臓器障害を呈し数日の経過で致命的になる場合もある．

3. アデノウイルス膀胱炎

アデノウイルス膀胱炎は移植後ステロイドを投与した場合など，高度な免疫不全状態において発症する．膀胱炎のみならず，尿道炎，腎炎などの合併により肉眼的血尿とともに排尿時痛，頻尿，背部痛などが生じ，患者にとってつらい合併症である．シドフォビル[18]などアデノウイルスに有効とされる抗ウイルス薬は日本では承認されていない．痛みに対する対症療法とともに，十分な補液による尿量の確保，凝血塊の予防，膀胱灌流などを検討する．

4. EB ウイルス

EB ウイルスは，伝染性単核球症の原因として知られる．移植後の免疫不全により EB ウイルス感染 B 細胞が増殖し，悪性リンパ腫の病態へ移行することがある．発熱，リンパ節腫脹の他に，肝，腎，腸，肺，中枢神経などさまざまな臓器障害を生じ難治性な病態

Chapter 5 白血病治療に必要な知識

である[19]．治療としては，ドナーリンパ球輸注（DLI）による免疫再構築を行うこと，リツキシマブ，リンパ腫に対する化学療法，放射線治療などが行われる．

5. その他のウイルス，ニューモシスチス肺炎

突発性発疹の原因となるヒトヘルペスウイルス 6（HHV-6）は移植後患者において再活性化し HHV-6 脳炎を発症することが知られる．ガンシクロビルまたはホスカビルによる治療が必要である．また B 型肝炎の再活性化により劇症肝炎を生じる場合もあり，B 型肝炎の既感染患者においてはウイルス DNA のモニタリングにより，エンテカビル投与などが必要である[4]．

また，免疫不全患者に生じやすいニューモシスチス肺炎に対しても，ST 合剤によって予防する必要がある．

9. 移植関連血栓性微小血管症（TMA）

移植前処置，GVHD，感染症，免疫抑制薬などによる微小血管の血管内皮細胞障害が生じることで，血栓性微小血管症（TMA）による溶血性貧血，血小板減少，腎機能障害，中枢神経障害などが生じることが知られる[20]．免疫抑制薬 CSP あるいは TAC による TMA の場合は，減量，徐々にステロイドへの変更を行うことにより改善する場合がある．特異的な治療方法はなく適宜輸血などの支持療法を行い，原因となっている病態の治療を行い改善を待つ．

10. 慢性 GVHD

慢性 GVHD は同種移植後 100 日以降に発症することが多いが，急性 GVHD に引き続き生じる場合や，100 日よりも早く発症する場合もある．発症の危険因子としては，年齢，非血縁者間移植，HLA 不適合，女性から男性への移植，末梢血幹細胞移植などが知られている．症状としては，皮膚硬化，口内炎，ドライアイ，嚥下

困難，食欲低下，肝機能障害，呼吸困難，関節炎，筋膜炎，性器症状などさまざまな病変が生じる（表14）[21]．軽症で限局した症状のみの場合は，ステロイドやタクロリムスの外用薬のみでよいが，広範

表14 慢性 GVHD による症状

臓器	診断的兆候	特有の兆候	その他の特徴	一般的症状
皮膚	毛細血管拡張を伴う皮膚萎縮 扁平苔癬様皮疹 限局性皮膚硬化	色素脱失	発汗障害 魚鱗癬 毛包角化症 色素沈着，脱失	紅斑 斑状丘疹 搔爬疹
爪		爪形成異常，萎縮，変形，爪剥離，爪喪失，翼状片		
頭皮，毛髪		瘢痕・非瘢痕性脱毛，魚鱗，丘疹様角化病変	頭髪の減少，白髪	
口腔		口腔乾燥症，粘膜萎縮，粘液囊胞，偽膜・潰瘍形成		歯肉炎，口内炎，発赤，疼痛
目		眼球乾燥症，乾燥性角結膜炎	羞明，眼球周囲の色素沈着	
生殖器	扁平苔癬様変化，腟瘢痕形成，狭窄			
消化器	食道ウェブ，上－中部食道狭窄		膵外分泌能低下	食欲不振，嘔気，嘔吐，下痢体重減少
肝				胆道系酵素上昇，肝逸脱酵素上昇
肺	閉塞性気管支炎（組織診断）	閉塞性気管支炎（臨床診断）		BOOP/COP
筋，筋膜，関節	筋膜炎，関節拘縮	禁煙，多発筋炎	浮腫，筋痙攣，関節痛，関節炎	
造血器，免疫			血小板減少，好酸球増多，低・高免疫グロブリン血症，自己抗体陽性化	
その他			心囊水，胸水，腹水，末梢神経障害，ネフローゼ，重症筋無力症，心伝導障害，心筋症	

(Filipovich Y, et al. Biol Blood Marrow Transplant. 2005; 11: 945-56[21])

Chapter 5 白血病治療に必要な知識

囲，多臓器に病変が及ぶ重症型では全身的なステロイドなどの免疫抑制療法が必要となる．

急性 GVHD とは異なり，すぐに致命的になることは少ない．しかしステロイドの長期投与が必要なケースが多く，感染症や骨粗しょう症，骨折などを合併することや，ドライアイによる目の痛みや角膜炎による視力低下，口腔粘膜障害による味覚障害などで，食事摂取ができなくなり，るい痩が進行する，あるいは筋膜炎，皮膚硬化などで日常の活動が制限されるなど，患者の QOL を大きく損なう合併症である．

11. 移植後のフォローアップ

移植後フォローアップは，重要である．時間の経過とともに原病の再発のリスクは低くなるものの，晩期再発の可能性もあり，慢性GVHD などが移植後 1 年以上を経過して生じる場合もある．また移植前処置，移植以前に行われた化学療法，放射線治療，ステロイドなどさまざまな影響から，角結膜炎，白内障，甲状腺機能低下，骨粗しょう症，二次がんが生じるリスクが高くなる．近年，移植件数の多い施設を中心に，移植後フォローアップ外来が設けられている．この外来では移植後患者に対し GVHD など合併症のケア，日常生活での注意事項，感染予防に関する指導を行うとともに，心理的ケアや復職復学の支援などを提供する．医師のみではなく，看護師，薬剤師，移植コーディネーター，臨床心理士，医療事務など多職種スタッフが協力，連携しながら行う．日本造血細胞移植学会では，これらの医療に携わるスタッフの教育，資格試験などのシステムを構築している．

長期間のステロイド投与などから，動脈硬化，心筋梗塞などの合併症のリスクが高い場合もある．そのため，高血圧，糖尿病，脂質代謝異常などの生活習慣病に関しては，胸部 X 線，心電図とともに定期的なチェックを受ける必要がある．また二次がんのリスクもあり，大腸がんスクリーニング，乳がん，子宮がん検診なども適切

に行う必要がある.

1. ホルモン補充療法

　女性患者で移植後に卵巣機能低下がみられる患者には，更年期障害，骨粗しょう症予防のため，婦人科に相談し，ホルモン補充療法を検討する必要がある.

2. ウイルスワクチン接種

　同種移植後の患者は，免疫を一度リセットされており，過去に受けたワクチン接種を再度必要とする場合が多い．ワクチン接種については，詳細が日本造血細胞移植学会のガイドラインに示されている[5].　特に麻疹などの弱毒生ワクチンに関しては，患者に慢性GVHDがなく，免疫抑制薬投与がない場合などに抗体価を測定しながら考慮される.

　またインフルエンザなどの不活化ワクチンに関しては，移植後半年以上を経過した患者に対して検討するが，慢性GVHDに対して免疫抑制薬が投与されている場合に，十分な効果が得られない可能性もある．家族などの接種による感染予防も考慮されるべきである.

【参考文献】
1) 日本造血細胞移植学会データセンター. 日本造血細胞移植学会平成27年度全国調査報告書. 2016.
2) 神田善伸. みんなに役立つ造血幹細胞移植の基礎と臨床. 大阪: 医薬ジャーナル社；2016.
3) Aversa F, Terenzi A, Tabilio A, et al. Full haplotype-mismatched hematopoietic stem-cell transplantation: a phase II study in patients with acute leukemia at high risk of relapse. J Clin Oncol. 2005; 23: 3447-54.
4) 日本造血細胞移植学会ガイドライン委員会. 造血幹細胞移植学会ガイドライン第2巻. 大阪: 医薬ジャーナル社；2015.
5) 神田善伸. 造血幹細胞移植診療実践マニュアル - データと経験を凝集した医療スタッフのための道標. 東京: 南江堂；2015.
6) 日本造血細胞移植学会ガイドライン委員会. 造血幹細胞移植学会ガイドライン第1巻. 大阪: 医薬ジャーナル社；2014.
7) Mori T, Aisa Y, Yamane A, et al. Cryotherapy for the prevention of high-dose melphalan-induced oral mucositis. Bone Marrow Trans-

Chapter 5　白血病治療に必要な知識

plant. 2006; 38: 637-8.

8) Liles WC, Broxmeyer HE, Rodger E, et al. Mobilization of hemato-poietic progenitor cells in healthy volunteeres by AMD3100, aCX-CR4 antagonist. Blood. 2003; 102: 2728-30.

9) McDonald GB, Hinds MS, Fisher LD, et al. Veno-occlusive disease of the liver and multiorgan failure after bone marrow transplanta-tion.: a cohort study of 355 patients. Ann Intern Med. 1993; 118: 255-67.

10) Jones RI, Lee KS, Beschorner WE, et al. Venoocclusive disease of the liver following bone marrow transplantation. Transplantation. 1987; 44: 778-83.

11) Takahashi S, Iseski T, Ooi J, et al. Single-institute comparative analysis of unrelated bone marrow transplantation and cord blood transplantation for adult patients with hematologic malig-nancies. Blood. 2004; 104: 3813-20

12) Przepiorka D, Weisdorf D, Martin P, et al. 1994 Consensus confer-ence on acute　GVHD. Bone Marrow Transplant. 1995; 15: 825-8.

13) Hiraoka A, Ohashi Y, Okamoto S, et al. Phase III study comparing tacrolimus (FK506) with cyclosprone for prophylaxis of acute graft-versus host disease. Bone Marrow Transplant. 2001; 28: 181-5.

14) Weisdorf D, Haake R, Blazar B, et al. Treatment of moderate/se-vere acute graft-versus-host disease after allogeneic bone marrow transplantation: clinical significance and response to immune sup-pressive therapy. Blood. 1990; 75: 1024-30.

15) Ljungman P, Grififiths P, Paya C. Definitions of cytomegalovirus in-fection and disease in transplant recipients. Clin Infect Dis. 2002; 34: 1094-8.

16) Asano-Mori Y, Kanda Y, Oshima K, et al. Clinical feature of late cytomegalovirus infection after hematopoietic stem cell transplan-tation. Int J Hematol. 2008; 87: 310-8.

17) David DS, Tegtmeier BR, O'Donnell MR, et al. Visceral varicel-la-zoster after bone marrow transplantation: report of a case se-ries and review of literature. Am J Gastroenterol. 1998; 93: 810-3.

18) Ljungman P, Ribaud P, Fyrich M, et al. Cidofovir for adenovirus in-fections after allogeneic hematopoietic stem cell transplantation: a survey by the Infectious Diseases Working Party of the Euro-pean Group for blood and marrow transplanation. Bone Marrow Transplant. 2003; 34: 909-14.

19) Heslop HE. How I treat EBV lymphoproliferation. Blood. 2009; 114: 4002-8.

20) Ho VT, Cutler C, Carter S, et al. Blood and marrow transplant clin-ical trials network toxicity committee consensus summary: throm-botic microangiopathy after hematopoietic stem cell transplanta-tion. Biol Blood Marrow Transplant. 2005; 11: 571-5.

21) Filipovich Y, Weisdorf D, Pavletic S, et al. National Institute of

Health consensus development project on criteria for clinical trials in chronic graft-versus-host disease. Biol Blood Marrow Transplant. 2005; 11: 945-56.

〈渡部玲子　木崎昌弘〉

5. 白血病治療に必要な支持療法

1. はじめに

　抗がん剤の副作用は，血液毒性と非血液毒性の2種類に分類される．各事象の好発時期は，抗がん剤投与後の一連の流れの中でおおよそ定まっている 図21．同じレジメンを繰り返す悪性リンパ腫や固形がんの化学療法では，前コースの経験を次コースでの副作用回避に応用できる．しかし，急性白血病に対する化学療法では，寛解導入療法とその後の地固め療法（強化療法）で使用される薬剤の種類や組み合わせが異なっているため，コースごとに慎重な対応が求められる．

　化学療法の強度は一般に血液毒性で評価されるが，急性白血病に対する化学療法は，がん治療の中では最も強力な薬物療法であるため，副作用・合併症も重篤化しやすい．化学療法の治療成績を向上

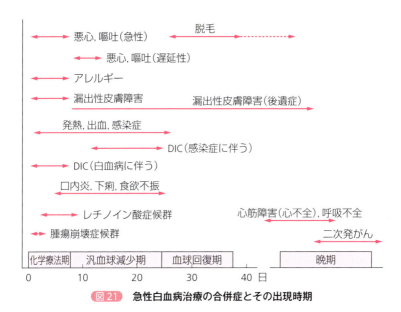

図21　急性白血病治療の合併症とその出現時期

させるためには，適切な支持療法による合併症対策が必須である．

2. 悪心・嘔吐

　生命の危険性に直結しないため軽視されがちであるが，頻度が高く，患者が最もつらいと訴える代表的な副作用である．特に高齢者より若年者，男性よりも女性が強く訴えることが多い．一方，アルコール摂取量が多い患者では，比較的コントロールしやすいとされる．

　抗がん剤による嘔吐は，通常，投与から1〜4時間後には出現し，その後6〜8時間持続し，翌日には消失する．ただし，投与6〜12時間後に出現するシクロホスファミドのように，やや遅れて出現するものもある．

　急性嘔吐発現のメカニズムには，小腸にあるクロム親和性細胞が関与している．抗がん剤によりダメージを受けたクロム親和性細胞はセロトニンあるいはサブスタンスPという神経伝達物質を放出する．これらは，それぞれ求心性迷走神経の末端上にある5-hy-droxytriptamine type 3（5-HT$_3$）受容体あるいはneurokinin-1（NK-1）受容体に結合し，そのシグナルが脳の第四脳室最後野にあるchemoreceptor trigger zone（CTZ）を介して延髄の嘔吐中枢に伝わり「嘔吐」が発現する．そこで，5-HT$_3$受容体拮抗薬やNK-1受容体拮抗薬が，急性嘔吐の予防薬として用いられている．しかし，なかには遅発性嘔吐や予測性嘔吐とよばれる予防が難しいものもある．

　抗がん剤の催吐性リスクは4段階に分類されている．急性白血病の治療に用いられる代表的な抗がん剤のリスク分類を 表15 に示した．急性嘔吐を予防するための制吐薬投与法は一律ではなく，このリスク分類に沿って適切な投与方法を選択する 表16 ．急性白血病治療では一般に多剤併用療法が行われるので，催吐性リスクが最も高い薬剤に合わせた制吐療法を選択する．

　5-HT$_3$受容体拮抗薬は，注射液では直前，経口薬では1〜2時間

◆ Chapter 5　白血病治療に必要な知識

表 15　急性白血病治療に使用される抗がん剤の催吐リスク分類

リスク分類 （催吐頻度）	高度 （＞ 90%）	中等度 （30～90%）	軽度 （10～30%）	最小度 （＜ 10%）
注射 抗がん剤		arsenic trioxide cyclophosphamide 　（＜1,500mg/m^2） cytarabine 　（＞200mg/m^2） daunorubicin pirarubicin idarubicin methotrexate 　（≧ 250mg/m^2）	etoposide cytarabine 　（100～200mg/m^2） mitoxantrone methotrexate 　（50～250mg/m^2）	L-asparaginase gemtuzumab 　ozogamicin cytarabine 　（＜100mg/m^2） nelarabine vincristine
経口 抗がん剤		imaitinib 　（600mg/ 日）		dasatinib 　（140～180mg/ 日）
レジメン	daunoruicin＋ 　cytarabine idarubicin＋ 　cytarabine		CAG 療法（cytara- bine＋acracinone ＋G-CSF）	

表 16　制吐薬の標準的な投与スケジュール

リスク	制吐剤	急性嘔吐予防	遅発性嘔吐予防
高度	aprepitant 5-HT$_3$ 受容体拮抗薬 dexamethasone（注射） dexamethasone（経口）	day 1（125mg） day 1 day 1（9.9mg） ―	day 2, 3（80mg） ― ― day 2, 3, 4,（5）（8mg）
中等度	5-HT$_3$ 受容体拮抗薬 dexamethasone（注射） dexamethasone（経口）	day 1 day 1（9.9mg） ―	― ― day 2, 3,（4）（8mg）
軽度	dexamethasone（注射）	day 1（6.6mg）	―
最小度	予防投与なし	―	―

＊遅発性嘔吐予防に dexamethasone を投与できない場合は，5-HT$_3$ 受容体拮抗薬を
　2 ～ 4 日間追加してもよい.

　前に投与することが望ましい．ただし，両者に効果の差はなく，80
～90％の患者に有効とされる．なお，患者の求めに応じて，しば
しばメトクロプラミドが併用されるが，沈静・不穏などの中枢神経
症状やアカラシア・筋の緊張異常などの錐体外路症状の出現に注意
する．
　日本癌治療学会から「制吐薬適正使用ガイドライン（2015 年 10
月【第 2 版））」が公開されているので，参考にされたい．

3. 腫瘍崩壊症候群

　抗がん剤投与後早期に，腫瘍の急速な崩壊により細胞内のカリウム（K），リン（P），核酸が大量に血液中に流出し，高 K 血症，高 P 血症〔それに伴って低カルシウム（Ca）血症〕および高尿酸血症をきたし，致死性不整脈や急性腎不全などを引き起こすことがある．この病態は腫瘍崩壊症候群（tumor lysis syndrome：TLS）とよばれ[1]，急性白血病治療では腫瘍量が多い寛解導入療法時に合併するリスクが高く，治療が奏効したときにこそ認める合併症である．白血病細胞は増殖能が高いため，腫瘍の自然崩壊によって治療前から既に合併していることもある．

　TLS の多くは化学療法開始後 12～72 時間以内に発症する．表17 に示したように，TLS では高 K 血症，高 P 血症，低 Ca 血症および高尿酸血症に起因する神経筋症状，不整脈，腎不全など多彩

表17 腫瘍崩壊症候群（TLS）の症状と治療

	高 K 血症	高 P 血症	低 Ca 血症	高尿酸血症
定義	K＞5.0mEq/L	P＞5.0mg/dL	補正 Ca ＜ 8.5mg/dL	尿酸 ＞7.0mg/dL
危険域	K＞6.0mEq/L	P＞8.0mg/dL	補正 Ca ＜ 7.0mg/dL	尿酸 ＞7.0mg/dL
（化学療法開始後の）出現時間	6～72 時間	24～48 時間	高 P 血症に続発	48～72 時間
主な症状	神経筋症状（筋力低下・知覚異常）消化器症状（嘔気・嘔吐・下痢）致死性不整脈	乏尿低 Ca 血症（リン酸カルシウムを形成）	テタニー痙攣	消化器症状（悪心・嘔吐・下痢）腎不全症状（浮腫・乏尿）
心電図	T 波先鋭化・QT 間隔の短縮・QRS 幅の増大・心室性不整脈		T 波減高QT 延長伝導障害	
治療	イオン交換樹脂グルコース - インスリン(GI)療法グルコン酸カルシウム	水酸化アルミニウム	通常，Ca の補充はしない（テタニーなど出現時のみ使用）	
透析の適応	K≧6～7mEq/L	P ≧ 10mg/dL		尿酸 ≧10mg/dL

な症状を認める.

TLS は検査値異常のみから診断される laboratory TLS（LTLS）と, これに臨床症状が加わった clinical TLS（CTLS）に分類される. Cairo-Bishop による診断基準を 表18 に示す[2].

治療開始前に TLS の発症リスクを評価し, 発症を予防することが重要である. 表19 にあげた TLS 発症のリスクファクターは, 白血病患者の多くに当てはまる. 急性白血病治療時の TLS 発症リスクは 3 段階に分類され 表20, それぞれのリスクに応じた予防法として, 低リスク群には補液＋利尿をベースとし, 中間リスク群には尿酸生成阻害薬（アロプリノール）の経口投与, 高リスク群には遺伝子組換え型尿酸分解酵素阻害薬（ラスブリカーゼ）の点滴投与が推奨されている. 具体的には, 腫瘍細胞の崩壊により大量に発生した K, 尿酸, P を体外に排出し, さらに尿酸結晶やリン酸カルシ

表18 腫瘍崩壊症候群（TLS）の分類と診断基準

laboratory TLS（LTLS）：治療前 3 日から治療後 7 日に以下の 2 項目以上を満たす.

検査項目	測定値　または　基準値からの変化	
尿酸	≧ 8mg/dL	
K	≧ 6mEq/L	25％以上の上昇
P	≧ 4.5mg/dL（成人） ≧ 6.5mg/dL（小児）	
Ca	≦ 7mg/dL	25％以上の減少

clinical TLS（CTLS）：LTLS＋以下のいずれかを満たす.

①血清 Cr 上昇（基準値の 1.5 倍以上）
②不整脈, 突然死
③痙攣

表19 腫瘍崩壊症候群（TLS）の発症リスク

項目	リスクファクター
腫瘍のタイプ	増殖速度の速い腫瘍
腫瘍量	巨大腫瘍（径＞ 10cm） 高 LDH 血症（LDH ＞正常上限値× 2） 白血球増多（WBC ＞ 25,000/μL）
腎機能	治療前から存在する腎不全 脱水状態（乏尿）
治療	即効性のある治療

表20 急性白血病における TLS のリスク分類

	高リスク	中リスク	低リスク
AML	WBC ≧ 50,000	10,000 ≦ WBC < 50,000	WBC ≦ 10,000
ALL	WBC ≧ 100,000	50,000 ≦ WBC < 100,000	WBC ≦ 50,000
予防法	ラスブリカーゼの点滴投与	アロプリノールの経口投与	補液＋利尿

AML: acute myeloid leukemia, ALL: acute lymphoblastic leukemia

ウム塩の尿細管への沈着を予防するために，化学療法開始 24～48
時間前から 2～3L/m^2/ 日程度の補液を行う．また，80～100mL/ 時
程度の尿量確保に努め，必要に応じてフロセミドなどの利尿薬を投
与する．かつては尿酸の排出促進をねらって炭酸水素ナトリウムが
投与されていたが，その効果は懐疑的で，現在はむしろリン酸カル
シウムの析出が問題となっている．ラスブリカーゼは化学療法前に
投与する．治療後，腫瘍崩壊が始まってから投与した場合の有効性
は示されていない．

　このような予防策を取っても TLS を発症した場合，高 K 血症，
高 P 血症，低 Ca 血症および高尿酸血症に対する治療が必要となる
表17．高 K 血症に対してはグルコース–インスリン療法を行う．
効果発現までの時間は 30 分である．イオン交換樹脂は腸管からの
K の排泄を促すが，効果発現までに数時間を要し即効性がない．一
方，致死性不整脈出現時など一刻を争うときは，グルコン酸 Ca の
静脈注射を用いるが，効果持続時間は短い．低 Ca 血症があっても
通常はカルシウム製剤の投与を行わず，テタニー症状などが伴って
いる場合のみ，グルコンサン Ca が投与される．なお，重症例はい
ずれも透析の対象となる．

4. 発熱性好中球減少症

　発熱性好中球減少症（febrile neutropenia: FN）は「好中球数が
500/μL 未満，または 1,000/μL 未満で 48 時間以内に 500/μL 未満
に減少すると予測される状態で，かつ腋窩温 37.5℃以上（口腔内温
38℃以上）の発熱を生じた場合」と定義されている．**表21**に示す

Chapter 5 白血病治療に必要な知識

表21 急性骨髄性白血病に対する化学療法（JALSG AML-201）後の
好中球減少発現率と発熱性好中球減少症発症率

	レジメン	好中球減少 (grade 4)（%）	FN (grade 3/4)（%）
寛解導入療法	IDR＋Ara-C	100	78.2
	DNR＋Ara-C	100	77.4
地固め療法	大量 Ara-C 療法	100	66.5
	多剤併用療法 　MIT＋Ara-C, 　DNR＋Ara-C, 　ACR＋Ara-C, 　Ara-C＋ETP＋VCR＋VDS	100	66.4

ように，急性骨髄性白血病の化学療法では grade 4 の好中球減少症
は必発であり，FN の合併率も 70％を超える[3]．したがって，合併
する感染症治療の成否が白血病治療成績に大きく影響する．

　日本臨床腫瘍学会から「発熱性好中球減少症（FN）診療ガイドラ
イン」（発行日：2012 年 8 月 5 日）が公開されているので，参考に
されたい．

1. 急性白血病に合併する FN の臨床的特徴

　造血の場である骨髄に主病変がある急性白血病治療時の FN には，
下記のような臨床的特徴があり注意が必要である．

①治療前から既に FN を合併していることがある

　急性白血病の発症時は，骨髄中の芽球増加により正常好中球が極
度に減少しているため，他のがん腫に対する化学療法時とは異なり，
治療前から FN を合併していることが多い．寛解導入療法時の好中
球減少期間は一連の化学療法の中で最も長いため，生命の危険性が
きわめて高い時期といえる．

②症状・所見に乏しく，しばしば感染巣の同定が困難である

　好中球減少により感染局所に遊走する好中球も少ないため，感染
臓器の特定が困難なことが多い．逆に化学療法後の好中球数回復に
伴って，肺炎や膿瘍が顕性化することもある．

③起炎菌の分離・同定が困難である

　FN における血液培養の陽性率は 10％程度とされ，大部分の例

で起炎菌が特定されていない．しかし，FN は患者菌叢由来の内因性感染症と考えられており，なかでも腸内細菌が原因となることが多い．抗がん剤による腸粘膜障害や絶食による腸粘膜萎縮が関与していると考えられている．

④しばしば致死的である

急性白血病では「total kill cell」の理念に基づいてきわめて強力な化学療法が行われるため，好中球数はほぼ皆無となり，その期間も長くなる．そのため，病原菌が同定される前から迅速に適切な抗菌薬が投与されないと，急激に病状が悪化し，数日以内に死亡することもあるきわめて重篤な病態である．

⑤ breakthrough infection

好中球減少が続いている場合は，抗菌薬投与によりいったん解熱しても，菌交代により再感染をきたすことがある．

2. FN と診断した際に追加すべき検査

FN は好中球数と発熱所見のみで診断可能であるが，起炎菌の同定や感染巣の検索は当然必要である．FN の診断と同時に行うべき検査を 表22 にまとめた．

3. FN の治療

好中球減少時に合併する感染症の主な原因微生物は，好気性細菌と真菌である．しかし，肺や消化管あるいは皮膚などに明らかな感染巣が認められる割合は 20～30％，静脈血培養で菌血症が証明される割合も 10～25％に過ぎず，多くの場合，発熱の原因は不明である[4]．このように，感染症治療の原則は起炎菌の同定であるが，化学療法を受けている患者に合併する FN では起炎菌が同定されにくい．そこで，MAACC スコアでリスクを評価したうえで，経験的に治療薬が選択される（エンピリック療法）．急性白血病治療時のFN に対する初期治療フローチャートを 図22 に示す．抗がん剤投与を受けている急性白血病患者はすべて高リスク例と考えて対応すべきであり，グラム陰性桿菌（特に緑膿菌）を抗菌スペクトラムに

Chapter 5 白血病治療に必要な知識

表22 急性白血病治療時に合併した FN に対する主な臨床検査

培養検査	血液培養	同時に異なる部位から2セット採取 中心静脈カテーテル挿入例では，静脈血とカテーテルから採血
	喀痰・尿・便培養	下痢時は CD トキシンも測定
血液検査	プロカルシトニン	細菌・真菌感染症で高値，ウイルス感染症や腫瘍では上昇しない
	エンドトキシン	
	β-D-グルカン	真菌感染症やニューモシスチス肺炎で高値
	カンジダ抗原	胸部異常陰影を認めた時は必須
	アスペルギルス抗原	
	クリプトコッカス抗原	
画像検査	胸部 CT	胸部 X 線写真のみでは捉えられないことが多い
	腹部 CT/腹部超音波検査	肝膿瘍の除外

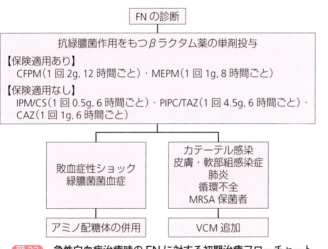

図22 急性白血病治療時の FN に対する初期治療フローチャート

含む β-ラクタム薬を単剤で経静脈的に投与する．病態に応じて，アミノ配糖体やバンコマイシンを併用する．抗菌薬投与は原則として解熱が得られ好中球数が $500/\mu L$ 以上に回復するまで継続する．高リスク患者で 4～7 日間広域抗菌薬を投与しても FN が遷延する場合，深在性真菌症の合併を念頭に抗真菌薬の経験的治療を追加する．「深在性真菌症の診断・治療ガイドライン 2014」では，急性白血病に対する寛解導入療法は抗真菌薬予防投与が推奨される高リス

ク，地固め療法は抗真菌薬予防投与が検討される中間リスクに分類されている．急性白血病治療時に合併する深在性真菌症の多くは，カンジダ症とアスペルギルス症であるが，一般に早期診断は難しく，最近は接合菌症やトリコスポロン症などの報告も増加傾向にある．これらに共通した発症リスクファクターは遷延する好中球減少とステロイド剤投与などによる細胞性免疫の抑制である．FN の発症率が 20%以上（高リスク）のがん薬物療法を受ける患者では，初回かん薬物療法時から顆粒球コロニー刺激因子（G-CSF）の予防投与が推奨されている（後述）．

4. G-CSF

FN 回避のため，G-CSF の併用が考慮される．

化学療法時の G-CSF 投与には，化学療法の 1 コース目から，好中球減少や発熱を確認することなく G-CSF を投与する一次予防的投与と，前コースで FN を生じた場合や，遷延性の好中球減少症で投与スケジュールの延期が必要となった場合に，次コースで G-CSF を投与する二次的予防投与がある．急性白血病ではコースごとの抗がん剤の組み合わせが異なることもあり，一次予防的投与が選択される．

FN 発症率が 20%以上のレジメンを使用するとき，G-CSF の一次予防的投与が推奨されているので，FN 合併率が 60%以上とされる急性骨髄性白血病（acute myeloid leukemia：AML）の化学療法時は十分適応がある．ところが，AML の芽球には G-CSF レセプターが発現しているため，G-CSF 投与による芽球増加の懸念から，実際には積極的な投与が見送られるケースが多い．しかし，AML に対する寛解導入療法時の抗がん剤投与終了直後から G-CSF を併用しても，完全寛解率や再発率には影響しなかったとする成績が報告されており[5, 6]，例えば JALSG の臨床試験プロトコールでは，「治療終了後の白血球減少期に重症感染症が発症したり高熱が持続する場合は，骨髄中の白血病細胞が 15%以下であれば，G-CSF を使用してもよい」とされている．また，地固め療法として行われる

Chapter 5　白血病治療に必要な知識

大量シタラビン療法時には，「寛解中の症例であり，骨髄抑制の程度も強いことが予想されるので，G-CSF の使用は推奨される」とされている．なお，G-CSF 使用はできる限り短期間とするべく，好中球が 1,000/μL 以上に増加し感染症が終焉したら，半量に減量しつつ速やかに中止する．

一方，急性リンパ性白血病（acute lymphoblastic leukemia：ALL）に対する寛解導入療法時や地固め療法時における G-CSF の一次予防的投与は，好中球減少期間の短縮や FN 発症率・感染症合併率の低下がみられ，一部では生存率の改善も示されていることから[7]，積極的に使用することが望ましい．

日本癌治療学会から「G-CSF 適正使用ガイドライン 2013 年版 ver.3」（公開日：2016 年 3 月 9 日）が公開されているので，参考にされたい．

5. 抗菌薬の予防投与

FN の予防対策には，G-CSF 投与によって好中球減少期間を短くすること以外に，起炎菌の排除があげられる．好中球減少時の起炎菌の多くは患者自身がもつ常在菌であることが多いため，それらを標的とした抗菌薬や抗真菌薬が予防投与される．フルオロキノロン系薬剤の予防投与は，好中球数 100/μL 以下が 7 日を超えて続くことが予想される高リスク例では，グラム陰性桿菌感染症の発症率を有意に低下させ，感染症による死亡率も低下させることが報告されている[8]．しかし，抗菌薬の予防投与がルーチン化されると耐性化のリスクが高まることに留意する．また，同種骨髄移植での経験から，酵母様真菌予防としてフルコナゾールが投与される．

5. 輸血

急性白血病に対する化学療法では，高度の骨髄抑制のため，輸血による血液成分の補充が必須である．Hb 値や血小板数を頻回にモニタリングしながら，適切なタイミングでの輸血が求められる．

1. 赤血球

　化学療法時の赤血球輸血の目的は貧血の改善である．心肺機能が正常の場合，組織への酸素運搬能を保つためには Hb を 5g/dL 程度に維持すればよいとされていることから，化学療法時の赤血球を輸血すべき Hb 値の目安は 7g/dL とされている．ただし，この目安は抗がん剤の骨髄毒性によってゆっくりと進行した場合のことであって，出血などによって急速に進行した場合は貧血症状がより強く認められるので，必要に応じて早い段階から輸血せざるを得ないこともある．なお，活動性の出血性病変の場合と異なり，たとえ貧血が高度であっても 1 回の輸血量は通常 2 単位で十分である．

　輸血後の評価も重要である．症状の改善を確認するとともに，Hb 値が輸血量に見合った分だけ改善しているかどうかの確認も必要である．

　赤血球の輸血により上昇する Hb 値は，

予測上昇 Hb 値 (g/dL) ＝輸血 Hb 量 (g) / 循環血液量 (dL)

〔ただし，循環血液量 (dL) ＝ 70 (mL/kg) ×体重 (Kg)/100〕

で計算できる．例えば，体重 50kg の患者に赤血球 2 単位（含有 Hb 量を 56g とする）を輸血した場合の予測上昇 Hb 値は 1.6g/dL になることから，これより大幅に低い場合は，出血や溶血の除外が必要となる．

2. 血小板

　化学療法時の血小板輸血の目的は血小板減少に伴う出血の予防である．化学療法時の血小板輸血の目安は，従来 2 万 /μL とされてきた．しかし，最近の報告では，感染症の併発がなければ，1 万 /μL を目安としても安全に治療継続が可能とされている[9]．血小板製剤は前日までの予約注文であり，医療機関の地域性も考慮せざるを得ないが，過剰な輸血は避けるべきである．

　血小板を輸血すると，その 1/3 が脾臓などに補足されるので，PC の輸血により増加する予測血小板数は，

$$予測血小板増加数 (/\mu L) = \frac{輸血血小板総数}{循環血液量 (mL) \times 10^3} \times \frac{2}{3}$$

で求められる．例えば，体重 50 kg の患者に PC 10 単位（含有血小板数は 2×10^{11} 以上）を輸血した場合の予測血小板増加数は 3.8 万 /μL となる．

症例ごとに異なるが，投与間隔は 2〜3 日に 1 回程度が一般的である．連日の血小板輸血が必要な場合は有効性の評価が必要である．血小板数増加の評価は，血小板輸血後 1 時間あるいは 24 時間の補正血小板増加数（corrected count increment：CCI）により行う．計算式は，

$$CCI (/\mu L) = \frac{血小板増加数 (/\mu L) \times 体表面積 (m^2)}{輸血血小板総数 (\times 10^{11})}$$

であり，合併症などがない場合には，血小板輸血後 1 時間の CCI は少なくとも，7,500〜10,000/μL 以上，24 時間後は 4,500/μL 以上の上昇を認める 図23．1 時間後の CCI を満たすものの 24 時間後の CCI を満たさない場合は，消費亢進による血小板減少が疑

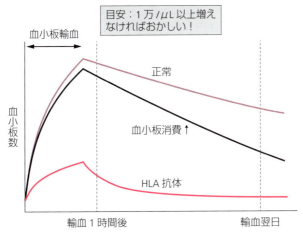

図23　血小板輸血不応時の輸血後血小板数

われる．この場合はさらに追加補充する必要がある．一方，両者とも基準を満たさない場合は，HLA 抗体による血小板輸血不応が考えられるので，HLA 適合血小板の準備が必要となる．

3. 新鮮凍結血漿

寛解導入療法時の播種性血管内凝固症候群を併発した場合や，ALL に対し L-アスパラギナーゼを投与した際に生じる低フィブリノーゲン血症に対し，新鮮凍結血漿を投与する．フィブリノーゲン値が 100mg/dL 以下が投与の目安とされることが多い．

4. 顆粒球輸血

重症感染症合併時に好中球減少が遷延し，G-CSF にも反応せず，抗菌薬のみでは生命に危険が及ぶ場合，顆粒球輸血が試みられることがある．ただし，健常ドナーに G-CSF を打つ必要があり，保険適用はない．臨床試験としての実施が望まれる．

ドナーに G-CSF と副腎皮質ステロイドを投与し，血液成分分離装置で採取する．1 回の採取で 1×10^{10} 個程度の顆粒球が採取可能とされる．投与前には，

①赤血球分画がかなり混入するので，ABO 血液型が一致したドナーを選択する．

②リンパ球が含まれるので，GVHD 予防のため放射線照射を行う．

③白血球除去フィルターは使用せず，通常の輸血フィルターを用いる．

などの注意が必要である．

5. 輸血後副作用

頻度はきわめて少なくなったものの感染性副作用として，HBV感染（数万～数十万分の 1）や HCV あるいは HIV 感染（数十万～数百万分の 1）のリスクは完全には排除されておらず，輸血前後の感染症検査の重要性が指摘されている．一方，パルボウイルスやサ

イトメガロウイルスなど，いまだ避けられないウイルス感染症もある．また，昨今，E 型肝炎ウイルスも地域性を問わず注意喚起がなされている．

　一方，非感染性の輸血後副作用には，血液製剤中のリンパ球が患者を攻撃することによって起きる輸血後移植片対宿主病（post-transfusion graft-versus-host disease: post transfusion GVHD），輸血後の非心原性肺水腫である輸血関連急性肺障害（transfusion-related acute lung injury: TRALI），輸血後の心不全である輸血関連循環過負荷（transfusion associated circulatory overload: TACO）がある．

　急性白血病に対する化学療法時の代表的な合併症と支持療法について述べた．急性白血病治療時には，この他にもさまざまな合併症を伴うが，それらに対してきめ細やかな対応を心がけることが治療成績の向上につながることを肝に銘じたい．

【参考文献】

1) Coiffier B, Altman A, Pui CH, et al. Guidelines for the management of pediatric and adult tumor lysis syndrome: an evidence-based review. J Clin Oncol. 2008; 26: 2767-78.
2) Cairo MS, Bishop M. Tumour lysis syndrome: new therapeutic strategies and classification. Br J Haematol. 2004; 127: 3-11.
3) Ohtake S, Miyawaki S, Fujita H, et al. Randomized study of induction therapy comparing standard-dose idarubicin with high-dose daunorubicin in adult patients with previously untreated acute myeloid leukemia: the JALSG AML 201 Study. Blood. 2011; 117: 2358-65.
4) Freifeld AG, Bow EJ, Sepkowitz KA, et al. Clinical practice guideline for the use of antimicrobial agents in neutropenic patients with cancer: 2010 update by the infectious diseases society of America. Clin Infect Dis. 2011; 52: e56-93.
5) Usuki K, Urabe A, Masaoka T, et al. Efficacy of granulocyte colony-stimulating factor in the treatment of acute myelogenous leukaemia: a multicentre randomized study. Br J Haematol. 2002; 116: 103-12.
6) Heil G, Hoelzer D, Sanz MA, et al. Long-term survival data from a phase 3 study of Filgrastim as an adjunct to chemotherapy in adults with de novo acute myeloid leukemia. Leukemia. 2006; 20: 404-9.
7) Holowiecki J, Giebel S, Krzemien S, et al. G-CSF administered in

time-sequenced setting during remission induction and consolidation therapy of adult acute lymphoblastic leukemia has beneficial influence on early recovery and possibly improves long-term outcome: a randomized multicenter study. Leuk Lymphoma. 2002; 43: 315-25.

8) Gafter-Gvili A, Fraser A, Paul M, et al. Meta-analysis: antibiotic prophylaxis reduces mortality in neutropenic patients. Ann Intern Med. 2005; 142: 979-95.

9) Zumberg MS, del Rosario ML, Nejame CF, et al. A prospective randomized trial of prophylactic platelet transfusion and bleeding incidence in hematopoietic stem cell transplant recipients: 10,000/L versus 20,000/microL trigger. Biol Blood Marrow Transplant. 2002; 8: 569-76.

〈山﨑宏人〉

Chapter.

6

白血病治療の実際

---

1. 急性骨髄性白血病（AML）の治療

1. はじめに

　入院時点の患者の全身状態，合併症および病型を把握し，治療適応を検討することが大切である．特に初回寛解導入療法の選択にあたり，急性前骨髄球性白血病（acute promyelocytic leukemia：APL）であるか否かの判別が必要である．化学療法を行う準備が整ったら"可及的速やかに"治療を開始することが肝要である．APL に関しては次項で取り上げるため，本項では，APL を除いた急性骨髄性白血病（acute myeloid leukemia：AML）に対する治療について述べる．

2. 治療法概略

　AML は固形腫瘍と異なり，化学療法により治癒を目指し得る腫瘍であるため，初発 AML に対する治療目標は治癒である．"total cell kill"の概念のもと，体内白血病細胞を限りなくゼロに近づけるために，強力な化学療法を複数回繰り返す必要がある．

　治療は，寛解導入療法と寛解後療法に大別される．寛解後療法とは，数回の地固め療法および適応を有する患者に対する造血幹細胞

移植が含まれる. AML の治療体系は, アントラサイクリン系抗が
ん剤と代謝拮抗薬であるシタラビン（Ara-C, キロサイド®）の組
み合わせが基本となる.

　造血器腫瘍における化学療法の目覚ましい進歩は他の固形腫瘍を
凌駕しているものの, AML に関しては現在に至るまで約 20 年間,
大きな変化が認められない. さらなる予後改善を目指し, 画期的新
薬の登場, 臨床応用が待ち望まれる.

3. 治療開始前のチェックポイント

（1）年齢

　成人 AML に対する強力化学療法の適応年齢は 65 歳未満とする
のが妥当である. またその中でも 60～64 歳の年齢層においては,
適宜抗がん剤の減量を考慮する. 65 歳以上の年齢層における標準
的治療法は未確立である.

（2）Performance status（PS）

　ECOG Performance status scale で PS 0～3 の患者は強力化学
療法の適応を検討する. PS 4 の患者は忍容性が乏しいと判断し,
治療自体の適否を総合的に検討する.

（3）染色体異常・遺伝子異常

　通常, 染色体や遺伝子異常に関する検査結果は治療開始後に判明
する. 治療反応性や予後予測に役立ち, 寛解後療法を検討する際に
重要な情報となる.

　染色体異常として代表的なものは, t(8;21)（q22;q22）*RUNX1-RUNX1T1*, inv（16）（p13q22）あるいは, t(16;16)（p13;q22）/
CBFB–MYH11, 11q23/*MLL*（*KMT2A*）転座, 5 番染色体や 7 番染色
体異常, 複雑核型などである. また染色体は正常核型であっても遺
伝子異常を有するものがあり, *FLT3/ITD*, *NPM1*, *CEBPA*, *KIT*,
IDH1/2 など数多くの変異が注目されている[1]. しかし, これらの

Chapter 6 白血病治療の実際

遺伝子変異検査は，保険診療で算定可能な検査項目ではないため（2016年10月時点），臨床試験登録例や限られた施設のみでしか検査ができないことが問題である．これらの白血病細胞が有する性質が治療反応性や予後などに与える影響やその臨床的意義については，現在，日本成人白血病治療共同研究グループ（Japan Adult Leukemia Study Group：JALSG）による臨床試験で解析が進行中であり，その結果が待たれる．

(4) 感染症の有無，治療開始前各種培養検査

疾患の特性上，好中球減少症のため診断時点で易感染性と考えられる．強力化学療法開始後はさらに易感染性が増強するため，治療開始前にすでに肺炎や敗血症など重症感染症を発症している場合は，可能な限り感染症の改善，終息を図りつつ，治療開始のタイミングを模索すべきである．診断時に明らかな感染徴候を認めない患者でも，強力化学療法後の骨髄抑制期の感染症は必至であり，事前に咽頭粘液，尿，便など採取可能な部位からサンプリングを行っておく．患者の細菌叢を把握することは，後に起こり得る感染症治療の際に，感染巣の見極めや抗菌薬，抗真菌薬の選択に重要な情報源となる可能性がある．

(5) 合併症の有無，臓器予備能の評価

治療を安全に遂行するにあたり，十分な心機能，腎機能，肝機能，肺機能を有することが必要不可欠である．重篤な心電図異常がないこと，心エコー検査で左室駆出率>50％であること，血清クレアチニン<2.0mg/dL，血清ビリルビン<2.0mg/dL，酸素飽和度>93％であることが望ましい．

(6) 患者の理解力

患者は辛い身体状況の中で強力化学療法を受け，長期間，特殊な環境で入院生活を送ることになる．治療管理を遂行するにあたり，多数の薬剤服用や，身体保清の必要性など，疾患や治療に付随する

留意事項に対する患者の理解力，協力が必要不可欠である．突然の入院，検査，告知，治療準備など，患者には心理面，身体面，環境面で大きな変化が生じる．疾患の性質上，患者が自身の病状を受容できるまで治療開始を待つことは現実的に困難なことがある．患者の心情に配慮し，必要な事項に関しては理解の助けとなるよう繰り返し説明しながら，スムーズに治療を導入するよう努める．

4. 実際の治療

1. 寛解導入療法

　海外において有効性が明らかにされたイダマイシン（IDR，イダルビシン®）は，本邦ではJALSGの臨床試験で1995年から寛解導入療法で使用されるようになった[2]．また，2001年よりJALSGのAML201試験において，15歳から64歳のAML1057例を対象に，IDR＋Ara-C療法とDNR＋Ara-C療法の無作為化比較試験が行われた．完全寛解（complete remission：CR）率は，IDR＋Ara-C療法群が78.2％，DNR＋Ara-C療法群が77.5％であり（P＝0.79），IDR＋Ara-C療法に対するDNR＋Ara-C療法の非劣性が証明された．以上より，現在AMLに対する標準的寛解導入療法は，2つのレジメンが選択肢となる．IDR 12mg/m^{2}を3日間とAra-C 100mg/m^{2}を7日間投与する方法（いわゆる3＋7療法），あるいは，ダウノマイシン（DNR，ダウノルビシン®）50mg/m^{2}を5日間とAra-C 100mg/m^{2}を7日間投与する方法である 表1．AMLに対する初回治療として強度の高い治療となるため，感染症がコントロールされ，十分な臓器予備能を有することが必要条件となる．適応年齢は，標準的には65歳未満である．65歳以上70歳未満の年齢層においては，投薬量を減量して治療を行う場合がある．

　治療に伴う有害事象としてIDR＋Ara-C療法群において，敗血症（8.7％），治療開始60日以内の早期死亡（4.7％）が若干多く認められたことに留意する（P＝0.02）[3]．しかしながら日常臨床にお

◆ Chapter 6　白血病治療の実際

表1　寛解導入療法

レジメン1　IDR＋Ara-C療法

薬剤	投与法	Day1	Day2	Day3	Day4	Day5	Day6	Day7
イダルビシン 12mg/m^2	30分 点滴静注	↓	↓	↓				
キロサイド 100mg/m^2	24時間 持続点滴静注	↓	↓	↓	↓	↓	↓	↓

レジメン2　DNR＋Ara-C療法

薬剤	投与法	Day1	Day2	Day3	Day4	Day5	Day6	Day7
ダウノマイシン 50mg/m^2	30分 点滴静注	↓	↓	↓	↓	↓		
キロサイド 100mg/m^2	24時間 持続点滴静注	↓	↓	↓	↓	↓	↓	↓

いて，IDR＋Ara-C療法群でこれらの有害事象が特に有意に多い印象はもたない．全身状態に問題がない症例においては，IDR＋Ara-C療法を選択することが多い．一方，DNR＋Ara-C療法は，治療開始時の白血球数が20万/μLを超えるようなhyperleukocytosis例において適応することがある．治療開始後に生じる著しい腫瘍崩壊症候群や播種性血管内凝固（disseminated intravascular coagulation：DIC）の程度や経過により，DNR 1日投与量の減量や投与期間短縮などを考慮し，初期の有害事象を少なくするようコントロールする場合がある．

【注意点・支持療法】

● 感染症対策

　原病および治療の影響により好中球減少症が長期化するため，感染症対策は特に重要である．アスペルギルス感染症を予防するため，治療環境として無菌室あるいは水平層流式無菌装置の設置が望まれる．また，腸管殺菌薬（硫酸ポリミキシンB®）や抗真菌薬の予防内服が推奨される．発熱時には，感染巣検索のため血液培養検査を含めた各種培養検体を採取すると同時に，速やかに十分な抗菌薬を投与する．経過により抗真菌薬の点滴静注を追加する．培養検査結果は待たずに抗菌薬を開始することが重要である．感染巣や起炎菌

が同定できる場合は適切な治療薬に変更する. 発熱性好中球減少症と考える場合には, 感染巣を積極的に探索する努力を続けながら, ガイドラインに従い高リスク患者として対応する.

●輸血療法

治療開始時より貧血, 血小板減少症が認められることが多い. 化学療法後にはさらに血液毒性が加わるため, 適切な赤血球・血小板輸血療法が必須となる. 特別配慮すべき合併症がない場合には, ヘモグロビンは 7~8g/dL, 血小板数は 1~2 万/μL を維持するよう輸血計画を立てる. 時に血小板輸血においては, 期待される効果が得られなくなることがある. 臨床的に血小板輸血不応を疑う場合には, 輸血終了 1 時間後の補正血小板増加数 (corrected count increment: CCI) を算出する. 免疫機序による血小板輸血不応の可能性が否定できない場合には, 抗 HLA 抗体や血小板特異抗体などの有無を検索する. 抗 HLA 抗体は, 複数回輸血例や経産婦例に認められることがある. これらの抗体が陽性の場合には, 患者 HLA class Ⅰを調べ, HLA 適合血小板製剤の供給を依頼する.

●腫瘍崩壊症候群

初回治療では腫瘍崩壊症候群が起き得る. AML における発症率は 3.4~17%と報告されている. 十分な輸液量・尿量を確保し, 電解質管理に注意を払う. 高尿酸血症により腎機能障害をきたし得るため, アロプリノール (ザイロリック®) やフェブキソスタット (フェブリク®) を服用する. がん化学療法用尿酸分解酵素製剤として, 2010 年よりラスブリカーゼ (ラスリテック®) が使用可能となった. 腫瘍崩壊症候群のリスクが高いと考えられる白血球数 100,000/μL 以上の高腫瘍量例に対して投与を検討してもよい.

●DIC 対策

DIC に対しては, 2008 年よりトロンボモデュリンアルファ (リコモジュリン®) が使用可能である. 頭蓋内出血や肺出血, 消化管出血など顕性出血所見を有する患者は, 出血を助長するおそれがあるため, 投与しない. DIC を認めるときは, 病状により血小板数を高めに維持するよう, 輸血計画を立てる. 線溶亢進によるフィブリ

ノゲン低下には，新鮮凍結血漿製剤の輸注により 150mg/dL 以上を保つようにする．

●Ara-C 関連有害事象に対する対策

キロサイド®にて発熱や皮疹を生じる場合は，ステロイド剤を併用しながら投与を継続する．

●制吐薬

治療に伴う悪心や嘔吐に対し，必要かつ十分な制吐薬を使用する．5-HT3 受容体拮抗薬であるグラニセトロン（カイトリル®）が使用されることが多い．特に症状が強い症例に対しては，NK1 受容体拮抗薬であるアプレピタント（イメンド®）を使用することもある．

●粘膜障害に対するケア

口腔粘膜や，消化管粘膜障害により惹起される下痢，肛門部粘膜障害，痔核の悪化などに対する対応も欠かせない．歯科や外科と連携体制を整えることが重要である．治療開始前に齲歯や痔核など，感染巣となり得る部位の有無につき必ず評価を行う．病状が許せば，必要に応じ抜歯処置も考慮する．含嗽薬の使用や口腔ケアを継続的に行うことが必要である．下痢に関しては整腸剤や輸液療法を主体に管理する．ロペラミド（ロペミン®）を使用する際には，事前に腸管感染症を除外しておく必要がある．肛門部病変に関しては外用薬の使用などにより症状緩和を図る．坐剤は肛門粘膜に新たな傷害を作る可能性があるため，使用しない方がよい．

【治療効果判定】

一般的に寛解導入療法 1 コースで CR 未達の場合は，同レジメンをもう 1 コース追加する．寛解導入療法を 2 コース施行しても CR を得られない場合は，寛解導入不応と判断する．WT1 mRNA コピー数は，AML の診断補助や治療後の微小残存病変の評価，再発の早期診断に有用な場合がある．造血器腫瘍遺伝子検査として算定可能であり，汎用されている．

2. 寛解後療法（地固め療法）

　寛解後療法として，地固め療法を複数回施行する．寛解導入療法1または2コースでCRに到達し，寛解導入療法後の造血能が回復したことを確認し，速やかに開始する．血球回復の基準は，白血球数3000/μL，好中球数1500/μL，血小板数10万/μL以上となることが望ましい．治療開始時点では正常造血が回復しているものの，各コースの骨髄抑制の程度は強く，治療を繰り返すことにより血球回復が遅延する傾向がある．感染症発症時には必要に応じ，G-CSF（granulocyte-colony stimulating factor）を投与することに問題はない．

　地固め療法後の維持療法は，急性リンパ性白血病（acute lymphoid leukemia：ALL）では一般的であるが，AMLでは無効なことが多い．

　以前より本邦では，寛解後療法としてDNRと交差耐性のないアントラサイクリン系薬剤とAra-Cを組み合わせた計4コースの治療（"conventional regimen"）が選択されることが多い．海外で汎用されていたシタラビン大量療法（High dose Ara-C：HDAC）は2000年に保険適用を取得したため，JALSGでは寛解後療法として，conventional regimen群，HDAC群に無作為割付けによる比較試験を行った（AML201試験）．全781例を対象に5年時点での無病生存率および全生存率を解析すると，conventional regimen群では39%，56%，HDAC群では43%，58%といずれも有意差は認めなかった．しかし，t(8;21)やinv(16)を有するcore binding factor（CBF）白血病におけるサブグループ解析では，HDAC療法群の5年無病生存率が57%，conventional regimen群が39%であり（P＝0.050），CBF白血病で地固め療法におけるHDAC群の治療成績が有意に良好であることが明らかとなった[4]．

　以上より，現在，地固め療法のレジメンに関しては，診断時の染色体異常の情報をもとに選択することが望ましい．すなわち，CBF白血病に対してはHDACを，予後中間群および予後不良群に対しては計4コースの治療（"conventional regimen"）を選択する．

Chapter 6　白血病治療の実際

（1）HDAC 療法

海外の Ara-C 投薬量は 1 回 $3g/m^2$ であるが，本邦の承認用量は 1 回 $2g/m^2$ を 12 時間毎に 3 時間点滴，最大 6 日間である．JALSG AML201 プロトコールでは，1 回 $2g/m^2$ を 12 時間毎に 3 時間点滴，5 日間を 1 サイクルとし，同レジメンを 3 サイクル繰り返す（表2 方法 1）．

Ara-C 投与時間の短縮は，血中濃度上昇により中枢神経毒性の増加につながるリスクを生じる．一方，投与時間の延長は，骨髄抑制の遷延に伴い重篤な感染症を惹起する可能性があるため，Ara-C の点滴投与時間は順守する必要がある．Ara-C の中等量および大量療法では髄液移行性が認められるため，地固め療法として本法を選択する場合は，髄腔内抗がん剤投与は通常不要である．

【注意点・支持療法】

非常に高度の骨髄抑制を認めるため，感染症対策を十分に行う．骨髄抑制期に G-CSF の投与を積極的に考慮する．年齢や前サイクルで認めた有害事象の程度により，1 回投与量減量あるいは投与日数短縮を考慮する．

本療法ではいくつか特有の有害事象が認められる．Ara-C が角膜上皮細胞を傷害し角結膜炎を生じるため，予防的にステロイド点眼を行う．発熱や筋肉痛，骨痛，胸痛，皮疹などの Ara-C 症候群を認める場合にはステロイド剤を併用する．中枢神経毒性として小脳失調や傾眠，痙攣などが認められることがある．特に，40 歳以上，Cr 1.2mg/dL 以上，ALP 高値などがリスク因子となることが知られている．多くは可逆性であるが一部に後遺症を残す場合があるため，治療期間中は観察を十分に行い，異常が認められる場合には速やかに Ara-C 投与を中止し，適切な処置を行う．

感染症対策，血球減少に対する輸血支持療法などの対応は寛解導入療法時と同様に行う．

表2　寛解後療法（地固め療法）

方法1

シタラビン大量（HDAC）療法

薬剤	投与法	Day1	Day2	Day3	Day4	Day5
キロサイド N 2000mg/m^2 × 2/day	3 時間（12 時間毎） 点滴静注	↓↓	↓↓	↓↓	↓↓	↓↓

方法2

地固め1コース：MIT＋Ara-C 療法

薬剤	投与法	Day1	Day2	Day3	Day4	Day5
ノバントロン 7mg/m^2	30 分　点滴静注	↓	↓	↓		
キロサイド N 2000mg/m^2	24 時間 持続点滴静注	↓	↓	↓	↓	↓

地固め2コース：DNR＋Ara-C 療法

薬剤	投与法	Day1	Day2	Day3	Day4	Day5
ダウノマイシン 50mg/m^2	30 分　点滴静注	↓	↓	↓		
キロサイド 200mg/m^2	24 時間 持続点滴静注	↓	↓	↓	↓	↓

地固め3コース：ACR＋Ara-C 療法

薬剤	投与法	Day1	Day2	Day3	Day4	Day5
アクラシノン 20mg/m^2	30 分　点滴静注	↓	↓	↓	↓	↓
キロサイド 200mg/m^2	24 時間 持続点滴静注	↓	↓	↓	↓	↓

地固め4コース：A-triple V 療法

薬剤	投与法	Day1	Day2	Day3	Day4	Day5	…	Day8	Day10
ラステット 100mg/m^2	30 分 点滴静注	↓	↓	↓	↓	↓			
キロサイド 200mg/m^2	24 時間 持続点滴静注	↓	↓	↓	↓	↓			
オンコビン 0.8mg/m^2	静注							↓	
フィルデシン 2mg/m^2	静注								↓

（2）Conventional regimen

　　前の治療終了後，血球数が回復したら速やかに各々のコースを開始する．計4コースから成り，1コースに要す期間は約1カ月から1カ月半である（表2方法2）．

Chapter 6 白血病治療の実際

【注意点・支持療法】

Ara-C の投与量は寛解導入療法時の倍量となるため，粘膜障害が増強することがある．アレルギー（発熱，皮疹など）出現時は，ステロイド剤を併用しながら投与継続を図る．

アントラサイクリン系薬剤が複数回投与されるため，蓄積性心毒性に注意する．必要に応じ，経過中に心電図や心エコー評価を考慮する．また BNP をモニターする．

4 コース目は特に高度な骨髄抑制を生じる．また，ビンカアルカロイド系薬剤（オンコビン®，フィルデシン®）により末梢神経障害，便秘，麻痺性イレウスを生じる可能性がある．診察の際，腹満の有無や便通状況に注意を払う必要がある．アゾール系抗真菌薬を投与している場合は，副作用軽減のため，ビンカアルカロイド系薬剤投与日前後は一時休薬する．

感染症対策，血球減少に対する輸血支持療法などの対応は寛解導入療法時と同様に行う．

3. 寛解後療法（同種造血幹細胞移植）

化学療法のみでは長期予後を期待することができない症例に対し考慮する．日本造血細胞移植学会ガイドライン（2014 年 5 月改訂）を参考に，個々の症例で適応を検討する．

5. 高齢者 AML に対する治療

標準的治療法は確立していない．AML 側の要因や患者側の要因（臓器予備能の低下，他の合併症や併存症，治療関連合併症など）により，治療には困難を伴うことが多く，予後は不良である．化学療法の適応は慎重に検討し，患者および家族とよく相談する必要がある．

JCOPY 498-22508

155

6. 再発 AML に対する治療

　化学療法では長期予後を望めないため，再寛解導入療法や救済療法により，第二寛解到達を目指す．腫瘍量減少を図った後に，適応可能な症例においては同種造血幹細胞移植を積極的に考慮する．

【参考文献】
1) 麻生範雄. AML の層別化治療. 臨床血液. 2016; 57: 1918-27.
2) Ohtake S, Miyawaki S, Kiyoi H, et al. Randomized trial of response-oriented individualized versus fixed-schedule induction chemotherapy with idarubicin and cytarabine in adult acute myeloid leukemia: the JALSG AML95 study. Int J Hematol. 2010; 91: 276-83.
3) Ohtake S, Miyawaki S, Fujita H, et al. Randomized study of induction therapy comparing standard-dose idarubicin with high-dose daunorubicin in adult patients with previously untreated acute myeloid leukemia: the JALSG AML201 Study. Blood. 2011; 117: 2358-65.
4) Miyawaki S, Ohtake S, Fujisawa S, et al. A randomized comparison of 4 courses of standard-dose multiagent chemotherapy versus 3 courses of high-dose cytarabine alone in postremission therapy for acute myeloid leukemia in adults: the JALSG AML201 Study. Blood. 2011; 117: 2366-72.

〈石川真穂　麻生範雄〉

Chapter 6　白血病治療の実際

2. 急性前骨髄球性白血病（APL）の治療

1. ATRA 登場前の治療と問題点

　急性前骨髄球性白血病（acute promyelocytic leukemia：APL）は，無治療の場合，数週以内の急速な経過で出血死をきたす．その報告は L.K. Hillestad が記した 1957 年に遡るが，APL は重篤な播種性血管内凝固（DIC）を伴うため，現在でも診断から治療開始までに猶予はない疾患である．治療薬として全トランス型レチノイン酸（ATRA）が登場する前までは，他の AML と同様の抗がん化学療法が行われていた．当時の日本成人白血病治療共同研究グループ（JALSG）の成績によれば，寛解到達割合が 70〜80％，4 年間の無再発生存は 40％台と現在の成績に比べるとかなり悪い．寛解導入療法中の出血による早期死亡と寛解後の再発が問題であった[1]．

サイドメモ① 「DIC について」

　播種性血管内凝固（disseminated intravascular coagulation：DIC）とは，基礎疾患に由来した凝固活性化状態による臓器障害と線溶系亢進による出血傾向を伴う重篤な病態である．APL では線溶系優位の DIC を認めるため，FDP は上昇し，アンチトロンビンⅢ（AT Ⅲ）は比較的保たれるが，フィブリノゲン，α_2 プラスミンインヒビターは低下する．DIC の最も効果的な治療は基礎疾患の除去，すなわち APL への可及的速やかな治療である．凝固系への影響が少ない治療を選択し，支持療法として濃厚血小板と新鮮凍結血漿の十分な輸血や AT Ⅲ低下に対する補充を同時に行う．なお，初診時より転倒時の負傷には注意させ，出血に起因する合併症については画像検査により積極的に精査する．また，重度の DIC では中心静脈カテーテル留置などの観血的処置は避ける方が望ましい．

2. ATRA併用化学療法による治療

　1988年に中国からATRAの有用性が報告された．わが国でも治療にATRAが導入されると海外同様[2]，APLの治療成績は一変した（図1）．抗がん剤だけの治療はAPLでは細胞破壊によりDICを悪化させるが，ビタミンA誘導体の内服製剤であるATRAは分化の停止したAPL細胞を分化誘導させ，アポトーシスをもたらし，凝固異常の誘発が少ない．このため，寛解導入療法中の出血死を招きにくく，早期死亡が減少した．これ以降，APLは他のAMLとは区別して治療されるようになった．その一方で，ATRAの分化誘導に伴う重篤な合併症であるAPL分化症候群（DS）が多く認められた．また，ATRA単剤の治療では耐性化により再発をきたしやすい．さらに治療前の白血球数が10,000/μL以上の高値例では再発率が高いことも明らかとなった[3]．そのため，わが国ではJALSG APL97試験から寛解導入療法には治療前の末梢血白血球数に応じて従来の化学療法をATRAに併用する層別化治療を採用した．寛解後療法には他のAML病型で用いるアントラサイクリン系薬剤とシタラビン標準量とを併用した地固め療法が用いられた．海外では

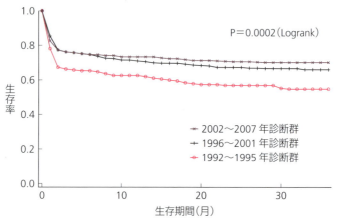

図1 APL診断年別生命表生存曲線（米国SEERプログラム）
（Watts JM, et al. Blood Rev. 2014; 28: 205-12[2] より引用改変）

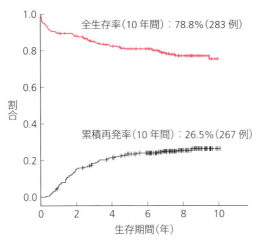

図2 わが国における APL の長期成績（JALSG APL97 試験）
(Ono T, et al. Cancer Sci. 2012; 103: 1974-8 [5] より引用改変)

　地固め療法にアントラサイクリン系薬剤単独やシタラビン大量投与なども試みられたが，再発高リスク群（治療前の白血球数 10,000/μL 以上）でのシタラビン併用は推奨されるものの，至適療法に関する見解は一定でない．先の APL97 試験では，寛解到達割合 94％，6 年間の全生存率 83％と良好な成績であった[4]．維持療法についての有用性は，海外での検証も含めて報告により異なる．これらの単純な比較は困難だが，有用性を示すものは地固め療法までの治療強度が不十分との指摘もある．

　ATRA 併用化学療法による長期成績も明らかにされ，70 歳未満が対象の APL97 試験では 10 年間の全生存率が 78％と良好な長期生存であった[5]．一方，再発は 3 年目までが最も多く，5 年目以降も続き，10 年間での累積再発率は約 25％であった 図2．このように APL では他の AML 病型と異なり，5 年目以降の晩期再発が認められる．よって APL では治療後も長期にわたる経過観察を必要とし，再発高リスク群に対する治療成績の向上が求められる．

サイドメモ② 「APL 分化症候群（DS）について」

　APL 分化症候群（APL differentiation syndrome: DS）は，従来，

レチノイン酸症候群とよばれたが, ATO 投与の際にも類似した病態を呈することから APL の分化誘導療法でみられる同症候群を DS と呼称する. 症状・所見は発熱の他, 心臓, 肺, 腎臓の機能低下に関連したものだが, 白血球増加時以外にも認められ, 分化誘導療法開始前でも発症する. 所見がすべて揃わないことや明確な診断基準もなく, 発症機序もすべて明らかではない. 病態は分化した APL 細胞による組織浸潤や微小循環障害とされており, 毛細血管漏出症候群や全身性炎症反応症候群 (SIRS) にも進展する. 低酸素血症, 肺浸潤, 発熱, 血圧低下, 体重増加 (≧5kg), 腎機能低下, 胸水・心嚢水貯留のうち, 3 項目以上を満たせば, DS と臨床的に診断する. しかし, 病態進展により致死的となるため, 所見のどれか 1 つからでも DS を疑えば, 早期にデキサメタゾン 10mg × 2/ 日 iv の投与を開始し, ATRA や ATO を中止する.

3. わが国における APL の標準治療法

　現時点においてわが国の標準療法である JALSG APL204 プロトコールの概略を示す 図3 . 寛解導入療法では, 末梢血の白血球数や APL 細胞数で ATRA 単独 (45mg/m^2/ 日 po 分 3) か, 抗がん化学療法併用かを選択し, APL 細胞増加時も化学療法を追加する. ATRA は完全寛解到達後も地固め療法第 1 コース開始前日まで可能な限り連日投与し, 最長 60 日間投与する. 途中, 白血球数 50,000/μL 以上に増加した場合は ATRA を一時休薬し, 白血球数の低下を待って再開する.

　地固め療法では, アントラサイクリン系薬剤とシタラビンとの併用を 3 コース行う. 各地固め療法の開始は, 好中球 1,500/μL, 白血球 3,000/μL, 血小板 10 万 /μL 以上を原則とする. JALSG の試験では, 地固め療法第 2 コースが終了して血小板が 10 万 /μL 以上に回復次第, 脊髄腔内注入療法を実施している. APL204 試験では, 寛解到達割合 92 ％ 表3 , 4 年間の全生存率 89 ％, 無再発生存率 83 ％と良好な成績であった[6]. その高い寛解割合と生存率により初

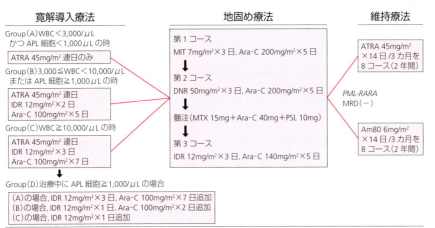

図3 JALSG APL204 試験プロトコールの概要
(Shinagawa K, et al. J Clin Oncol. 2014; 32: 3729-35[6] より引用改変)

表3 寛解導入療法の成績 JALSG APL204 試験
(Shinagawa K, et al. J Clin Oncol. 2014; 32: 3729-35[6] より)

評価可能症例	344 例
完全寛解割合（全体）	92%
Group (A)	97%
Group (B)	94%
Group (C)	87%
Group (D)	91%
30 日以内の死亡	4.6%
出血	4.0%
その他	0.6%

発での造血幹細胞移植の適応はない．この試験では維持療法の意義も検証された．地固め療法3コース後の骨髄検査で微少に残存する腫瘍病変（MRD）を分子レベルで評価し，*PML-RARA* のコピー数が検出限界未満の症例だけを対象に ATRA ないしは，第二世代のレチノイン酸である Am80（6mg/m^2/日 po 分2）を14日投与で3カ月ごとに計8サイクル行った．結果，両群間に5年間の無再発生存率で差を認めなかったが，治療前白血球 10,000/μL 以上の症例に限定すると Am80 が ATRA よりも優れていた．すなわち，すべての症例を対象とした維持療法の有用性は示されなかったが，治

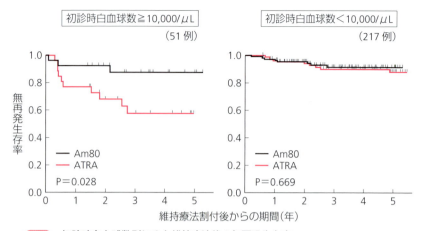

図4 初診時白血球数別にみた維持療法後の無再発生存率
(Shinagawa K, et al. J Clin Oncol. 2014; 32: 3729-35[6] より引用改変)

療強度が不十分と考えられる再発高リスク群では維持療法による一定の効果が期待でき，その薬剤としてはAm80が有用であることが示された図4．なお，わが国でのAm80の保険適用は，再発または難治性APLであることに注意する．地固め療法終了時に *PML-RARA* 陽性の場合は，早期の治療強化が必要である．使用可能な薬剤で *PML-RARA* 陰性化を目指し，陰性化しない場合は同種移植を検討すべきである．

サイドメモ③「*PML-RARA*について」

APLの9割以上は染色体転座t(15;17)(q24;q12)を有し，相互転座により *PML-RARA* 融合遺伝子が形成されている．これが正常の血球分化に働く核内転写因子RARAおよびPMLや関連遺伝子群の発現調節に作用し，血球分化を前骨髄球の段階で停止させる．一方，G分染法やFISH法を用いてもt(15;17)転座が同定できず，RT-PCR法でのみ融合遺伝子が検出されるcryptic rearrangementや融合遺伝子が検出されない *RARA* の転座相手が異なる染色体異常も知られている．これらがRT-PCR法により検出可能な場合は治療後にMRDとして測定し，治療効果判定や再発診断時の指標に

用いる．なお，上記の *RARA* の転座相手が異なる染色体異常の内，t(11;17)(q23;q21) 由来の *PLZF(ZBTB16)-RARA*, der(17)with dup(17q21.3-q23) 由来の *STAT5B-RARA* の場合は ATRA や ATO が無効であるため，薬剤選択時には注意が必要である．

4. 亜ヒ酸による再発 APL への治療

1992 年，亜ヒ酸（ATO）の有用性が中国国内で報告され，1998 年にはその効果が欧米でも確認された[7]．ATO は現在，わが国では再発または難治性 APL のみ保険適用があり，ATRA 併用化学療法後の再発例に対する第一選択薬となっている．これまでの報告から 80〜90％に再寛解到達が期待できる[8]．

再発 APL を対象とした JALSG APL205R プロトコールの概略を示す ．再寛解導入療法では，完全寛解に到達するまで ATO（0.15mg/kg/日 div）を 1 日 1 回連日投与し，合計投与回数を 60 回までとする．寛解後療法でも，寛解導入療法と同じ用量で 1 日 1 回投与し，合計 25 回の投与を 1 コースとする．連日投与を基本とするが，6 日間投与/1 日休薬や 5 日間投与/2 日休薬，あるいはこ

再寛解導入療法	地固め療法	自家末梢血幹細胞移植
ATO 0.15mg/kg ×〜CR まで WBC＞20,000/μL または APL 細胞＞5,000μL の時 あるいは ブラストーマのある場合 IDR 12mg/m² を初日から 2 日間追加	第 1 コース ATO 0.15mg/kg×25 日（累積投与） 髄注（MTX 15mg＋Ara-C 40mg＋PSL 10mg） 第 2 コース ATO 0.15mg/kg×25 日（累積投与）	*PML-RARA* MRD（−） 幹細胞採取 Ara-C 2,000mg/m²×2/日 ×4 日 ＋G-CSF 投与，幹細胞採取 移植前処置 BU 1mg/kg（マブリン散）×4/日 ×3 日 （day −6, −5, −4） ＋L-PAM 70mg/m²/日 ×2 日 （day −3, −2） 幹細胞移植（day 0）

WBC: 白血球数, ATO: 亜ヒ酸, IDR: イダルビシン, MTX: メトトレキサート, Ara-C: シタラビン, PSL: プレドニゾロン, MRD: 微少残存病変, G-CSF: 顆粒球コロニー刺激因子, BU: ブスルファン, L-PAM: メルファラン

図5 JALSG APL205R 試験プロトコールの概要
（Yanada M, et al. Blood. 2013; 121: 3095-102[9] より）

れらの組み合わせにより1コースを5週間以内で終了させる．この地固め療法では原則，好中球1,000/μL，白血球1,500/μL，血小板5万/μL以上を確認し，前治療の終了から3～6週後にATOを開始する．なお，有害事象による休薬ではその日数を省く．有害事象である治療中のDICやDSへの対応はATRAの場合と同様だが，薬剤性QT延長にも注意する．投薬前の12誘導心電図での測定を最低週2～3回は行い，QT延長（QTc≧500ms）の場合はATOの投与を見合わせる．致死的不整脈への移行を防ぐため，他の併用薬や電解質異常（低K血症，低Mg血症）に注意して適宜，電解質を補正する．また，投与後の急性血管反応では投与時間を延長する．肝障害にも注意しgrade 2までは治療を継続するが，grade 3以上では休薬する．他に末梢神経障害，皮疹などがある．なお，末梢ルートでの投与は可能だが，血管痛では投与ルートの変更が望ましい．このAPL205R試験では，ATOにより分子再発を除いた再発例の81％で再寛解の到達が確認された．さらにATOでの寛解後療法2コースと骨髄のMRD陰性例を対象に大量シタラビン後の幹細胞採取とブスルファン＋メルファランを前処置とした自家末梢血幹細胞移植が前方視的に検討された．結果，再寛解例の約8割が地固め療法1コース後に分子生物学的寛解に到達し，5年間の全生存率77％，無イベント生存率65％の良好な成績であった図6[9]．

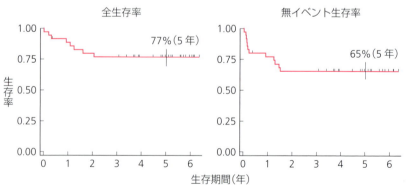

図6 再発例に対する亜ヒ酸と自家移植による成績（JALSG APL205R試験）
(Yanada M, et al. Blood. 2013; 121: 3095-102[9]より)

Chapter 6 白血病治療の実際

なお，この試験では白血球数高値例など腫瘍量が多い場合に再寛解導入療法で ATO にアントラサイクリン系薬剤のイダルビシンが併用されたが，DS の発症はなかった．ATO 数コース後にも MRD 陽性の場合は，同種移植の適応である．適応がない場合は，CD33 抗体に抗がん剤を結合させた製剤であるゲムツズマブオゾガマイシン（GO）の投与が推奨される．その際，投与量は前治療歴に基づき適宜減量を考慮する．

5. ATO と ATRA を用いた初発 APL への試み

　現在，海外では初発 APL に対して ATRA の併用薬に ATO を用いる治療が検証されている．再発高リスク群を含む初発例を対象とした寛解導入および地固め療法における ATRA と ATO の併用療法の成績が報告された．

　豪州で行われた APML4 試験では，乳児を除く APL を対象に ATO を ATRA とイダルビシンによる寛解導入療法へ追加し，地固め療法でも ATRA と ATO とが併用された．2015 年に 5 年間の追跡結果が報告され，白血球数 1 万 /μL 未満の標準リスク群 101 例では無再発生存 96％，再発高リスク群 23 例でも 95％と良好な成績であった[10]．また，英国 MRC AML17 試験では，16 歳以上の初発例を対象に QOL 評価をエンドポイントとして従来のアントラサイクリン系薬剤併用 ATRA 療法の 4 コースと ATO 併用 ATRA 療法の 5 コースとが比較された．全体で 235 例が登録され，高リスク群は両群ともに約 1/4 ずつ含まれており，初回コースでは GO の投与が許容されていた．その結果，寛解割合，早期死亡，4 年生存，QOL 評価ともに両群での差を認めなかったが，4 年の無再発生存と無分子再発生存は ATO 治療群の方が良好であった[11]．特に再発高リスク群への効果として ATO 併用療法の晩期再発に対する有用性が期待されるが，その検証にはさらなる追跡が必要である．

JCOPY 498-22508

165

【参考文献】

1) Asou N, Adachi K, Tamura J, et al. All-trans retinoic acid therapy for newly diagnosed acute promyelocytic leukemia: comparison with intensive chemotherapy. The Japan Adult Leukemia Study Group (JALSG). Cancer Chemother Pharmacol. 1997; 40 Suppl: S30-5.

2) Watts JM, Tallman MS. Acute promyelocytic leukemia: what is the new standard of care？ Blood Rev. 2014; 28: 205-12.

3) Asou N, Adachi K, Tamura J, et al. Analysis of prognostic factors in newly diagnosed acute promyelocytic leukemia treated with all-trans retinoic acid and chemotherapy. Japan Adult Leukemia Study Group. J Clin Oncol. 1998; 16: 78-85.

4) Asou N, Kishimoto Y, Kiyoi H, et al. A randomized study with or without intensified maintenance chemotherapy in patients with acute promyelocytic leukemia who have become negative for PML-RARalpha transcript after consolidation therapy: the Japan Adult Leukemia Study Group (JALSG) APL97 study. Blood. 2007; 110: 59-66.

5) Ono T, Takeshita A, Kishimoto Y, et al. Long-term outcome and prognostic factors of elderly patients with acute promyelocytic leukemia. Cancer Sci. 2012; 103: 1974-8.

6) Shinagawa K, Yanada M, Sakura T, et al. Tamibarotene as maintenance therapy for acute promyelocytic leukemia: results from a randomized controlled trial. J Clin Oncol. 2014; 32: 3729-35.

7) Soignet SL, Maslak P, Wang ZG, et al. Complete remission after treatment of acute promyelocytic leukemiawith arsenic trioxide. N Engl J Med. 1998; 339: 1341-8.

8) Asou N. Arsenic trioxide in the treatment of relapsed and refractory acute promyelocytic leukemia. Intern Med. 2005; 44: 775-6.

9) Yanada M, Tsuzuki M, Fujita H, et al. Phase 2 study of arsenic trioxide followed by autologous hematopoietic cell transplantation for relapsed acute promyelocytic leukemia. Blood. 2013; 121: 3095-102.

10) Iland HJ, Collins M, Bradstock K, et al. Use of arsenic trioxide in remission induction and consolidation therapy for acute promyelocytic leukaemia in the Australasian Leukaemia and Lymphoma Group (ALLG) APML4 study: a non-randomised phase 2 trial. Lancet Haematol. 2015; 2: e357-66.

11) Burnett AK, Russell NH, Hills RK, et al. Arsenic trioxide and all-trans retinoic acid treatment for acute promyelocytic leukaemia in all risk groups (AML17): results of a randomised, controlled, phase 3 trial. Lancet Oncol. 2015; 16: 1295-305.

〈前田智也　麻生範雄〉

Chapter 6　白血病治療の実際

3. 急性リンパ性白血病 (ALL) の治療

1. はじめに

　急性リンパ性白血病（acute lymphoblastic leukemia：ALL）の発症は 2~5 歳までがピークで 20 歳未満が多くを占める．成人 ALL はまれな疾患であるが 50 歳以降では増加傾向を示す．WHO 分類第 4 版は 2016 年に改訂され，ALL は「骨髄性腫瘍と急性白血病：myeloid neoplasm and acute leukemia」の中で B リンパ芽球性白血病 / リンパ腫（B-lymphoblastic leukemia/lymphoma：B-ALL）と T リンパ芽球性白血病 / リンパ腫（T-lymphoblastic leukemia/lymphoma：T-ALL）に分類されている．形態および細胞表面マーカーの免疫組織化学検査で B-ALL と T-ALL に分類されるが，未治療の ALL に対しては実際には同じ治療が行われている．

　ALL の診断時には，ALL 細胞が骨髄および全身の臓器に広がっているため，従来から抗がん剤による治療が行われてきた．ALL に対する治療法には大きく 2 つの流れがある．1 つ目は小児科で広く採用されている（Berlin-Frankfurt-Münster：BFM）骨格による治療法で，欧州を中心として行われている．BFM 骨格治療は，寛解導入療法，地固め・強化療法，中枢神経白血病の予防，維持療法からなる．もう 1 つは米国の M.D. アンダーソンがんセンター（M.D. Anderson Cancer Center：MDACC）が中心となって行われている Hyper-CVAD 療法である[1-3]．

2. ALL 治療の実際

　BFM 骨格治療法では，ALL と診断された場合には，細胞遺伝学的検査の結果が判明する前までの 1 週間は pre-phase としてステ

JCOPY 498-22508

167

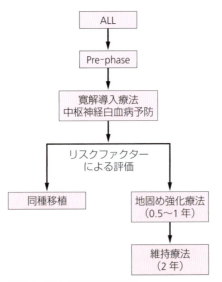

図7 ALLの治療法の選択
リスク分類を行って，治療法を検討する．

ロイド療法を行う．Pre-phase の期間に BCR-ABL1 陽性が判明した場合には Ph 陽性 ALL として治療を行う．BCR-ABL1 陰性の場合には Ph 陰性 ALL として化学療法を継続するが，可能であれば診断時に微小残存病変（minimal residual disease: MRD）のマーカーとなる分子・遺伝子を同定すること，将来同種移植を行う可能性があることから患者および同胞の HLA 検査を施行しておくことが望まれる．これまで同種移植は高リスク群が適応である．リスク分類には患者要因（年齢と全身状態），疾患要因（白血球数，染色体，遺伝子）および治療反応性があり，診断および治療法の進歩に伴いリスク分類による治療法を検討する必要がある[3,4]．図7 表4．

3. Ph 陽性 ALL の治療

成人 ALL の 20〜30％はフィラデルフィア染色体（Philadelphia chromosome: Ph）陽性となる．Ph 陽性 ALL は年齢とともに増加する ALL の中で最も予後不良の疾患とされてきた．化学療法で寛

Chapter 6 白血病治療の実際

表4 ALL のリスクファクター（文献 4, 6 より引用改変）

患者関連
年齢：35 歳以上 Performance status (ECOG sore)：> 1
疾患関連
白血球数：3 万／μL 以上（B-ALL），10 万／μL 以上（T-ALL） 染色体：t (9；22)，t (4；11)，複雑核型（異常 5 以上），低 2 倍体 遺伝子：MLL 陽性，PBX-E2A 陽性，Ph-like，IKZF1 欠失 中枢神経浸潤あり
治療反応性
ステロイド反応性：Pre-phase 後の末梢血のリンパ芽球 1000／μL 以上 day8-15 の骨髄：リンパ芽球が 5％以上残存 CR までの期間：4 週間以上あるいは寛解導入療法 2 サイクル上 MRD 陽性

ALL：急性リンパ性白血病，CR：血液学的完全寛解，MRD：微小残存病変

解が得られたとしても 5 年無イベント生存（event free survival：EFS）率は 20％程度であった．同種移植を行うことにより長期生存が期待できるが，移植関連合併症の懸念があるため，比較的若年者に限られていた．BCR-ABL1 陽性の慢性骨髄性白血病に対してイマチニブ（IMA：グリベック®）の有効性が報告されてから，Ph 陽性 ALL に対しても治療効果が期待された．再発・治療抵抗性 Ph 陽性 ALL に対しては，完全寛解（complete response：CR）率 29％，細胞遺伝学的寛解 17％，無再発生存（relapse free survival：RFS）期間は中央値 2.2 カ月，CR 群の全生存（overall survival：OS）期間の中央値 9.2 カ月で，IMA 単独療法だけでは寛解を維持することは困難であるが，非血液毒性は許容範囲内で安全に投与可能であることが確認された[5]．

次に初発 Ph 陽性 ALL に対して，化学療法と IMA 併用療法の臨床試験が行われた．寛解を維持して同種移植が可能となることを目指して TKI とともに強力な化学療法を行う寛解導入療法による臨床試験が日本成人白血病治療共同研究グループ（Japan Adult Leukemia Study Group：JALSG）や MDACC などで行われた．JALSG では Ph＋ALL202 試験で，15 歳以上 65 歳未満を対象として，寛解導入療法としてダウノルビシン（DNR：ダウノマイシン®），

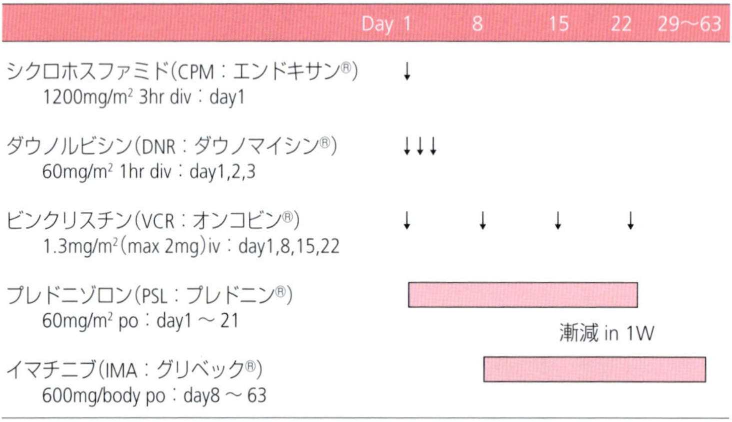

		Day 1	8	15	22	29〜63
シクロホスファミド(CPM：エンドキサン®) 1200mg/m² 3hr div：day1		↓				
ダウノルビシン(DNR：ダウノマイシン®) 60mg/m² 1hr div：day1,2,3		↓↓↓				
ビンクリスチン(VCR：オンコビン®) 1.3mg/m²(max 2mg)iv：day1,8,15,22		↓	↓	↓	↓	
プレドニゾロン(PSL：プレドニン®) 60mg/m² po：day1〜21		▭ 漸減 in 1W				
イマチニブ(IMA：グリベック®) 600mg/body po：day8〜63			▭			

図8 JALSG Ph + ALL202 寛解導入療法
従来の化学療法にイマチニブが併用される.

シクロホスファミド（CPM：エンドキサン®），ビンクリスチン（VCR：オンコビン®），プレドニゾロン（PSL：プレドニン®）による大量化学療法開始後，第8日目からIMAを投与した**図8**．CRが得られた場合にはできるだけ早期に同種移植を行った．その結果CR率97％，3年EFS率46％，OS率55％で，従来の化学療法の成績（JALSG ALL93試験）と比較して，著明な改善が認められた**図9**．寛解導入療法の早期死亡原因に出血と感染症があった．また，寛解後療法のIMA単独療法中には再発が懸念された[6]．MDACCでは，Hyper-CVAD療法とIMA併用療法を行い，CR率93％，5年無イベント生存（event free survival：EFS）率43％，OS率43％と良好な成績が報告され，化学療法とIMA併用療法は従来の化学療法と比較して治療成績が劇的に改善することが明らかとなった[7]．しかしながらこれまでの臨床試験の結果からCRが得られても再発する場合があるため，寛解後の強化療法および同種移植を行うことが重要で，同種移植前の微小残存病変（minimal residual disease：MRD）が第一寛解期におけるPh陽性ALLの移植成績に影響を与えることが明らかとなった[8]．

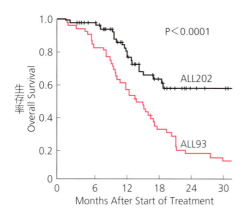

ALL202：イマチニブあり
ALL93 ：イマチニブなし

図9 **Ph＋ALL 治療成績の改善** (J Clin Oncol. 2006; 24: 460-6[6])
Ph＋ALL 症例の全生存率です．ALL93 と比較して予後が著明に改善している．
分子標的薬（イマチニブ）を併用することにより治療成績が大きく改善している．

4. Ph 陰性 ALL の治療

1. 寛解導入療法

　小児 ALL の治療成績が寛解率 90％以上で長期生存率は 80％に達し過去 20 年間で飛躍的に進歩し[9]，思春期若年成人（Adolescents and Young Adult：AYA）世代の ALL は小児科治療法の採用により治療成績の向上が認められている[10]．JALSG ALL202-U では 15 歳から 24 歳までの未治療の Ph 陰性 ALL 症例を対象として，日本小児白血病研究会（Japanese association of childhood leukemia study：JACLS）と共同して小児 ALL で高リスク群の治療法を採用した 図10．注目すべき点は，寛解導入療法の day1 に髄腔内に抗がん剤を投与することである．従来の成人 ALL の治療法では，完全寛解が得られてから，末梢血中に白血病細胞が血液学的に認められなくなった状態を確認してから髄腔内投与が行われていた．末梢血に白血病細胞が存在する寛解導入療法の初期の段階で頻回に髄腔内への抗がん剤を投与することが小児 ALL 治療法の特徴の 1 つ

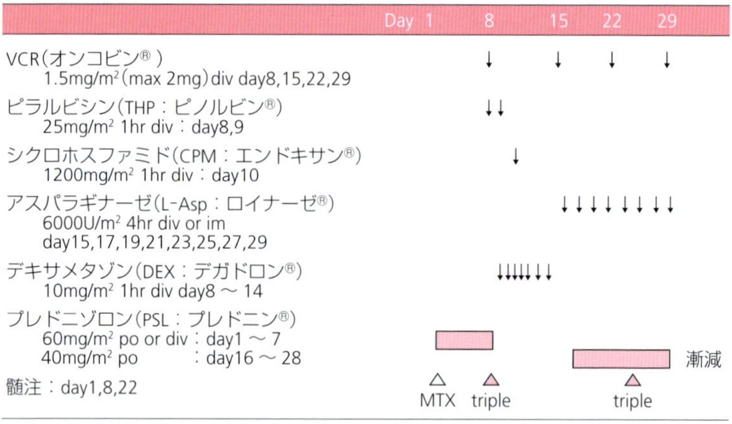

	Day	1	8	15	22	29
VCR(オンコビン®) 1.5mg/m² (max 2mg) div day8,15,22,29			↓	↓	↓	↓
ピラルビシン(THP：ピノルビン®) 25mg/m² 1hr div：day8,9			↓↓			
シクロホスファミド(CPM：エンドキサン®) 1200mg/m² 1hr div：day10			↓			
アスパラギナーゼ(L-Asp：ロイナーゼ®) 6000U/m² 4hr div or im day15,17,19,21,23,25,27,29				↓↓↓↓↓↓↓↓		
デキサメタゾン(DEX：デガドロン®) 10mg/m² 1hr div day8～14			↓↓↓↓↓↓↓			
プレドニゾロン(PSL：プレドニン®) 60mg/m² po or div：day1～7 40mg/m² po ：day16～28		▭			▭ 漸減	
髄注：day1,8,22		△ MTX	△ triple		△ triple	

髄注

MTX
　メトトレキサート：メソトレキセート®　12mg/body

triple
　メトトレキサート(MTX：メソトレキセート®)　12mg/body
　シダラビン(Ara-C キロサイド®)　30mg/body
　ヒドロコルチゾン(ソル・コーテフ®)　25mg/body

図10 JALSG ALL202-U 寛解導入療法

である．その結果139例中130例（94%）（95% CI 88-97%）がCRとなった．初回寛解導入療法中に4例が敗血症で死亡しているが，5年無病生存（disease free survival: DFS）率，OS率は，それぞれ67%（95% CI 58-75%），73%（95% CI 64-80%）であった．従来の成人レジメンを用いたJALSG ALL97[9]の同年代の成績と比較して，高リスク群および標準リスク群ともにJALSG ALL202-Uが良好であった（DFS 63% vs 28%，71% vs 54%）[11] **図11**．寛解導入療法中のgrade 3～4の有害事象は，発熱性好中球減少症，敗血症，その他の感染症がそれぞれ，46.5%，15%，4.4%であった．肝臓酵素異常，膵炎，腫瘍崩壊症候群は，それぞれ27.8%，6.6%，3.6%に認められた．小児ALL治療法のもう1つの特徴はL-アスパラギナーゼ（L-ASP: ロイナーゼ®）を含めた非骨髄抑制薬の投与量が多いことである．その中でもキードラッグであるL-ASPは成人ALLに対して副作用が多く使用が難しいと思われていたが，

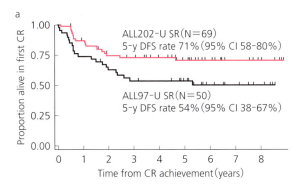

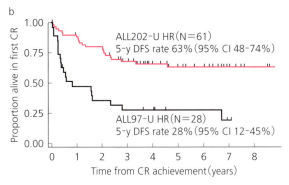

図11 AYA世代ALLの治療成績の改善

JALSG ALL202-UではL-ASPを有害事象のため減量した症例は48例（35%）で許容範囲内であった．現在JALSGでは小児科様治療法に減量規定を設けた成人ALLに対する臨床試験ALL213研究が行われており，その結果に期待がもたれている．

2. 寛解後療法

JALSG ALL202-Oでは，小児ALL治療で確立されている地固め強化療法としてのメトトレキサート（MTX：メソトレキセート®）大量療法の有効性と安全性について検討した 図12 ．年齢24歳から64歳までの未治療ALLを対象としたMTX大量と中等量の5年DFSはそれぞれ56%と32%で地固め強化療法としてのMTX

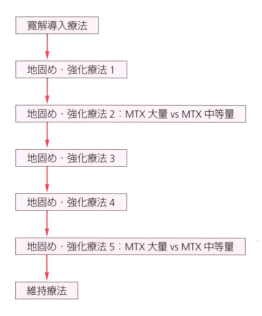

図12 JALSG ALL202-O の地固め・強化療法
JALSG ALL202-O は BFM 骨格の治療法で，寛解導入療法，地固め・強化療法，中枢神経病変の予防，維持療法からなる．地固め・強化療法では MTX 大量療法と中等量の比較試験を行った．

大量療法の有用性が証明された[12]．

3．維持療法

　　小児 ALL では維持療法を長期に行うことが予後を改善すると報告され，成人 ALL に対する維持療法は自家移植との無作為比較試験で有用性が報告されていて，維持療法を省くことは治療成績を悪化させると考えられている．治療内容は小児科治療法に準じて，連日のメルカプトプリン（6MP：ロイケリン®）と毎週の MTX の経口投与が基本で，これに VCR と PSL を追加投与することが多い．治療期間は2年間の長期に行われることが推奨される[3]．

Chapter 6　白血病治療の実際

5. ALL の治療上の注意点

　成人 ALL 例に小児科様治療を行う場合には有害事象，合併症の
発症に注意を払う必要がある．特に，腫瘍崩壊症候群，感染症，凝
固異常，骨壊死および肝障害に注意が必要である．腫瘍崩壊症候群
発症の予防のために寛解導入療法前からアロプリノール（ザイロ
リック®）1 日 300mg を内服させ，また腫瘍量が十分減少するまで
の間は十分量の補液を行い，1 日尿量 2,000mL 以上を確保する．
従来行われていた炭酸水素ナトリウム（メイロン®）の投与などに
よる尿のアルカリ化は，高リン血症患者ではリン酸カルシウムの沈
着を促進する可能性が指摘されている．ラスブリカーゼ（ラスリ
テック®）は腫瘍崩壊症候群の危険性が高い症例への投与が推奨さ
れる．寛解導入療法中は好中球減少が遷延しステロイドが大量長期
に投与されることから細菌および真菌感染症が懸念される．抗菌薬，
抗真菌薬および G-CSF 製剤投与を適宜に投与して感染症対策を考
慮する必要がある．L-ASP 大量投与による凝固異常が認められる
ことから，出血および血栓の発症を考慮する．また，L-ASP 投与
による重症膵炎，あるいはコントロール困難な高血糖を認めた場合
には投与を中止する．さらにステロイドとくにデキサメタゾン
（DEX: デカドロン®）を大量投与した場合には骨壊死の発症頻度が
高まることが報告されている．骨壊死が認められた場合には安易な
治療の中断は原病の再発につながるため適切なマネージメントが必
要となる．ステロイド大量長期投与による脂肪肝のほか薬剤性の肝
障害が時に認められることがあり，プロトンポンプインヒビターと
アゾール系の抗真菌薬を中止することで肝障害が改善することがあ
る．また，寛解導入療法中および後に中枢神経病変を認めた場合に
は病勢進行に伴う中枢神経白血病，白質脳症のほか，一過性の脳浮
腫（posterior reversible encephalopathy syndrome: PRES）との
鑑別が必要となることがある．

　高齢者，合併症および臓器機能の低下を認める場合には，適宜に
投与量を調節することが必要となる．治療経過中に血液毒性あるい

は非血液毒性を認めた場合には，Common Terminology Criteria for Adverse Events（CTCAE）を参考にして治療の中止，休薬を行う．エビデンスのもとになった臨床試験の治療プロトコールにより grade 4 以上の血液毒性もしくは grade 3 以上の非血液毒性で治療中止する場合と一時休薬して grade 1 以下に回復した後に投与量を減量して治療を再開する場合などがあるが，個々の臨床経過を適切に評価して判断することが重要である．

6. Hyper-CVAD 療法 図13

L-アスパラギナーゼ製剤を含まない Hyper-CVAD 療法は MDACC が中心となって施行されている治療法で，BFM 骨格治療法と同等の成績が得られるとする報告[13] がある．Ara-C 大量療法

寛解導入療法, 地固め・強化療法												
第 1 コース			Day	1	2	3	4	11	12	13	14
ビンクリスチン	2mg/body	静脈内注射					↓	↓			
ドキソルビシン	50mg/m²	点滴 (2 時間)					↓				
シクロホスファミド	300mg/m²	点滴 (2 時間), 12 時間毎	↓↓	↓↓	↓↓	↓				
デキサメタゾン	40mg/body	内服あるいは静脈内注射	↓	↓	↓	↓	↓	↓	↓	↓

第 2 コース			Day	1	2	3
メトトレキサート	200mg/m²	点滴 (2 時間)		↓		
メトトレキサート	800mg/m²	24 時間持続点滴		↔		
シタラビン	3g/m²	点滴 (2 時間), 12 時間毎		↓	↓↓	↓↓
メチルプレドニゾロン	50mg/body	静脈内注射		↓↓	↓↓	↓↓

第 1 コースと第 2 コースを繰り返し, 計 8 コース行う

維持療法				
POMP 療法			Day	1
メルカプトプリン	1g/m²	点滴 (1 時間以上)		↓
メトトレキサート	10mg/m²	点滴 (1 時間以上)		↓
ビンクリスチン	2mg/body	静脈内注射		↓
プレドニゾロン	200mg/body	静脈内注射		↓

維持療法は毎月 1 回, 計 5 回行う

図13 Hyper-CVAD/HD-MTX-Ara-C 療法

と MTX 大量療法が含まれている. Ara-C 投与量は原著では $3g/m^2$ であるが, 本邦で認可されている量は $2g/m^2$ である.

7. Ara-C 大量療法時の注意点

眼障害が出現することがあるためステロイド点眼薬を予防点眼する. 悪心・嘔吐の予防として Ara-C 点滴前に $5\text{-}HT_3$ 受容体拮抗制吐薬を投与する. 薬剤熱, 発疹の予防が必要な場合にはハイドロコーチゾン 100mg を静注する. 意識障害, 痙攣発作, てんかん様発作を含む grade 3 以上の中枢神経症状が出現したときには以後の使用を中止し, 適切な処置を行う. 生命に危険を及ぼす恐れのある重篤な感染症を引き起こす可能性があるため, 無菌室管理下で中心静脈を確保して治療を行う. 体液貯留傾向があるため, 毎日体重測定を行い, 体液管理を厳重に行う.

8. MTX 大量療法時の注意点

MTX は投与 24 時間以内に 90％以上が尿中に排泄され, 尿が酸性に傾くと尿細管に MTX が結晶化することで腎毒性が出現する可能性がある. 胸水, 腹水などのサードスペースがあるときは, サードスペースが MTX のリザーバーとなり MTX の排泄遅延を生じるため, MTX 大量療法は行わない. 治療開始の前日より十分な補液, アセタゾラミド (ダイアモックス®) の投与を行い, 尿量を 3,000mL/day 以上, 尿 pH を 7.0 以上に保つ. フロセミドやエタクリン酸などのループ利尿薬は尿を酸性にするため投与しない. また非ステロイド系抗炎症薬は MTX の排泄を遅延させるため併用しない. スルファメトキサゾールトリメトプリム (ST 合剤: バクタ®) は 72 時間以上前から休薬する. MTX の血中濃度を測定して, ホリナートカルシウム (LV: ロイコボリン®) を投与する. 血中濃度が 0.1 μmol/L 未満になるまで LV レスキューを続ける. ST 合剤は LV 投与終了後より再開する. 口内炎, 下痢が起こったときは, LV 15mg

を 100mL の蒸留水に希釈して，1 日数回含嗽させ，そのまま飲み込ませる．口内炎のみのときは含嗽のみでよい．

【参考文献】

1) Inaba H, Greaves M, Mullighan CG. Acute lymphoblastic leukemia. Lancet. 2013; 381: 1943-55.

2) Arber DA, Orazi A, Hasserjian R, et al. The 2016 revision to the World Health Organization classification of myeloid neoplasms and acute leukemia. Blood. 2016; 127: 2391-405.

3) Hoelzer D, Bassan R, Dombret H, et al. Acute lymphoblastic leukaemia in adult patients: ESMO Clinical Practice Guidelines for diagnosis, treatment and follow-up. Ann Oncol. 2016; 27: v69-v82.

4) Coutre SE. Acute Lymphoblastic Leukemia in Adult. In: Green JP, et al, editors. Wintrobe's Clinical Hematology, 13 Edition. USA: Lippincott Williams & Wilkins, a Wolters Kluwer business; 2014. p.1556-76.

5) Ottmann OG, Druker BJ, Sawyers CL, et al. A phase 2 study of imatinib in patients with relapsed or refractory Philadelphia chromosome-positive acute lymphoid leukemias. Blood. 2002; 15: 1965-71.

6) Yanada M, Takeuchi J, Sugiura I, et al. High Complete remission rate and promising outcome by combination of imatinib and chemotherapy for newly diagnosed BCR-ABL-positive acute lymphoblastic leukemia: A Phase II Study by the Japan Adult Leukemia Study Group. J Clin Oncol. 2006; 24: 460-6.

7) Daver N, Thomas D, Ravandi F, et al. Final report of a phase II study of imatinib mesylate with hyper-CVAD for the front-line treatment of adult patients with Philadelphia chromosome-positive acute lymphoblastic leukemia. Haematologica.2015; 100: 653-61.

8) Nishiwaki S, Imai K, Mizuta S, et al. Impact of MRD and TKI on allogeneic hematopoietic cell transplantation for Ph + ALL: a study from the adult ALL WG of the JSHCT. Bone Marrow Transplant. 2016; 51: 43-50.

9) Pulte D, Gondos A, Brenner H. Improvement in survival in younger patients with acute lymphoblastic leukemia from the 1980s to the early 21st century. Blood. 2009; 113: 1408-11.

10) Stock W. Adolescents and young adults with acute lymphoblastic leukemia. Hematology Am Soc Hematol Educ Program. 2010; 21-9.

11) Hayakawa F, Sakura T, Yujiri T, et al. Markedly improved outcomes and acceptable toxicity in adolescents and young adults with acute lymphoblastic leukemia following treatment with a pediatric protocol: a phase II study by the Japan Adult Leukemia Study Group. Blood Cancer J. 2014; 4: e252.

Chapter 6 白血病治療の実際

12) Sakura T, Hayakawa F, Sugiura I, et al. Effectiveness of high-dose MTX therapy for adult Ph-Negative ALL by randomized trial: JALSG ALL202-O. 612. the 57th ASH Annual Meeting and Exposition (December 5-8, 2015) in Orlando, FL. (Abstract)

13) Rytting ME, Jabbour EJ, Jorgensen JL, et al. Final results of a single institution experience with a pediatric-based regimen, the augmented Berlin-Frankfurt-Münster (ABFM), in adolescents and young adults (AYA) with acute lymphoblastic leukemia (ALL), and comparison to the hyper-CVAD regimen. Am J Hematol. 2016; 91: 819-23.

〈今井陽俊〉

4. 骨髄異形成症候群 (MDS) の治療

1. 序論

　骨髄異形成症候群（myelodysplastic syndrome：MDS）は造血幹細胞の異常から生じるクローン性の腫瘍性疾患であり，造血不全と前白血病状態を特徴とする．MDS は発症年齢の中央値が 75 前後と高齢者に多く[1]，60 歳以上では 10 万人あたり年に 20～50 人の新規発症があると推測されている．一概に MDS といっても造血不全が主であり経過観察のみで 10 年以上生存するようなタイプもあれば，診断当初より芽球の増加が認められ診断後すぐに急性白血病に移行するタイプもあり幅広い病態を包括した疾患である．病型の分類は異形成の系統の数（1～3 系統），鉄芽球の増加の有無，芽球の割合などにより行われ，WHO2016 分類では 7 個のカテゴリーに分類されている 表5 ．造血幹細胞レベルの異常であるため根治治療は同種造血幹細胞移植（同種移植）しかないが，MDS 患者は高齢者が多く種々の合併症や臓器障害を有していることが多く，同種移植の適応となる MDS 症例は決して多くはない．同種移植非適応の MDS 患者の治療としては，輸血やサイトカイン（G-CSF，エリスロポエチンなど）による支持療法，主に造血促進を目的とした免疫抑制療法，主に白血病への移行を遅らせることを目的としたアザシチジン療法，5q- 症候群に対するレナリドミド療法などがある．MDS の特徴として造血不全と前白血病状態という異なる性質を有しており，病型によってどちらが予後により影響するのかが異なること，経過によってその性質が変化してゆくことが個々の症例の治療方針の決定をより複雑にしている．治療方針の決定には病型だけではなく，統計解析により明らかにされたリスク因子を用いた予後予測分類に基づいて行われることが多い．予後予測分類としては，染色体異常，芽球の割合，血球減少などによって合計スコアを算出

表5 MDS の病型分類（WHO 2016）

	病型	末梢血所見	骨髄所見
1	MDS with single lineage dysplasia (MDS-SLD)	1～2 系統の血球減少	1 系統のみの異形成 芽球＜5％
2	MDS with ring sideroblasts	芽球（－）	鉄芽球≧15％ SF3B1 遺伝子異常：鉄芽球≧5％ 芽球＜5％
3	MDS with multilineage dysplasia (MDS-MLD)		2 系統以上の異形成 芽球＜5％
4	MDS with excess blasts (MDS-EB-1)	2％≦芽球＜5％	5％≦芽球＜10％
5	MDS with excess blasts (MDS-EB-2)	5％≦芽球＜20％	10％≦芽球＜20％
6	MDS with isolated del (5q)		5q 欠失 （モノソミー7や7q 欠失以外の1個の染色体異常を有してもよい），芽球＜5％
7	MDS, unclassifiable (MDS-U)	血球減少，芽球＜2％	芽球＜5％

しリスク分類を行う IPSS（International prognostic scoring system），IPSS-R（Revised International prognostic scoring system, **表6**），WPSS（WHO-based prognostic scoring system，**表7**）などがある．このうち IPSS と IPSS-R は初診時のデータでリスクが規定されるのに対して，WPSS は経過中の任意の時点でのデータでのリスクを算出できるという利点がある．個々の症例においては治療を選択する際にはこのようなリスク分類が有用である一方で，MDS の患者は高齢であることが多いため，疾患側の因子以外にも合併症に有無，performance status（PS），ドナーの有無などの患者側の因子も併せて総合的に判断する必要がある．特に患者側の因子である合併症の有無を加味した一般的な評価方法として Charlson comorbidity index（CCI）があり[2]，CCI が MDS においても独立した予後因子であることが報告されている[3]．MDS では，疾患のリスク因子に患者側のリスク因子を加味して予後予測を行う MDS-CI が提唱されている[4] **表7**．

治療に方針の決定に際して IPSS, IPSS-R と WPSS 予後予測を

表6 IPSS-R

リスク因子	スコア						
	0	0.5	1	1.5	2	3	4
染色体異常	Very good		Good		Interme-diate	Poor	Very poor
骨髄中の芽球（%）	≦2		>2～<5		5～10	>10	
ヘモグロビン値（g/dL）	≧10		8～<10	<8			
血小板数（×10³/μL）	≧100	50～<100	<50				
好中球数（/μL）	≧800	<800					

Very good	-Y, del（11q）
Good	正常核型, del（5q）, del（12p）, del（20q）, del（5q）を含む2個の染色体異常
Intermediate	del（7q）, +8, +19, i（17q）, 1個または2個の染色体異常
Poor	-7, inv（3）/t（3q）/del（3q）, -7/del（7q）を含む2個の染色体異常, 3個の染色体異常
Very poor	4個以上の染色体異常

IPSS-Rリスク分類	スコア	OS中央値（年）	25% AML 移行の中央（年）
Very low	0～1.5	8.8	未到達
Low	2～3	5.3	10.8
Intermediate	3.5～4.5	3	3.2
High	5～6	1.6	1.4
Very High	≧6.5	0.8	0.7

用いる場合には，造血不全が中心の低リスク群と，造血不全に加えて白血病化の危険性が高く予後不良な高リスク群に分けることが多い．IPSS では予後は Low, Int-1, Int-2, High の4種類，IPSS-R と WPSS では Very low, Low, Intermediate, High, Very high の5種類のカテゴリーに分類されるが 表6, 7，一般的にはいずれの分類においても Very low, Low, Intermediate, Int-1 は低リスク群，それ以外は高リスク群に分類される．また，5番染色体欠失（5q- 症候群）については他と治療が異なる．このような分類を加味して各々についての治療を概説する．

Chapter 6 白血病治療の実際

表7 WPSS

リスク因子	スコア			
	0	1	2	3
WHO カテゴリー	RCUD, RARS, MDS with	RCMD	RAEB-1	RAEB-2
(WHO2008 分類)	isolated del (5q)			
染色体異常	Good	Intermediate	Poor	
貧血の有無 男性 　ヘモグロビン値＜9g/dL 女性 　ヘモグロビン値＜8g/dL	あり	なし		

WPSS リスク分類	スコア	OS 中央値 (年)	AML 移行の中央値 (年)
Very low	0	11.6	未到達
Low	1	9.3	14.7
Intermediate	2	5.7	7.8
High	3-4	1.8	1.8
Very High	5-6	1.1	1.0

2. 低リスク MDS の治療 (IPSS において Low, INT-1. IPSS-R/WPSS において Very low, Low, Intermediate)

　低リスク MDS では白血球減少，貧血，血小板減少といった血球減少の治療が主となる．貧血や血小板減少が高度で動悸や出血傾向などの症状があれば輸血などの支持療法が必要になるが血球減少が軽度で進行性でなければ治療は必ずしも必要ない．低リスク MDS では輸血以外の治療として，免疫抑制療法，赤血球造血刺激因子製剤 (エリスロポエチン関連製剤)，蛋白同化ホルモン療法[5]，ビタミン療法（ビタミン K，ビタミン D）[6] などがある．このうち，蛋白同化ホルモン療法やビタミン療法は副作用が軽微であるために実臨床において時に使用することがあるが，エビデンスが乏しいため海外やわが国でのガイドラインでは扱われていないことに注意を要する．また，アザシチジンも低リスク MDS に対する有効例の報告があるもののエビデンスは十分ではなく骨髄抑制や感染症などの重篤な有害事象も認められることからその使用については十分な検討が

表8 MDS-CI

合併症	定義	スコア
心機能	不整脈, 弁疾患, 冠動脈疾患, EF ≦ 50%	2
肝機能	慢性肝炎, 肝硬変, T-Bil ≧正常上限× 1.5, AST, ALT ≧正常上限× 2.5	1
呼吸機能	DLCO and/or 1 秒率< 80%	1
腎機能	クレアチン> 2mg/dL, 透析, 腎移植の既往	1
固形がん	非黒色腫皮膚癌以外の固形がんの既往	1

WPSS	MDS-CI	1 年 OS (%)	5 年 OS (%)
Very low/Low	Low (0)	99	81
	Intermediate (1～2)	95	62
	High (≧ 3)	74	-
Intermediate	Low	95	62
	Intermediate	81	32
	High	48	-
High/Very high	Low	73	23
	Intermediate	70	21
	High	43	-

必要である.

1. 免疫抑制療法 (immunosuppressive therapy: IST)

MDS に対するウマ抗胸腺グロブリン (ATG) とシクロスポリン (CSA) 併用療法群 (ATG＋CSA) と best supportive care (BSC) 群を比較する第 III 相試験では 6 カ月までに ATG＋CSA 群において有意な血液学的な改善 (ATG＋CSA 群 31% vs BSC 群 9%) を認めている. 60 歳以下, 輸血非依存, 骨髄芽球<5%, 正常核型, HLA-DR15 陽性, 骨髄低形成の MDS において ATG＋CSA 併用療法が有効であるといわれている[7].

2. 赤血球造血刺激因子製剤 (erythroid stimulating agents: ESAs)

MDS に対する ESA 製剤の効果はメタアナリシスにおいて, エポエチン・アルファ製剤で 57.6% (32～82%), ダルベポエチン製剤で 59.4% (40～74%) と報告されている[8].

Chapter 6 白血病治療の実際

ESA の効果は血中エリスロポエチン濃度が 500mU/mL 以下，1 カ月の赤血球輸血が 2 単位未満の患者で最も顕著であることが報告されており，血清 EPO 濃度と赤血球輸血頻度でスコア化（血清 EPO＜100；＋2，100〜500；＋1，＞500；-3，赤血球輸血回数＜2 単位；＋2，≧2 単位，-2）するとスコア 2 以上で 61％に，-1 以上の 14％に血液学的改善が認められている[9]．

3. 蛋白同化ホルモン療法（ダナゾールなど）

6 週間以上のダナゾール投与を行った 33 例の MDS の後方視的解析では 72％に血小板の増加が認められ，血小板輸血依存であった 9 例中 7 例が輸血不要となった．平均効果継続期間は 10 カ月であった[5]．本邦においてダナゾールの適応症は子宮内膜症であり，MDS に対する適応はない．また，ダナゾール使用に際しては血栓症の発症や男性化に注意が必要である．

4. ビタミン療法（ビタミン K，ビタミン D）

低リスク MDS に対するビタミン K とビタミン D の効果については，本邦での 58 例の低リスク MDS に対する第 II 相試験にて検討されている．16 週間のビタミン K 単独療法では奏効率は 13％であったが，ビタミン K とビタミン D の併用群では奏効率は 30％であった．この試験 55％に貧血の改善が，27％に血小板の増加が認められている．IPSS score が低い方（P＝0.028），あるいは，好中球数が少ない方（P＝0.007）により効果を認めた[6]．

5. アザシチジン療法

本邦において保険上では低リスク MDS にもアザシチジンの使用は可能であるが，一部に重篤な合併症が認められること，エビデンスに乏しいことから適応には注意を要する．低リスク MDS 74 例の後方視的解析では全奏効率は 45.9％であり，このうち完全寛解（CR）は 10.8％，部分寛解（PR）は 9.5％，血液学的改善は 20.3％に認められた．奏効期間中央値は 6 カ月であった．30 カ月での全

生存率（OS）は responder では 93.9％であるのに対して non-responder では 53.8％であった．さらに治療前に輸血依存であった responder の多くが輸血不要となった．一方，grade 3 以上の有害事象として 21.6％に骨髄抑制，6.8％に感染症を認めた[10]．

3. 高リスク MDS の治療（IPSS において INT-2,High. IPSS-R/WPSS において High, Very high）

　高リスク MDS では AML へ移行する可能性が高いため治癒や長期生存を目指すうえでは早期の同種造血幹細胞移植（移植）が望まれるが，染色体異常の有無や芽球の割合などの疾患側の因子だけではなく，年齢，performance status（PS），臓器障害や合併症の有無などの患者側の因子も予後に影響することから 60 歳以上の高齢者の移植の適応はそれらの因子を多角的に検討して決定する必要がある[1]．また，移植前の強力化学療法では治療関連死亡（TRM）が 10％以上と高率であることが報告されており注意を要する．高リスク MDS に対する中等量シタラビン（100mg/m^2/day, day 1～10）にアントラサイクリンを併用した，AML 治療に準じた強力化学療法では 4 年無病生存率（DFS）が 20％と報告されており移植非適応で若年であれば考慮すべき治療法と考えられる．少量シタラビン療法は血球減少が軽微であり重症感染症などの合併症が少なく比較的安全に施行できるため，実臨床においては高齢者に対して行うことも多い．少量シタラビン療法の全奏効率は約 30％，奏効期間は 6～9 カ月と報告されている．外来での治療が可能であるアザシチジンは移植非適応患者や高齢者 MDS の治療において QOL の維持に役立っている．さらに，モノソミーなどの予後不良の染色体異常を有する MDS に対しても効果を示すことも報告されている．さらに移植適応患者においても移植前のアザシチジン治療が有効であったとの報告もある．しかし一方で，アザシチジンによって重症感染症などの有害事象を起こすことがあり，いったんアザシチジン不応となった場合には有効な治療法はなく予後不良である．このこ

Chapter 6　白血病治療の実際

とから移植非適応例での治療の選択や移植前の寛解導入療法の選択を行ううえでアザシチジンの効果を予測するバイオマーカーの開発が待たれる.

1. 多剤併用療法 (強力化学療法)

　高リスク MDS に対する強力化学療法としては，主にシタラビン ($100 \sim 200 mg/m^2$, $5 \sim 10 days$) ＋アントラサイクリン (イダルビシン，ダウノルビシン，ミトキサントロン) ±フルダラビン，シタラビン＋トポテカン，シタラビン＋フルダラビンで検討が行われている. 510 人高リスク MDS に対する後方視的解析では，これらの治療によって CR は $52 \sim 56\%$ とレジメン間に差はなく，寛解時の治療関連死は $6 \sim 23\%$ に認められ，5 年 OS は 8% と報告されている[11]. また，寛解導入療法後に大量シタラビンによる地固め療法を行うと，4 年 DFS が 22%，4 年 OS が 27% と治療成績は良好であった. このような治療成績から European Leukemia Net では，同種移植の適格ドナーを有さず，骨髄中の芽球が 10% 以下で，合併症のない 65 歳以下の MDS では強力化学療法と大量シタラビンによる地固め療法を推奨している[12]. しかしながら –5 や –7 のような常染色体モノソミーを有する MDS では強力化学療法においても有意に寛解率が低く予後不良である[11].

2. 少量化学療法

　MDS では白血球減少を合併している例が多く，AML に準じた強力化学療法では感染症などの致死的な合併症を発症することも多いことから，シタラビンを $20 mg/m^2$/ 日，21 日間投与する，少量シタラビン療法などの治療強度の低い治療が行われることもある. いくつかの臨床試験では，奏効率は $30 \sim 40\%$，PFS は $6 \sim 9$ カ月と一定の治療効果が認められているものの，血小板減少を有する例や 2 個以上の染色体異常を有する例では効果は乏しいと報告されている[13].

3. 低メチル化薬（アザシチジン）

遺伝子解析技術の進歩によって MDS の発症や進展に関わる遺伝子異常が明らかになりつつある．その中でも DNA やヒストンのメチル化制御などエピジェネティックに関わる遺伝子の変異が見出され，それらの遺伝子変異が MDS の病態と密接に結びついていることがわかってきている．これらの知見から，MDS の病態に基づいた治療薬として低メチル化薬であるアザシチジン（AZA）が開発され，高リスク MDS に対して従来の治療に比べ OS の延長や血球減少の改善効果をもたらすことが大規模比較試験（AZA-001 試験）において明らかにされた[14]．強力化学療法や少量シタラビンなどによる従来の治療群では OS 中央値が 15 カ月であったのに対して，AZA 治療群では OS 中央値が 25 カ月であった．他の報告として RAEB-t 63 例を含む高リスク MDS 282 例（年齢中央値 71 歳，20〜89 歳）に対するアザシチジン治療（$75mg/m^2$/ 日，7 日間，28 日ごと）の後方視的解析があり，この報告では 28％に PR 以上の効果を（CR 14％，marrow CR 11％，PR 3％），15％に血液学的改善を認めた．OS 中央値は 13.5 カ月であり，HI 以上効果が得られた 43％の responder における奏効期間中央値は 9.5 カ月であった[15]．他の報告でも OS 中央値は 15 カ月前後のものが多く，むしろ，このような結果の方が実臨床での効果をよりよく反映しているものと考えられる．

4. 同種造血幹細胞移植

MDS の唯一の根治療法は同種造血幹細胞移植（移植）であるが，MDS 自体が予後の異なるヘテロな集団であること，高齢発症のためさまざまな臓器障害を有していること，移植自体にも GVHD や感染症など重篤な有害事象があり移植関連死が 30〜40％に認められることなどから，移植の適応と移植のタイミングは患者ごとに検討される．予後に影響する因子として疾患側の因子と患者側の因子に分けられ，疾患側の主な因子としては，MDS の種類，IPSS，IPSS-R，WPSS，染色体異常などがあり，患者側の因子としては年齢，

Chapter 6　白血病治療の実際

合併症の有無, HLA 一致血縁ドナーの有無, 鉄過剰などがある. 予後に影響する因子が多種にわたり経過によって疾患の状態や患者側の状態が変化するため予後を予測し適切な時期に移植をするのは容易ではない. 移植のタイミングを決定する際の指標として life expectancy（余命）を考慮にいれた検討が行われており, 高リスク（IPSS の High, Int-2）では早急な移植によって life expectancy が最長になる一方で, 低リスク（IPSS の Low, Int-1）では疾患の進行を待って移植を行った方が life expectancy が伸びることが報告されている[16]. 疾患側の因子として特に, -7 などの常染色体モノソミーが予後不良因子として抽出されている[17]. 患者側の因子として合併症の有無は重要であるが, 予後予測としての合併症の指標として移植に特化した HCT-CI も報告されている[18]. さらに最近, 2000 例を超える MDS の移植例の解析から年齢やモノソミーの有無など, 5 つのリスク因子を使用した移植前スコアリングシステムが報告されている[19]. このようなスコアリングシステムも移植の是非を決定するうえで参考になると考えられる. 移植前に疾患コントロール目的で行うアザシチジン療法は, 従来の化学療法と比して移植後の OS, EFS, 無再発死亡率に影響を及ぼさず疾患の進行抑制に有用であったと報告されているが[20], アザシチジン不応となった後に移植を施行した例は予後不良と報告されており注意を要する[21].

4. 5q-MDS の治療

　5q-MDS に対するレナリドミドの有効性は複数の臨床試験において明らかになっていることから, 5q-MDS に対する治療の第一選択はレナリドミド治療である. RBC 輸血依存の IPSS Low あるいは intermediate-1 の 5q-MDS に対するレナリドミドの効果を検討した第 III 相試験（MDS-003 試験）では 71.6％に効果が認められた. このうち 8 週間以上の RBC 輸血不要（responder）となったのは 65.5％で, その持続期間は 2.2 年であった. OS は responder で 4.3

年, non-responder では 2 年であった. 細胞遺伝学効果は 50％に認められ, その群での全生存率は 4.9 年であった. レナリドミド群での AML への移行率は 25.1％であった[22, 23].

【参考文献】

1) Malcovati L, Hellstr E, Bowen D, et al. Diagnosis and treatment of primary myelodysplastic syndromes in adults: recommendations from the European LeukemiaNet. Blood. 2016; 122: 2943-65.

2) Extermann M. Measuring comorbidity in older cancer patients. Eur J Cancer. 2000; 36: 453-71.

3) Buckstein R, Wells RA, Zhu N, et al. Patient-related factors independently impact overall survival in patients with myelodysplastic syndromes: an MDS-CAN prospective study. Br J Haematol. 2016; 174: 88-101.

4) Della Porta MG, Alessandrino EP, Bacigalupo A, et al. Predictive factors for the outcome of allogeneic transplantation in patients with MDS stratified according to the revised IPSS-R. Blood. 2014; 123: 2333-42.

5) Chan G, DiVenuti G, Miller K. Danazol for the treatment of thrombocytopenia in patients with myelodysplastic syndrome. Am J Hematol. 2002; 71: 166-71.

6) Akiyama N, Miyazawa K, Kanda Y, et al. Multicenter phase II trial of vitamin K2 monotherapy and vitamin K2 plus 1？？-hydroxyvitamin D3 combination therapy for low-risk myelodysplastic syndromes. Leuk Res. 2010; 34: 1151-7.

7) Passweg JR, Giagounidis AAN, Simcock M, et al. Immunosuppressive therapy for patients with myelodysplastic syndrome: a prospective randomized multicenter phase III trial comparing antithymocyte globulin plus cyclosporine with best supportive. 2016; 29: 303-9.

8) Moyo V, Lefebvre P, Duh MS. Erythropoiesis-stimulating agents in the treatment of anemia in myelodysplastic syndromes: a meta-analysis. Ann Hematol. 2008; 527-36.

9) Hellström-Lindberg E, Gulbrandsen N, Lindberg G, et al. A validated decision model for treating the anaemia of myelodysplastic syndromes with erythropoietin + granulocyte colony-stimulating factor: significant effects on quality of life. Br J Haematol. 2003; 1037-46.

10) Musto P, Maurillo L, Spagnoli A, et al. Azacitidine for the treatment of lower risk myelodysplastic syndromes: A retrospective study of 74 patients enrolled in an Italian named patient program. Cancer. 2010; 116: 1485-94.

11) Kantarjian H, Beran M, Cortes J, et al. Long-term follow-up results of the combination of topotecan and cytarabine and other inten-

Chapter 6　白血病治療の実際

sive chemotherapy regimens in myelodsplastic syndrome. Cancer. 2006; 106: 1099-109.

12) Malcovati L, Hellstr E, Bowen D, et al. Diagnosis and treatment of primary myelodysplastic syndromes in adults: recommendations from the European LeukemiaNet. 2013; 122: 2943-64.

13) Zwierzina H, Suciu S, Neuwirtova R, et al. Low-dose cytosine arabinoside (LD-AraC) vs LD-AraC plus granulocyte/macrophage colony stimulating factor vs LD-AraC plus Interleukin-3 for myelodysplastic syndrome patients with a high risk of developing acute leukemia: final results of a randomized. Leukemia. 2005; 1929-33.

14) Fenaux P, Mufti GJ, Hellstrom-Lindberg E, et al. Efficacy of azacitidine compared with that of conventional care regimens in the treatment of higher-risk myelodysplastic syndromes: a randomised, open-label, phase III study. Lancet Oncol. 2009; 10: 223-32.

15) Itzykson R, Thépot S, Quesnel B, et al. Prognostic factors for response and overall survival in 282 patients with higher-risk myelodysplastic syndromes treated with azacitidine. Blood. 2011; 117: 403-11.

16) Cutler CS, Lee SJ, Greenberg P, et al. A decision analysis of allogeneic bone marrow transplantation for the myelodysplastic syndromes: delayed transplantation for low-risk myelodysplasia is associated with improved outcome. Blood. 2017; 104: 579-86.

17) Alessandrino EP, Giovanni M, Porta D, et al. WHO classification and WPSS predict posttransplantation outcome in patients with myelodysplastic syndrome: a study from the Gruppo Italiano Trapianto di Midollo Osseo (GITMO). Blood. 2017; 112: 895-903.

18) Sorror ML, Maris MB, Storb R, et al. Hematopoietic cell transplantation (HCT)-specific comorbidity index: a new tool for risk assessment before allogeneic HCT. Blood. 2005; 106: 2912-9.

19) Shaffer BC, Ahn KW, Hu Z, et al. Scoring system prognostic of outcome in patients undergoing allogeneic hematopoietic cell transplantation for myelodysplastic syndrome. J Clin Oncol. 2016; 34: 1864-71.

20) Damaj G, Duhamel A, Robin M, et al. Impact of azacitidine before allogeneic stem-cell transplantation for myelodysplastic syndromes: a study by the Société Française de Greffe de Moelle et de Thérapie-Cellulaire and the Groupe-Francophone des Myélodysplasies. J Clin Oncol. 2012; 30: 4533-40.

21) Prébet T, Gore SD, Esterni B, et al. Outcome of high-risk myelodysplastic syndrome after azacitidine treatment failure. J Clin Oncol. 2011; 29: 3322-7.

22) Fenaux P, Giagounidis A, Selleslag D, et al. A randomized phase 3 study of lenalidomide versus placebo in RBC transfusion-dependent patients with Low- / Intermediate-1-risk myelodysplastic syndromes with del5q. Blood. 2011; 118: 3765-77.

23) List a F, Bennett JM, Sekeres M a, et al. Extended survival and reduced risk of AML progression in erythroid-responsive lenalidomide-treated patients with lower-risk del (5q) MDS. Leukemia. 2014; 28: 1033-40.

〈多林孝之〉

Chapter.

7

化学療法患者の看護のポイント

　白血病の治療は，total cell kill（白血病細胞の根絶）という理念に基づいて強力な抗がん剤を多剤併用する化学療法が中心である．急性白血病の場合，無治療のままでいると数週間〜数カ月以内に生命の危機に陥る可能性があるので，診断されたら速やかに寛解導入療法，寛解後療法と繰り返し化学療法をする必要がある．そのため，さまざまな有害事象の出現，長期間にわたる治療のため化学療法に従事する医療スタッフは，抗がん剤についての知識を十分に備える必要がある．特に看護においては，患者や家族との密接なコミュニケーションをとり，治療をしながらの生活を長期的に支援するという重要な役割が求められる．化学療法の予定，患者の病態把握，抗がん剤の副作用についての的確な情報，知識を得るとともに看護計画を立案し，治療の全般を見通し看護を提供する必要がある．また，高齢患者，終末期の患者に関しても細やかな配慮とともに安心感を与える看護が必要である．

1. 化学療法による副作用出現時の看護

　白血病の化学療法は，強力な抗がん剤を多剤併用する治療になる．化学療法は，体内の細胞分裂の盛んな細胞を攻撃しがん細胞を死滅させる．しかし，がん細胞だけでなく正常細胞でも分裂速度の速い血液細胞，胃腸粘膜，毛母細胞などは抗がん剤の影響を受けやすいため副作用が出現する．そのため，化学療法の内容を確認し起こりやすい副作用を予測し発生の時期，症状の程度や予防，症状出現時の準備をするために専門知識を十分に備え対応していくことが肝要である．

表1	Grade の定義
grade	定義
1	軽症；症状がない，または軽度の症状がある；臨床所見または検査所見のみ；治療を要さない
2	中等症；最小限 / 局所的 / 非侵襲的治療を要する；年齢相応の身の回り以外の日常生活動作の制限
3	重症または医学的に重大であるが，ただちに生命を脅かすものではない；入院または入院期間の延長を要する；活動不能 / 動作不能；身の回りの日常生活動作の制限
4	生命を脅かす；緊急処置を要する
5	有害事象による死亡

治療中に生じた有害事象のアセスメントを行うために国際的共通基準として，米国国立癌研究所が作成した CTCAE（common terminology criteria for adverse events）version4.0 が用いられることがある．カテゴリー（血液，造血，出血，感染など），有害事象（治療に際して観察される有害な症状，異常値など），grade（重症度を段階に分けて評価）から構成される．患者の病態を把握し看護計画を立案する際に有用である．

1. 悪心・嘔吐

抗がん剤投与による悪心・嘔吐の発生機序は 図1 ，抗がん剤が血液を介して第四脳室最後野の化学受容器引金帯（chemoreceptor trigger zone: CTZ）を直接刺激し嘔吐中枢に伝達され嘔吐が引き起こされる．抗がん剤投与により腸管に産生されたセロトニンが消化管粘膜の神経末端に存在するセロトニン（$5-HT_3$）受容体と結合し迷走神経求心路を経て嘔吐を誘発する．さらに抗がん剤の投与により腸管や脳に存在する神経伝達物質であるサブスタンス P が分泌される．サブスタンス P は，CTZ や嘔吐中枢のニューロキニン 1（NK_1）受容体と結合することにより嘔吐を誘発されることが考えられる．その他に記憶や感覚，不安や恐怖などの精神的な要因により大脳や前庭を通って嘔吐中枢を刺激し嘔吐を誘発する予期性悪心・嘔吐がある[1]．

悪心・嘔吐を起こしやすい抗がん剤が知られており患者によって

◆ **Chapter 7** 化学療法患者の看護のポイント

表2 **CTCAE による副作用の評価**

（version4.0 日本語訳 JCOG/JSCO 版より抜粋，改変）

有害事象	grade 1	grade 2	grade 3	grade 4	grade 5
悪心	摂食習慣に影響のない食欲低下	顕著な体重減少，脱水または栄養失調を伴わない経口摂取量の減少	カロリーや水分の経口摂取が不十分；経管栄養/TPN/入院を要する	—	—
嘔吐	24 時間以内に1～2 エピソードの嘔吐（5 分以上間隔が開いたものをそれぞれ 1 エピソードとする）	24 時間に3～5 エピソードの嘔吐	24 時間に6 エピソード以上の嘔吐；TPN または入院を要する	生命を脅かす；緊急処置を要する	死亡
口内粘膜炎	症状がないまたは軽度の症状がある；治療を要さない	中等度の疼痛；経口摂取に支障がない；食事の変更を要する	高度の疼痛；経口摂取に支障がある	生命を脅かす；緊急処置を要する	死亡
下痢	ベースラインと比べて<4 回/日の排便回数の増加；ベースラインと比べて人工肛門からの排泄量が軽度に増加	ベースラインと比べて 4～6 回/日の排便回数増加；人工肛門からの排泄量が中等度増加	ベースラインと比べて 7 回/日以上の排便回数の増加；便失禁；入院を要する；人工肛門からの排泄が高度に増加；身の回りの日常生活動作の制限	生命を脅かす；緊急処置を要する	死亡
脱毛症	遠くからではわからないが近くで見ると正常よりも明らかな 50％以下の脱毛；脱毛を隠すためにかつらやヘアピースは必要ないが，通常と異なる髪形が必要となる	他人にも容易に明らかな 50％を超える脱毛；患者が脱毛を完全に隠したいと望めば，かつらやヘアピースが必要；社会心理学的な影響を伴う	—	—	—

　個人差があるが，ある程度は予測が可能である 表3 ．そのため，患者が使用する抗がん剤の症状出現の可能性を理解しておくことが重要になる．

　悪心・嘔吐は，多大な苦痛を伴う症状であり QOL を低下させる要因になる場合や今後の治療継続が困難になる場合がある．治療開始前には，患者や家族に対しオリエンテーションを実施し治療内容

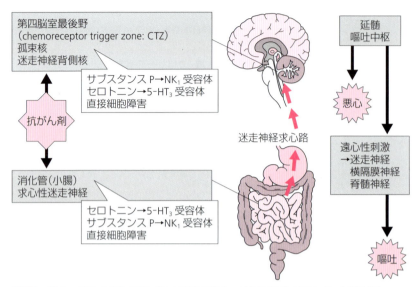

図1　悪心・嘔吐の発生機序（日本癌治療学会．がん診療ガイドラインより抜粋）

や症状の出現の可能性，対処方法などの情報を伝える必要がある．

　治療の内容に従って，予防的に制吐薬を確実に投与する．制吐薬投与後も化学療法によりさらに悪心・嘔吐が生じた際には，追加投与を行い症状緩和や不安の軽減に努める．

　制吐薬の予防投与を行っても悪心・嘔吐が改善されない場合，他に原因（消化管閉塞・頭蓋内圧亢進・電解質異常・オピオイドなど）がないか検索する必要がある．

看護のポイント

①化学療法のスケジュールにより，いつ頃，どの程度の悪心・嘔吐が生じる可能性があるのか，あらかじめ情報を得ておく．
②悪心・嘔吐の有無，頻度，持続時間，患者の苦痛のレベル，誘発要因，過去の治療時の症状などアセスメントする．
③嘔吐により脱水が進行する場合があり，バイタルサイン，尿量，体重の変化，血液検査ではNa, K, Clなどの電解質異常やBUN，クレアチニンの解離などの所見を見逃さないようにする．

◆ **Chapter 7** 化学療法患者の看護のポイント

④食事摂取量，栄養状態，排便状況を把握する．

⑤患者へ制吐薬の予防投与を行うこと，悪心・嘔吐が生じたらすぐに知らせるよう説明する．

⑥ガーグルベースンを手元に置き，嘔吐した場合は速やかに吐物

表3 悪心・嘔吐を起こす主な抗がん剤

（日本癌治療学会．がん診療ガイドラインより一部抜粋　改変）

リスク	薬剤
高リスク > 90%	シクロホスファミド（≧ 1500mg/m²），シスプラチン，ダカルバジンなど
中等度リスク 30〜90%	イダルビシン，イホスファミド，カルボプラチン，シタラビン（≧ 200 mg/m²），シクロホスファミド（<1500mg/m²），ダウノルビシン，ドキソルビシン，ブスルファン，メトトレキサート（≧ 250mg/m²），メルファラン（≧ 50mg/m²）など
軽度リスク 10〜30%	エトポシド，シタラビン（100〜200mg/m²），マイトマイシン C，ミトキサントロン，メトトレキサート（50〜250mg/m²）など
最小度リスク <10%	ビンクリスチン，ビンブラスチン，フルダラビンン，ブレオマイシン，ボルテゾミブ，メトトレキサート（≦ 50mg/m²），リツキシマブなど

表4 悪心・嘔吐の分類

急性悪心・嘔吐	抗がん剤投与後 24 時間以内に出現
遅発性悪心・嘔吐	抗がん剤投与開始後，24 時間以降に出現し 1 週間程度持続
予期性悪心・嘔吐	抗がん剤のことを考えただけで誘発される．化学療法開始前より発現することもある．

表5 制吐薬（日本癌治療学会．がん診療ガイドラインより一部抜粋　改変）

分類	薬剤名
副腎皮質ステロイド	デキサメタゾン，メチルプレドニゾロン
5-HT₃ 受容体拮抗薬	アザセトロン，インジセトロン，オンダンセトロン，グラニセトロン，パロノセトロン，ラモセトロン
NK₁ 受容体拮抗薬	アプレピタント，ホスアプレピタント
ドパミン受容体拮抗薬	ドンペリドン，メトクロプラミド
ベンゾジアゼピン系抗不安薬	アルプラゾラム，ロラゼパム
フェノチアジン系抗精神病薬	プロクロルペラジン，クロルプロマジン
ブチロフェノン系抗精神病薬	ハロペリドール
5-HT₃ 受容体・ドパミン受容体拮抗薬	リスペリドン
多受容体作用精神病薬（MARTA）	オランザピン
プロピルアミン系抗ヒスタミン薬	クロルフェニラミン

＊悪心・嘔吐の分類，発生機序や背景によって制吐薬を選択する

JCOPY 498-22508

を処理し環境整備に努める．悪心・嘔吐が続く場合は制吐薬の追加などを行う．

⑦食事摂取が困難になってきたら，患者の食べたいものを食べたいときに少量ずつ摂取してもらう．

⑧患者の治療に対する不安などの気持ちを受け止め苦痛緩和を行い，少しでもリラックスして治療を受けることができるよう環境を整える．

2. 白血球減少時の感染予防

化学療法では，腫瘍細胞だけでなく細胞分裂が盛んな血液細胞にも影響を及ぼすため，白血球・赤血球・血小板が減少し骨髄抑制が生じる．白血病の化学療法では，CTCAE で grade 3 以上 表6 の重症に分類される有害事象を生じることがしばしばである．好中球減少時の感染症合併では，患者は容易に敗血症や重篤な肺炎を合併しやすいため，生命にかかわる重篤な状態に発展する可能性がある．通常では問題にならない常在菌から重篤な感染症を引き起こすことがある．そのため感染症予防のための手洗いや含嗽，全身の保清を心がけなければならない．患者自身にも感染のリスク，予防の必要性を説明し，感染予防行動が習慣化するよう支援していく必要がある 表7 ．医療者全員の高い意識が必須であり，標準予防策（スタン

表6 **CTCAE による骨髄抑制の評価**（version4.0 日本語訳　JCOG/JSCO 版より改変）

有害事象	grade 1	grade 2	grade 3	grade 4	grade 5
白血球減少	＜施設基準下限値～3000/mm^3	＜3000～2000/mm^3	＜2000～1000/mm^3	＜1000/mm^3	—
好中球減少	＜施設基準下限値～1500/mm^3	＜1500～1000/mm^3	＜1000～500/mm^3	＜500/mm^3	—
血小板数減少	＜施設基準下限値～75000/mm^3	＜75000～50000/mm^3	＜50000～25000/mm^3	＜25000/mm^3	—
貧血	Hb＜施設基準下限値～10.0g/dL	Hb＜10.0～8.0g/dL	Hb＜8.0～6.5g/dL	生命を脅かす；緊急処置を要する	死亡

◆ **Chapter 7** 化学療法患者の看護のポイント

表7 白血球減少時の感染予防対策

感染予防行動の指導と実践	● パンフレットなどで，わかりやすい方法で説明し感染予防行動の啓発に努める． ● 感染兆候を見逃さないためにも毎日，体温を測定する． ● 外出後，排泄後，食事前などハンドソープを泡立てて手を洗い，ハンドクリームを塗り保湿に努める． ● 起床時や食事前後や外出後はうがいをするよう指導する． ● 毎食後，ヘッドが小さく柔らかい歯ブラシを使用し歯磨きをする． ● 治療開始前に齲歯などの治療をすませ，歯科医師や歯科衛生士と連携しブラッシング指導を受けておく． ● 肛門部，陰部の感染を予防するためシャワーや入浴（状態によっては陰部洗浄）を行う．排泄後は，ウォシュレットを使用する．
行動制限	● 移動は必要最小限とする． ● 移動時，面会時にはマスクを着用する． ● ウイルス感染のおそれのある人の面会を制限する． ● 好中球減少時は外出を控え，人混みを避ける． ● 食事は，新鮮なもの加熱食などを摂取してもらう．
環境整備	● 生花，埃の原因になりやすい物品のもち込みを制限する． ● 床に物をおかないようにする． ● 埃がたまらないようにこまめに清掃をする． ● 好中球減少時には，ペットとの接触や庭仕事などは避ける．

＊強力な化学療法により，アスペルギルスなどの真菌感染のリスクが高い場合は，HEPA フィルターの装備のある部屋にする．

表8 リスクに応じた感染予防対策 (NCI-CTCAE Ver.4.0)

好中球数	感染予防対策
1000～2000/μL （grade 1～2）	・特別な感染予防対策は必要なし． ・基本的な感染予防策を実施．
500～1000/μL （grade 3）	・外因的に感染しやすい経路の感染予防が必要． ・易感染状態であるため，外出時はマスクを着用． ・食事は新鮮なものを加熱して摂取．
<500/μL （grade 4）	・内因性に敗血症などの重篤な感染症を起こしやすい． ・個室や HEPA フィルターを装備した部屋への隔離が必要．

ダードプリコーション）ならびに感染経路別予防策を徹底し，患者にとって清潔で安全な療養環境を提供するよう援助する 表8.

　化学療法に際しては，点滴，中心静脈カテーテルの留置や時に尿道カテーテルを留置している場合があり，感染の原因となりやすい．正しい取扱いとともに日々観察を行い感染兆候があった場合は，速やかに対処しなければならない．腸炎，膀胱炎なども起こしやすいため，排便，排尿状態を把握しておく．

白血球減少時の発熱時には，菌血症，肺炎などの状態を想定し速やかにバイタルサインを確認するとともに，血液培養，レントゲンなどの必要な検査を行い，抗菌薬を開始する必要がある．安静や解熱剤使用などにより患者の苦痛の軽減に努めていかなければならない．

看護のポイント
①治療内容による白血球減少の時期や程度，回復の見込みを把握する．
②白血球数，好中球数，CRP などの血液検査や口腔，咽頭，尿，便などの培養検査の確認．
③カテーテル部位や創のある部位の感染症状の確認．
④発熱，疼痛，腫脹などの症状の観察．
⑤口腔内，皮膚，肛門，陰部の保清状態．
⑥発熱時は迅速に対応し医師に指示を仰ぐ．
⑦感染症に対する標準予防策を遵守し患者，家族へ感染予防行動について説明する．
⑧好中球減少時の患者の安静度，食事制限などを考慮する．
⑨発熱時の転倒防止など患者の安全に配慮し環境整備に努める．

3. 出血傾向

白血病では骨髄や末梢血で白血病細胞が増加し正常造血の抑制，抗がん剤による骨髄抑制での血小板減少，播種性血管内凝固症候群（DIC）により，患者は高度の出血傾向に陥ることがある．止血機構が障害されているため，わずかな外力での出血や明らかな原因がわからない出血を起こすことがある．血小板減少症や血小板機能異常症では，皮膚に点状出血や斑状出血，凝固因子の異常では，筋肉内出血や関節内出血などが特徴的である．血小板 1 万 /μL 未満では，内臓出血や脳出血のリスクが高まる．その他，鼻出血，歯肉や口腔粘膜の出血，肛門部の出血，血尿，女性では月経時の大量出血などを生じる可能性もある．そのため患者の出血傾向，出血症状の

Chapter 7　化学療法患者の看護のポイント

観察が重要である**図2**．また，転倒による頭部打撲で致命的となる場合もあり安静など行動制限の必要性を説明し理解を得る必要がある．患者や家族は持続的な出血があると生命の危機に陥るという不安や恐怖に駆られるため，精神的な援助をすることも欠かせない．

看護のポイント

①血液検査により血小板数，凝固データを確認する．血小板輸血，新鮮凍結血漿輸血など輸血がある場合は，スケジュールを把握する．

②全身の皮膚・粘膜の出血の有無を観察する．出血斑がある場合，マーキングし出血の拡大がないか観察する．

③血尿・血便がないか観察する．

④出血している場合は，持続時間や出血量，血液の性状を観察する．

⑤バイタルサインを確認し異常の早期発見に努める．

⑥凝固異常がある場合，筋肉注射は重篤な深部出血を起こす可能性があり避ける．

⑦脳出血や肛門出血の予防のために便秘や努責を避ける必要があり，スムーズな排便を促すため水分摂取や下剤の使用を検討する．

⑧肛門部の損傷を予防するためグリセリン浣腸は避ける．

⑨血圧測定時の加圧や採血時の駆血は短時間とし皮下出血を避ける．採血や観血的処置の後の止血確認を徹底し，再出血の可能性を患者へ説明する．

⑩粘膜を傷つけないよう超軟毛の歯ブラシを使用し口腔ケアを指導する．

⑪転倒，打撲防止のための環境整備や行動制限を考慮する．

⑫出血時には速やかに圧迫，冷却など適切な対応を行う．

⑬出血部位は，感染のリスクがあるため清潔に保つ．

⑭出血が持続している場合，患者や家族は不安を抱えているため，思いやりのある言葉かけや説明を行う．

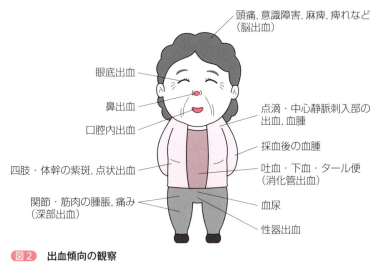

図2 出血傾向の観察

4. 貧血

　白血病や化学療法での骨髄抑制で赤血球・ヘモグロビン減少が生じる．貧血とは，赤血球の中のヘモグロビンが酸素を体内の組織に運ぶ役割があるため，ヘモグロビン低下が生じると十分な酸素を運搬する能力が低下する．そのため，身体は酸素量を増加させようとし動悸や息切れの症状が出現する．

　赤血球の寿命は120日と長いため抗がん剤による影響はすぐには出現しないが，抗がん剤治療開始後，1〜2週間で赤血球減少が生じる．動悸，息切れなどの症状を自覚し進行すると心不全や呼吸不全に至る場合がある．患者に貧血の状態を説明し活動制限が生じることに理解を求めなければならない．移動時の車いすなどの配慮をして心臓への負担を軽減する必要がある．

看護のポイント[1, 4]

　①血液検査では赤血球数，ヘモグロビン量，ヘマトクリット値，網赤血球数，赤血球指数，血清鉄などの確認をする．赤血球輸血がある場合は，スケジュールを確認する．

Chapter 7　化学療法患者の看護のポイント

②バイタルサインと倦怠感，動悸，息切れ，めまい，頭痛，ふらつきなどの自覚症状を確認する．

③全身状態の観察（顔色・爪の状態・頭痛・耳鳴・末梢冷感の有無など）．

④貧血症状出現時には，安静や休息をとる．

⑤患者へ症状が進行したときの危険性や転倒防止などを説明し，移動時の車いす使用などに理解を得てもらう．

5. 口内炎

　口腔粘膜は，7～14日の周期で細胞分裂を繰り返しているため抗がん剤の影響を受けやすい．好中球減少による易感染状態では，口腔内の常在菌や口内炎の傷からの感染が生じる．苦痛のため経口摂取が困難になり全身状態の悪化を招く場合もある．そのため，化学療法に際して口腔ケアは非常に重要である．患者によっては，重要性を認識していない場合やイメージがわかないこともあるため，繰り返し説明し治療開始前より口腔ケアを習慣化させる必要がある．

　単球性白血病などの一部の白血病では，発症時に白血病細胞の浸潤による歯肉腫脹を合併し，治療前から高度の疼痛や感染合併を伴い時に歯科受診が必要となる場合もある．

　一部の抗がん剤使用時に口腔内を氷で冷却することとで，口内炎予防効果が報告されている．口内炎が重篤化し摂食とともに飲水，薬の内服も困難となり，鎮痛剤を使用する場合もある．主治医，栄養士，薬剤師，歯科スタッフと連携して，食事の内容，服薬，口腔の処置を検討することが望ましい．

看護のポイント

①口腔内（口内炎のレベル，出血の有無，舌苔の有無，疼痛の有無，口腔内乾燥など）の観察．

②歯科医師，歯科衛生士などの専門スタッフによるブラッシング指導を受け，正しい口腔ケアの方法を習得し習慣化させる．鏡を使用しながらブラッシングし，口腔内のセルフチェックを患

203

者自身が行えるよう指導する.

③患者自身が主体的に口腔ケアを実施していくことが重要であり，口内炎で口腔ケアが怠り始めたときには，看護師が支援をしながらケアが継続できるように努める.

④齲歯や歯周病は，感染源となるため治療開始前には歯科受診をする.

⑤粘膜障害時には超軟毛の歯ブラシや綿棒を使用し歯肉や頬粘膜を傷つけないように口腔ケアを行う.

⑥義歯が合わない場合は，無理に使用しないよう指導する.

⑦口腔内の細菌や乾燥防止のため，起床時，毎食後，就寝前，夜間覚醒時など含嗽を頻回に行う. 口唇の乾燥予防のため，含嗽後や乾燥を自覚したときなど常にリップクリームやワセリンを使用し保湿に努める.

⑧口腔内の疼痛が強い場合は，生理食塩水での含嗽や局所麻酔入りの含嗽液を使用してから口腔ケアを行うなど工夫をする.

⑨食事の摂取状況を把握し患者の希望により，低刺激で軟らかい食事などに変更する.

6. 下痢

抗がん剤の影響により消化管の運動を抑制する副交感神経が影響を受け，腸蠕動が亢進することによる下痢の出現，白血球減少により腸管感染を起こし下痢が出現する. 抗がん剤の内容により1日に何回もの水様性下痢を合併する場合があるため，脱水状態を確認し輸液などの必要性を検討する. 頻回の下痢では，肛門周囲の皮膚トラブルや感染症を生じないように肛門部のケアをしていかなければならない.

感染性腸炎が疑われる場合には，止痢剤は病勢を悪化させる可能性もあるため薬剤の使用については，主治医に相談しながら検討する. また，白血病治療中には，抗菌薬使用頻度が多く, *Clostridium difficile* による偽膜性腸炎を合併することがまれではなく，培養検査の結果を確認し適切な対応が必要である.

◆　Chapter 7　化学療法患者の看護のポイント

看護のポイント

①下痢の症状，回数を把握し脱水症状の有無を確認する．バイタルサイン，体重の変化を観察する．

②血清 Na, K, Cl, BUN，クレアチニン，総蛋白，アルブミンなどにより脱水や栄養障害の進行を確認する．

③食事摂取が可能か否かを患者と相談し低刺激食への変更や一時食事を中止し，点滴や高カロリー輸液などを考慮する．

④便培養を提出し細菌感染や偽膜性腸炎の可能性を検討する．

⑤肛門部の清潔を保つよう患者への指導を行い必要に応じて，病変をチェックする．

⑥止痢剤，整腸剤，鎮痛剤などの使用を医師と検討する．

7. 脱毛

　毛母細胞は細胞分裂が盛んなため抗がん剤の影響を受けやすく，細胞分裂が抑制され脱毛が生じる．毛母細胞への影響は一時的であるため，脱毛は可逆的である．化学療法を開始すると10〜20日後に脱毛が始まり，治療終了後，通常3〜10カ月程度で再生する．しかし，一部の移植前処置などの大量化学療法，放射線療法併用などの治療においては，毛髪が再生しない場合もあり得るので，あらかじめ主治医と相談し患者への説明内容を確認する必要がある．

　生命を脅かす有害事象ではないが，精神的苦痛が強く生じる．治療開始前に脱毛について説明をしていても実際，脱毛が始まると患者は予想以上に落ち込むことがある．患者によっては毛髪に対し何らかの思い入れがあることもあるので，患者の思いに共感的に接し，尊重したケアが必要になる．

看護のポイント

①化学療法前に脱毛が生じる可能性，時期，対処方法について説明する．

②脱毛に対する認識を確認する．

③患者の心理状況を確認するため表情，言動などを注意深く観察

し睡眠の状況，食事の摂取量を確認する．

④脱毛の範囲，頭皮の状態を観察する．

⑤事前にバンダナ，帽子などの準備を勧め，ウィッグの使用について情報を提供する．

⑥白血球減少時は毛嚢炎などの感染症を引き起こすこともあるため，頭髪がなくてもシャンプーを泡立てて清潔にする必要性を説明する．

⑦睫毛，鼻毛が脱毛すると埃が入りやすくなるため，眼鏡やマスクの着用などを勧める．

2. 高齢患者の看護

　高齢者では，潜在的に臓器の予備能の低下があり抗がん剤による臓器障害や副作用が生じやすく，感染症合併の頻度も高い．肺炎，菌血症など重篤な感染症を発症しても自覚症状に乏しいこともあり，慎重に経過観察をしていかなければならない．発熱時には，脱水により急激に全身状態が悪化しやすく補液，解熱剤投与など速やかな対応が必要である．

　入院による生活環境の変化，発熱などの症状の悪化により夜間せん妄を起こす場合があり，睡眠パターンや表情，言動などの変化を注意深く観察していかなければならない．体力，筋力低下が急激に起こり転倒事故につながることがあるため，廃用症候群に注意していく必要がある．

　医療者は，患者が高齢になると難しい話は理解できないなどとみなし，患者よりも家族のほうへ多くの情報が提供されることも少なくない．そのため患者の意思表出の機会が少なくなり，患者の意思は尊重されないこともある．時に患者は，家族への気兼ねなどで治療に対する希望を伝えることができないこともある．その結果，医療者や家族の価値観などで治療方針を決定されてしまうこともある．そのようなことがないように，患者が高齢であっても治療や病状など，わかりやすい言葉での情報提供や患者の意思確認を怠ってはな

らない．患者の身近にいる看護師は，患者の意思を医師や家族へ伝え治療や療養に反映されるよう擁護者になる役割を担わなければならない．

看護のポイント

①疾患や検査，治療に関して患者の理解を確認しながら，わかりやすい言葉でゆっくりと繰り返し説明する必要がある．

②臓器の予備能が低下しており化学療法の副作用が高度に起こりやすいため全身状態の観察，バイタルサインの測定を行い異常の早期発見に努める．

③発熱により急激に体力が消耗しやすいため，補液，抗菌薬投与，解熱剤投与などの対応を速やかに行う．

④入院による環境変化でせん妄を生じやすいので，昼夜逆転など睡眠パターンの変化に注意が必要である．

⑤転倒しやすいため，ベッド周囲に障害物をおかないなどの環境整備を行う．

⑥筋力低下予防のため，リハビリテーションの介入を検討する．

⑦医療者や家族への気兼ねなどで，患者の希望する治療が反映されなくならないよう患者の価値観や治療に対する考えを確認する．

3. 終末期の患者の看護

疾患の進行や合併症により治癒が困難になると終末期を迎えることとなる．白血病の患者では，長期間の化学療法や放射線治療により全身の臓器機能の低下が生じている．病状の進行による腫瘍の圧迫，中枢神経や骨髄外組織への腫瘍の浸潤などがある．症状緩和の目的で，さらに化学療法や放射線治療を行うこともあるが，臓器機能が低下していると副作用症状が強く生じる可能性がある．その結果，病態が複雑となり現病による倦怠感，疼痛などに加え，化学療法による消化器症状，感染による発熱，呼吸困難，出血症状などさ

まざまな身体的苦痛を呈する．看護師は患者の副作用症状，身体的苦痛をアセスメントし，状況に応じてオピオイドなどを使用しながら積極的に苦痛の除去に努めなければならない．

治癒を目指した治療が困難になり，緩和医療への移行を告げられた患者や家族の苦悩は計り知れない．WHOによる緩和ケアの定義（2002年）で，「生命を脅かす疾患による問題に直面している患者とその家族に対し，疼痛や身体的問題，心理社会的問題，スピリチュアルな問題を早期に発見し，的確なアセスメントと対処（治療・処置）を行うことによって，苦痛の予防と軽減を図り，生活の質（QOL）を向上させるためのアプローチ」と唱えられている．患者は命の期限が迫ってきたことを意識すると，自分が生きている意味，存在価値などに疑問をもち始め，罪悪感，後悔，怒り，孤独などがスピリチュアルペインとなって現れる．身体的な苦痛の除去と同時に，患者のさまざまな苦痛・苦悩を身体的側面はもとより心理的，社会的，スピリチュアル的側面から捉えて症状マネジメントをしていく必要がある．そのためには，患者の言葉に耳を傾け抱えている問題をみいだし，関わることが重要になる．医療スタッフは，患者が希望をもちながら生きることを支えて，寄り添ったケアをしていかなければならない．

患者のケアと同時に家族に対する関わりは，大変重要なものである．終末期になると家族は，辛い現実を突きつけられる．家族は近い将来，亡くなっていく患者を思いさまざまな苦悩を抱えることとなる．白血病の患者は長期の入院になるため，家族との関わりも必然と長くなる．その特性を活かし，入院時から家族へ意識的に関わっていくと，終末期に入っても家族との関係はスムーズになる．家族は，患者の関わりに一生懸命になっているため，自分の精神面の不安定を放置していることがある．家族の精神面の変化を捉え，早期の介入をしていくことが重要である．状況に応じて，患者の家族外来を主として行っている専門医の受診を勧めることも必要である．

患者や家族の関わりの中で価値観や何を大切にしているのか，理

Chapter 7 化学療法患者の看護のポイント

解しケアに繋げていくことが大切である．家族が不安や後悔がないように，家族がいない間の患者の状態を伝え情報を共有すること，家族の負担にならない程度の簡単なケアを一緒に行っていくこともよい．白血病は，出血や感染により急変し突然亡くなることもある．そのため予測される病態の変化を伝えておき，患者や家族が思い残すことがないように過ごせるよう配慮し，時には患者・家族の架け橋になることが重要である．

【参考文献】

1) 飯野京子, 木崎昌弘, 森 文子. 系統看護学講座 専門分野Ⅱ 血液・造血器 第 14 版. 東京: 医学書院; 2015.
2) 日本癌治療学会. がん診療ガイドライン第 2 版. 制吐療法.
3) 日本看護協会. 看護実践情報 高齢者の意思決定の支援. 日本看護協会 WEB.
4) 大阪府立成人病センター看護部. がん看護 実践の基盤となる Q & A100. 愛知: 日総研出版; 2014.
5) 池垣淳一, 佐藤健司, 伊藤由美子. 悪心・嘔吐のある患者. がん患者の症状緩和とマネジメント. 愛知: 日総研出版; 2016. p.38-42.
6) 田村恵子. エンド・オブ・ライフケアにおける看護. 聖路加看護学会誌. 2014; 17: 16-9.
7) 藤原志寿子. 緩和ケアは医療の原点 緩和ケアをもっと身近に. Tomo-rrow nurse Vol. 6.

〈松山友理子 久保木優紀〉

Chapter. 8

外来化学療法患者の看護のポイント

1. 外来化学療法の現状

　近年，がん化学療法は分子標的治療薬をはじめとする多くの新規抗がん剤が導入され，それに伴い治療方法の開発や新たな制吐薬，顆粒球コロニー刺激因子（granulocyte colony stimulating factor：G-CSF）製剤など支持療法の登場により外来でも安全に治療が行えるようになった．さらに診断群分類包括評価（diagnosis procedure combination：DPC）による支払い方式の変化により入院日数が短縮化され，また外来化学療法加算といった医療経済的な要因も加わり，化学療法の現場は入院から外来へ大きくシフトしてきている．しかしながら血液疾患における抗がん剤治療では，その治療方法の複雑さや強度により外来で施行できるレジメンは限られており，白血病においては内服治療および点滴治療では，維持療法の一部のみが外来治療可能なレジメンとして登録されている現状がある．

　外来化学療法の普及によって患者は社会生活を送りながら治療を受けることが可能となり，患者の QOL（quality of life）の向上が図られている．しかしその一方で，DPC による入院期間の短縮や初回から外来導入で治療が行われる現状から，従来は入院期間中に行われていた治療後の副作用モニタリング方法やセルフケアの習得を短期間で行う必要性があり，高齢化，核家族化による高齢者のみの世帯や独居世帯の増加によるセルフケア困難やサポート不足の問題が出ている．さらに新規抗がん剤では殺細胞性抗がん剤に加え，分子標的治療薬や免疫チェックポイント阻害薬の登場により従来とは異なる副作用が発現することも多くなり，それに伴って患者や家族の行うセルフケアがより重要となっている．

このような現状から医療スタッフには，化学療法の進歩によって増加する薬剤の副作用や複雑化する治療レジメンを理解し安全に投与管理する技術，患者の生活に基づいたセルフケア支援，患者や家族の状況に応じた包括的支援の必要性の判断と院内外リソースや社会制度を利用したサポートの強化を図る，などより専門性の高い知識と技術によるセルフケア支援や社会支援が求められている．また，医療機関には今後治療の長期化による学業，就労，経済的問題への対応として，患者のニーズに合った治療体制や相談支援体制への変化が必要になっている．

2. 外来化学療法室の設備と体制

外来化学療法加算における施設基準として，専用のベッドまたはリクライニングシートを有する治療室 図1 が必要とされており，治療を受ける環境は静かでプライベートが守られる空間であることが望ましい．治療レジメンは長いもので6時間を超えることから，リラックスできるよう音楽やテレビ，DVDなどの視聴が可能なアメニティが必要であり，今後はさらに患者用図書室やサロンの充実

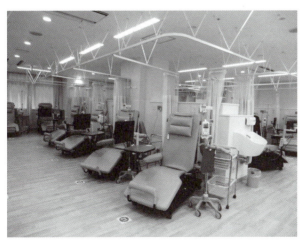

図1　外来化学療法センター治療室

も求められている.

　安全確保のための設備としては，電子カルテによるレジメン入力システムやレジメン監査システムの構築，抗がん剤のミキシングには曝露防止のための安全キャビネットが必須である.

　体制の要件として，医療スタッフは化学療法の経験を5年以上有する専任の医師，薬剤師，看護師が勤務していること，実施される化学療法のレジメンの妥当性を評価，承認する委員会を開催していること，緊急時に対応できる設備や入院できる体制が確保されていることが施設基準とされている.

3. 化学療法前の患者アセスメントにおける看護のポイント

　DPCの導入により主な検査や結果の説明は外来で行われるようになった.血液疾患患者は病気の診断後早期に治療が開始されることが多いため，疾患の受け入れ状況や疾患，治療に関する理解度を確認し，治療を受けることが患者にどのような影響があるのかを確認する.その際には患者が生活者であることを視点におきアセスメントしていくことが重要になる.

　また，患者は自宅において自分自身で副作用をマネジメントしなくてはならないため，患者のセルフケア能力を評価し，個々に合わせたセルフケア支援を行う必要がある.

1. 疾患や治療への理解を確認する

　医師からの説明に同席し，患者の心理状態や説明に対する理解度を確認し，患者の理解を助け早期の治療開始を支援していくことが必要である.説明直後，患者は医師の前では混乱し言葉に出せない場合もあるため，別の時間を設けて面談し，患者の得た情報をともに整理し説明の補足を行う.しかし当該科の外来看護師がその役割を担うには体制的に問題のあることが多い.現在は診療報酬によりがん患者指導管理料が設定され，がんに関する専門の研修を受けた

Chapter 8　外来化学療法患者の看護のポイント

看護師が医師と共同して一定の条件のもと説明に同席した場合に算定ができるようになった．そうした制度を利用したシステムを作り，院内で周知，利用することもよりよい支援につながる．

2. 社会的役割を理解する

仕事の有無や内容を知り，治療による仕事への影響を患者が理解し調整できるよう助ける．治療スケジュールや通院のタイミング，副作用の種類や強さにより仕事と治療の両立が可能であるかなどの判断ができるよう情報を提供する．職場での患者の立場や相談できる同僚，上司の存在を確認し，場合によっては産業医や産業看護師との連携を図る必要もある[1]．

また家庭内での役割が果たせない場合には，支援者や代行者の存在を確認し，必要に応じて社会的支援が受けられるよう情報提供したり，メディカルソーシャルワーカー（MSW）へ紹介する．

3. 経済的支援の必要性

治療にかかる費用は高額であり，長期にわたれば生活を圧迫し，治療の継続が困難になることもある．どの程度の治療費が必要となるかを理解し，患者に経済的な不安や負担はないかを確認して，利用できる制度を早めに紹介することにより，安心して治療を開始することができる．利用できるサービスには，医療費の負担を軽くする制度として，高額療養費制度と限度額適応認定証の交付，医療費控除などがあり，生活費などの助成や給付として傷病手当金制度や障害年金制度，生活保護制度などがある[2]．

4. 全身状態とリスクを把握する

病状の進行度や合併症の有無，臓器機能，アレルギーの有無，既往歴，年齢などから，治療により予測されるリスクを把握する．近年，抗がん剤治療による HB 肝炎ウイルス既往感染の再活性化リスクが問題となっており，治療前のスクリーニングが重要となっている．

使用する薬剤に特徴的な副作用を理解し，その副作用に沿った治療前の患者の状態を情報収集しておくことは，リスクの予測に役立ち，治療後の症状との比較により副作用の程度を評価しやすくなる．

5. 患者のセルフケア能力

外来で安全，安楽に治療を行うためには患者自身が行うセルフケアが欠かせない．医療者からの説明に対する反応や理解度，これまでの生活上における困難時の対処パターンを理解することで支援の必要性や方法を判断していく．また家族などの支援者の存在を確認しておく．

6. 緊急時の受診先を確認する

外来治療における患者の一番の気がかりは，緊急時の対応であり，緊急時の連絡先や連絡方法を明確にしておく必要がある．特に遠方からの通院患者は近医での対応も可能であるかを確認し，必要時には紹介状を医師に依頼するなど準備をしておく．

4. 患者教育における看護のポイント

外来化学療法を受ける患者は，自分自身の判断で副作用に対応しながら生活をコントロールしなくてはならない．そこで，患者が主体的に症状について考え行動できるようセルフケア支援を行う．そのためには生活者としての患者を理解し，患者自身の目標とセルフケア能力に合わせたマネジメント方法を患者とともに考えていくことが大切になる．また，外来では限られた時間で患者に対応していかなければならないため，ポイントを絞ってタイミングよく情報提供する必要がある．

1. 治療前オリエンテーション

治療前オリエンテーションの目的は，患者の不安が軽減できるよう情報提供すること，治療内容や副作用について知らせることによ

Chapter 8　外来化学療法患者の看護のポイント

症状	解説	時期	日ごろの注意点	起きた場合の対策	相談
発熱 寒気 のどの痛み 排尿時痛	●白血球や好中球が減ると、細菌とたたかう力が弱くなり、感染症にかかりやすくなります	治療後 7～14日 くらい	□手洗い、うがいをしっかりとしましょう □人混みでは、マスクをしましょう □便秘・下痢を予防しましょう □体や口の中を清潔にしましょう □日焼け・火傷・切り傷に注意しましょう	➤体温を測定してください ➤解熱剤、抗生剤があらかじめ処方されている場合は、指示通り服用します ➤生ものは控えてください	➤38度以上の発熱 ➤市販薬で我慢しないで連絡をください
吐き気 嘔吐 食欲低下		治療当日 ～ 3日間くらい	□吐き気止めが処方されたら、正しく内服しましょう	➤無理して食べずに食べられるものを食べるようにし、水分補給しましょう ➤冷たい水でうがいをしてみましょう	➤数え切れないくらい嘔吐が続き、何も口にできなかったとき
便秘	●排便を促す腸の蠕動（ぜんどう）運動が起こりにくくなります	治療後 数週間ころから	□水分を多めにとりましょう □繊維質の多い食事をとりましょう □乳酸菌を含む食事をとりましょう □排便習慣を整えましょう	➤おなかを温めたり、マッサージをしましょう ➤軽い運動も胃腸の働きを整えてくれます	➤おなかが張って、激しい腹痛が続くとき
手足のしびれ	●手足のしびれ感や感覚が純くなったり、脱力感などが出ます	治療後 1週間ころから	□手足の血行を良くしましょう □転んだり、やけどをしたり、けがをしないようにしましょう	➤ビタミン製剤や漢方薬、プレガバリンなどを使います ➤減量や休薬して対応します	➤日常生活に支障があった場合
脱毛	●頭髪だけでなく、体毛も抜けます ●化学療法終了後6ヶ月くらいで生えてきます	治療後 2～3週目から始まります	□髪の毛は短いほうが目立ちません □頭皮を清潔に保ちましょう □やわらかいブラシを使いましょう □直射日光には当たらないようにしましょう	➤かつら、帽子、スカーフを使用してみましょう	
口腔粘膜炎	●口中の粘膜の痛み・出血や食事がしみる	治療後 5～14日ころから	□口の中を清潔にし、乾燥を防ぎましょう	➤粘膜への刺激の少ない食事をとってください ➤消炎・鎮痛薬などを含んだうがい薬や塗り薬を使います	➤飲み込みができず、水分や食事が取れないとき

他にも、貧血、出血傾向(あざ、鼻血)などが起こることがあります。

図2　オンコビンの頻度の高い副作用

り，患者が治療に対する心構えをもち，副作用を予測してセルフケアすることの大切さを認識することである．

　患者は医師から治療について説明を受けているが，すべてが理解できているわけではない．看護師は患者の治療に対する思いや不安に耳を傾け，そこから患者の治療に対する準備状況や一番の気がかりはどこにあるのかを確認する．まずは患者の最も知りたいことから話をすすめ，情報提供を行う．患者の不安が軽減され，解決策がイメージできたことを確認しながら一般的なオリエンテーションを行う．内容として，投与する抗がん剤の種類や名前，治療のスケジュール，薬剤量，投与時間，副作用と出現時期，予防方法や対処方法，連絡が必要な症状と連絡先，治療にかかる費用などがあり，薬剤師と協働して情報交換しながら説明にあたる．副作用に関する患者の関心は高く，生活との兼ね合いを考えながらセルフケアするうえで，自宅でも読み返すことができるようなパンフレット**図2**を使用するとよい．

オリエンテーションとして医療者からの情報は多岐にわたるが，患者によっては1回では説明内容が多すぎることがあるため，患者の習得状況や学習ニーズを見極めながら，その都度繰り返し必要な情報を提供する．

2. セルフモニタリングと治療の振り返りを行う

看護師は，患者自身が治療後に起こった症状について判断し，対処したプロセスを一緒に振り返りセルフケアの妥当性を評価する．そのためには治療後の体調を記録するよう指導し，ツールとしては治療日誌 図3 を活用するとよい．治療日誌は抗がん剤による副作用のグレードに合わせた表現方法で作成されたものを使用すると評価がしやすい．記録内容としては，どのような症状がいつから，どのくらいの程度，期間で起こったのか，また症状が起こるタイミングとして考えられるできごとはあったのか，などを意識して記載してもらう．例えば，悪心であれば，出現時期や持続期間によって使

______療法　___週目　/ ～ / まで

__コース目

	日付							
内服抗がん薬	飲んだ							
1回__錠・カプセル	飲めなかった							
1日__回	休薬日							

副作用チェック①		年　月	日						
嘔吐	なし								
	ある	1日に 1～2回							
		1日に 3～5回							
		1日に 6回以上							
		※5分以上間隔があいたら次の1回と数えます。							
	緊急	数えきれないくらい							
食欲不振	なし								
	ある	食事量・回数に変化なし							
		食事量は減ったが、体重の変化はない							
		食事量が減って、体重もだいぶ減ってきた							
	緊急	全く食事がとれず、水分もほとんどとれない							
下痢	なし								
	ある	治療前より便の回数が 2～3回増えた							
		治療前より便の回数が 4～6回増えた							
		治療前より便の回数が 7回以上増えた							
	緊急	数えられないくらい便の回数が増えてつらい							
便秘	なし								
	ある	ときどき下剤や食事の工夫が必要である							
		いつも下剤や浣腸が必要である							
		摘便をするような頑固な便秘である							
	緊急	たえられないくらい激しい腹痛がある							
痛み	痛みの強さはいかがでしょうか？ 0 1 2 3 4 5 6 7 8 9 10								

日付	/	/	/	/	/	/	/
体温							
血圧（上）							
血圧（下）							
体重							

副作用チェック②		年　月	日						
口腔粘膜炎	なし								
	ある	わずかに症状があるが、食事に問題ない							
		痛みやはれ等の症状があり、食事の工夫が必要							
		症状が強く、十分に食事をとることができない							
	緊急	全く食事をとることができない							
手足のしびれ	なし								
	ある	しびれやピリピリ感を感じることがある							
		しびれで力が入りづらいが、日常生活は問題ない							
		しびれで力が入りづらく、日常生活に支障がある							
	緊急	手足の感覚がなく自分で歩けない							
だるさ	なし								
	ある	軽いだるさがある							
		だるさのため、日常生活に支障がある							
		だるくて1日中寝て過ごした							
	緊急	だるくて身の置き所がなく、睡眠にも支障がある							
皮膚障害	なし								
	ある	痛みやかゆみはないが、皮膚が変化している							
		痛みやかゆみはあるが、日常生活は問題ない							
		強い痛みやかゆみで日常生活に支障がある							

※ 気になる症状、伝えたいことなど

図3 化学療法を受けられる方の治療日誌

Chapter 8 外来化学療法患者の看護のポイント

用する制吐薬の種類が違うため，詳細に記載することの意味を患者に知らせておくことが大切である．高齢者など患者によっては記載することが難しい場合もあるため強制ではなく，そういった場合は患者の体験や生活上の変化について1つずつ丁寧に聞きとりを行う．

外来治療日には治療日誌をもとに，治療後の患者の体験とその対処方法について聞き，患者にとって症状のコントロールはうまくできたのか，それとも新たな対策を希望しているのかを確認する．看護師のアセスメントやアドバイスを含め，症状のコントロールがうまくできている場合にはそのことを伝えることが，さらなるセルフケアへのモチベーションとなり継続につながる．こうした振り返りを治療のたびに行いながら外来での治療を支援していく．

3. 医師に対する症状の伝え方を教える

1人の患者にかけられる外来診察時間は短く，症状の伝え方や伝えたほうがよいと思われる情報の判断がつかないために，副作用症状や生活上の変化について医師に話すことをためらう患者もいる．看護師は医師の診察前に患者と面談する際には，患者が情報を整理することを助け，医師への伝え方を教える．医師とのコミュニケーション力の上達は，医師への信頼と患者の安心につながり，治療継続への意欲になる．

5. 確実な薬剤投与のための看護のポイント

確実な薬剤投与のためには，治療計画（レジメン）を理解し決められた薬剤量を正しく投与すること，薬剤の特性を踏まえ薬効を損なわないよう投与方法を理解した取り扱いをすること，さらには正しい投与経路で確実に薬剤の投与が行われるように管理することが必要である．

多くの薬剤が強い毒性を有する抗がん剤治療において，安全で確実な薬剤投与は患者の負担を最小限とするために必須であり，直接患者に投与を行う看護師の果たす役割と責任は大きい．

JCOPY 498-22508

217

血液内・外化療 16・201412

外来化学療法室使用レジメン登録書

○診療科　血液内科　　　　　○記入医＿＿＿＿＿＿　　　○院内レジメン登録　　有・無

○レジメン名　JALSG-ALL202-U 維持　②　　　　　療法　○適応　急性リンパ性白血病

○エビデンスレベル　IIa　　　○催吐リスク　3（　中等度　）

○所要時間　2　時間　○投与間隔　　28　　日間　○予定コース　　4コース

○前検査（血算）・（生化）・　XP（　　　　　）・　その他（　　　　　　　　　　）

○前投薬（内服薬：　　　　　　　　　　　　　　　）

	輸液名（mL）＋投薬剤名（mg）＋etc	（投与時間）	（投与日）	（組織侵襲性）
1	生理食塩液 50mL	（ 15 分 ）	(day 1, 15 ）	（　　　）
2	グラニセトロンバッグ 1mg	（ 30 分 ）	(day 8　　）	（　　　）
3	生理食塩液 50mL＋オンコビン 1.5mg/m²	（ 15 分 ）	(day 1, 8, 15 ）	（ 壊死性 ）
4	最大 2mg/body 生理食塩液 500mL＋エンドキサン 600mg/m²	（ 60 分 ）	(day 8　　）	（ 炎症性 ）
5	生理食塩液 50mL	（ 全開 ）	(day 1, 8, 15 ）	（　　　）
6		（　　分 ）	(day　　）	（　　　）
7		（　　分 ）	(day　　）	（　　　）
8		（　　分 ）	(day　　）	（　　　）

投与中に起こりやすい副作用
悪心嘔吐
特徴的な副作用とその対策
●白血球・好中球減少：WBC・NEUT 確認、感染対策、発熱時解熱剤・抗生剤の投与、生もの制限、G-CSF投与　●悪心嘔吐：制吐薬の使用、不安の軽減、環境の調整　●脱毛：散髪、帽子・ウィッグなどの準備　●出血性膀胱炎：初期症状（血尿、頻尿、残尿感、排尿時痛）の確認　●便応：緩下剤の投与、食物繊維の摂取、適度な水分摂取　●末梢神経障害：症状モニタリング、休薬や減量、二次障害の予防　●口腔粘膜炎：口腔内の保湿・清潔、含嗽、消炎・鎮痛薬の使用　●不眠：眠剤の使用　●高血糖：血糖値確認、食事指導　●胃部不快感：胃酸分泌抑制薬・制酸剤の投与
その他特記事項
プレドニン：40mg/m² Day1～14 p.o.
L-アスパラキナーゼ（ロイナーゼ）：10000U/m² day 1, 8, 15 筋肉内注射。
維持療法①→②→③→④と繰り返す。

提出日　2014 年　12 月　5 日
承認日　2014 年　12 月 20 日

図4　外来化学療法室レジメン登録書

1. レジメンを理解する

レジメン**図4**とは，抗がん剤治療を行う際の，支持療法薬を含めた薬剤の投与方法を記した投与計画書である．使用する薬剤の名

前や投与量，投与経路，投与時間，投与順序，休薬期間を含めた投与スケジュールなどが記載されており，レジメンを遵守した投与管理を行う．

2. 薬剤をアセスメントする

使用する薬剤の毒性に関する情報として，用量規制毒性（dose limiting toxicity：DLT）や最大耐用量（maximum tolerated dose：MTD），累積投与量，併用に関して禁忌や注意すべき薬剤がある．DLT では副作用の強さによって薬剤の減量や中止を考慮する必要がある．血液疾患患者によく使用されるビンクリスチン（オンコビン®）は MTD により 1 回の投与量が最大 2mg までと決められている．またアントラサイクリン系抗がん剤は，アドリアマイシン（アドリアシン®）に換算して総投与量が体表面積当たり 500mg までとされているため，過去の治療歴にも注意して累積投与量を計算する必要がある．また同じ薬剤でも対象疾患やレジメンによって投与量が違うためよく確認する．

薬剤の安定性では，配合変化，光や温度，濃度の影響を受ける薬剤，調製後から投与までの時間に制限がある薬剤などがあるため注意を要する．代表的な薬剤に，遮光を要するダカルバジン（ダカルバジン®）や高濃度により経時的に結晶が析出するペプシド（エトポシド®），調製から 3 時間以内に投与するベンダムスチン（トレアキシン®）などがある．

薬剤の調製や投与時に使用する器材の選択では，フィルター使用の有無や可否，薬剤の吸着，収着といった問題から PVC フリー製材の使用が義務づけられている薬剤があるため注意する．

3. 投与マニュアルや業務手順を遵守する

外来においては投与に関わる人員は専従や専任とは限らないうえに，抗がん剤に関わる業務には特殊性があるため，安全に業務が遂行できるよう投与マニュアルや業務手順を整備する必要がある．スタッフにはマニュアルを周知，遵守することが求められる．

4. 医師，薬剤師とのチーム医療を強化する

新規薬剤の承認が増え，分子標的治療薬や免疫チェックポイント阻害薬など新しいタイプの抗がん剤が登場してきている．こうした薬剤の副作用は多岐にわたるため，新規薬剤の導入においては，薬剤の投与方法の確認や副作用予防対策としての支持療法の検討，マネジメントの強化をチームで行う必要がある．特に内服抗がん剤における服薬指導では，併用禁忌薬剤や食事との関連に注意する必要があり，薬剤師と連携して説明を行う．

5. 患者教育によるリスクマネジメント

患者間違いを防ぐためには，患者確認時にフルネームで名乗ってもらうこと，投与される抗がん剤のボトルに記載された患者ネームを患者自身に確認してもらうよう意識づけする，投与する薬剤の名前や投与量を患者に理解してもらうことが大切である．また血管外漏出を防止するためには，治療中の動静を含めた患者教育と患者の協力が必要である．

6. 投与中のモニタリングにおける看護のポイント

抗がん剤投与時に起こりやすい急性症状は悪心・嘔吐，過敏症，血管外漏出である．悪心・嘔吐はできる限り予防に努め，それでも起こる症状に対しては速やかに対応する．過敏症，血管外漏出は予測，予防とともに早期発見と対処が必要であり，症状の早期発見や予防は看護師の努力だけでは難しいことも多く，患者に対するセルフケア教育が重要となる．

1. 急性の悪心・嘔吐の予防に努める

抗がん剤投与開始から24時間以内に出現するものを急性の悪心・嘔吐という．使用する抗がん剤の催吐性リスクに合った制吐薬の指示が出ているかどうかをレジメンと照らし合わせて確認し，しっか

Chapter 8 外来化学療法患者の看護のポイント

りと使用して予防することが重要である．急性の悪心・嘔吐がマネジメントできないと遅延性，予測性の悪心・嘔吐につながりやすいため，制吐薬の追加や変更など速やかに対処する．

2. 過敏症を予測し準備する

　免疫学的機序による過敏症をアレルギーといい，重篤な場合は血圧低下を伴うアナフィラキシーショックを起こすことがあるため注意する．発生頻度や程度は薬剤によって異なるが，血液疾患で使用される薬剤では，L-アスパラギナーゼ（ロイナーゼ®），ブレオマイシン（ブレオ®），シタラビン（キロサイド®）などがあり，アレルギーの可能性を予測しながら投与にあたる．アレルギー反応には前駆症状として，くしゃみ，咳嗽，喉の違和感，瘙痒感，紅潮，尿意，便意，腹痛，悪心，動悸，めまいなどがあり，前駆症状の出現に気づいた時点で輸液をストップし対応を開始する．その後にアレルギー反応を抑える薬剤などを投与する際には，投与ルートを別に確保し原因薬剤が再度投与されることを防止する．

　患者には薬剤の特性や前駆症状を知らせておくことで早期発見につながり，重篤になることが予防できることを教育し不安の軽減に努める．また，薬剤の種類によっては発現時期や発現時間が異なり，初回投与時に多いものや数回の投与後に蓄積性に起こるもの，投与後数分の間に発生するものから24時間以内に起こるものまでさまざまであるため，薬剤の特性に合わせた予測と説明が必要となる．外来治療ではアレルギー症状が治まれば帰宅が許可されるが，自宅においても24時間は再度症状が出現する可能性があるため留意するよう伝える．

　分子標的治療薬では発熱や悪寒といった独特の症状を呈することがあり，インフュージョンリアクション（輸注反応）とよばれるが，コルチコステロイドと抗ヒスタミン剤を前投薬で投与し，輸液速度を調整することで投与が可能である．代表的な薬剤にリツキシマブ（リツキサン®）がある．分子標的治療薬の中でも薬剤の特性により前投薬の投与が指示されているものがあるため遵守する．

3. 血管外漏出の予防に努める

　血管外漏出のリスク因子は血管の脆弱性や抗がん剤の反復投与，多剤併用療法による長時間投与，栄養状態不良や浮腫などの全身状態の悪化などがあげられる．予防するためには，血管穿刺部位を選ぶこと，確実な穿刺，固定を行うこと，患者への予防対策指導がある．

　血液疾患で使用する薬剤は血管外に漏れた場合に組織侵襲性の高いものが多い．なかでも，アントラサイクリン系抗がん剤（ドキソルビシン®など）やビンクリスチン（オンコビン®）は壊死性が高く注意が必要である．血管外漏出時の症状としては痛みだけではなく違和感や冷感，圧迫感，灼熱感などがあり，症状を感じたらすぐに医療者へ伝えるよう説明する．また壊死性抗がん剤投与時の動静についても指導することが大切である．例えば，ドキソルビシン®やオンコビン®投与前には必ずトイレを済ませてもらう，など投与中に動きがないよう誘導する．

　血管外漏出の可能性，または漏出が明らかであれば迅速に対処が必要であり，漏出した薬剤の種類や量によって対処方法に違いがあるため，院内でマニュアルを準備し，周知を図ることが必要である．

7. 治療後の支援における看護のポイント

　外来での治療後は，再度患者が不安に思っていることや，生活上の疑問点を聞き対応する．特に初回外来治療を行った患者は，入院時と違う環境で過ごす初めての治療後となるため不安をもっている場合もある．現在の心境を尋ねるように声をかけ，心配事や困りごとがあれば連絡するよう伝える．外来化学療法では，患者は体調管理や副作用のマネジメントを自宅で行うことになるため，セルフケアで解決できない問題が生じたときには，躊躇せず病院へ連絡ができるように相談窓口を明らかにしておくことが必要である．

　治療期間中は，患者によるセルフモニタリングと医療者とともに行う治療の振り返りを繰り返し行っていくが，時には専門家による

支援が必要と判断されることもある．そのときには速やかに専門の医師や専門看護師，認定看護師，MSW など院内のリソースに相談をつなげる支援が必要である．

　治療を終了した患者が，外来治療期間中は化学療法室に来室することでスタッフと話ができ，不安も解決できていたが，治療終了とともに話のできる場所がなくなり不安になったという話があった．そうした患者のためのフォロー体制として，現在では院内で専門の看護師による相談外来を設けているところも増えた．また，治療期間が長期にわたるようになり，経済面や就労面での支援を必要としている患者も多いことから，がん情報サービスの紹介や相談支援センターへの依頼をスムーズに行う支援が重要になっている．

【参考文献】
1) 遠藤久美．がん化学療法看護の現状と課題．がん看護．2014; 19: 122-4.
2) 佐野紀子．療養支援に必要な制度．In: 渡邉眞理，清水奈緒美，編．がん患者へのシームレスな療養支援．東京: 医学書院; 2015. p.39-45.
3) 坪井 香．化学療法中後の患者の療養支援．In: 渡邉眞理，清水奈緒美，編．がん患者へのシームレスな療養支援．東京: 医学書院; 2015. p.158-67.
4) 西尾里美．エンパワメント支援の実際　1 化学療法室で．In: 片岡 純，編．外来がん看護エンパワメント支援の理論と実際．埼玉: すぴか書房; 2013. p.64-77.

〈島田ひろ美〉

Chapter. 9

造血幹細胞移植を受ける患者の看護のポイント

　造血幹細胞移植（以下，移植）は，自己の造血幹細胞を用いる自家造血幹細胞移植（自家移植）と，血縁者あるいは非血縁者ドナーの造血幹細胞を用いる同種造血幹細胞移植（同種移植）に分類される．なかでも，同種移植では，大量化学療法や全身放射線照射を用いた前処置に伴う副作用や長期に及ぶ感染症，免疫反応などの移植関連の合併症のリスクも高く，長期的な視点で個々の患者の特性や予後に応じて起こりうる状況を予測し，対処法を判断して対応するなど，高度な実践能力による看護が必要となる．同種移植では，すべての治療経過における家族の役割は大きく患者だけでなく家族への支援も重要である．また，造血幹細胞ドナーの無償協力なしでは成り立たず，ドナーへの看護も重要となる．

　ここでは，主に同種移植を受ける患者の特徴，看護目標，看護介入について，移植経過を治療準備期，血球減少期，血球回復・退院準備期，社会復帰・長期フォローアップ期に分けて述べる 図1 ．

1. 治療準備期：入院〜前処置療法

1. 患者の特徴

　移植決定までに経験した治療による副作用や合併症，臓器障害，身体機能の低下を認める中，移植前検査が実施される．限られた時間の中でさまざまな感情を整理するとともに移植治療への理解を深め，身体的にも心理社会的にも準備することが求められる．

Chapter 9 造血幹細胞移植を受ける患者の看護のポイント

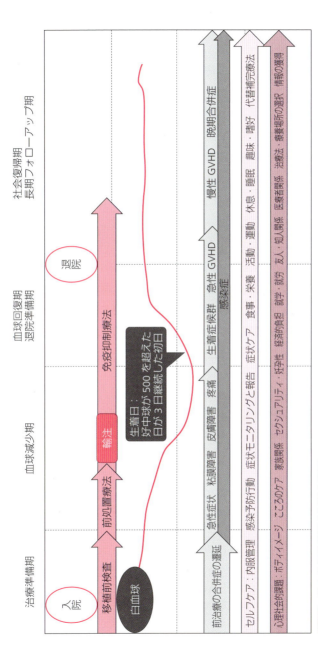

図1 造血幹細胞移植の経過の概要

（1）身体面

① 治療経験と準備期間

患者の多くは，移植までに化学療法や放射線治療など，長期に及ぶ治療を経験している．入院後の前処置療法が開始となるまでに，全身の移植前検査によって臓器障害や身体機能を評価し，移植の種類や使用レジメンなどの治療計画が決定される．病勢を考慮して直ちに移植が必要となる場合や，あらかじめ移植治療が選択肢として提示され準備している場合など，治療開始までの期間は患者によってさまざまである．

② 副作用・合併症，臓器障害，身体機能の低下

移植適応となる造血器腫瘍の患者は，過去の長期的な治療経過による合併症や臓器障害を抱えていることもある．また，治療に伴う栄養状態の悪化や筋力・体力の低下などの身体機能の低下を認める患者も多い．これらの臓器障害や身体機能の低下は，移植の治療効果や移植後の経過にも影響するため，可能な限り臓器障害や身体機能を回復させ良好な状態で治療に臨むことが求められる．

③ セルフケアの獲得と習慣化

移植治療の経過中には，表1 に示すようなさまざまなセルフケアを継続することが求められる．これらの実施が治療成果にも影響することや，退院後長期に及ぶ療養生活でも継続が大切であることを考慮し，必要なセルフケアを治療開始前から獲

表1　移植経過中に必要なセルフケア

内服管理	感染予防薬・免疫抑制薬の自己管理　など
感染予防行動	防護環境での療養，行動・食事制限，手洗い，口腔ケア　など
症状モニタリングと報告	症状の自己観察，医療者への報告　など
症状ケア	皮膚粘膜，排便コントロール，倦怠感への対処　など
食事・栄養	水分管理，食事摂取・調整・制限　など
活動・運動	日常生活動作の維持向上，リハビリテーションの励行　など
休息・睡眠	活動と休息のバランス，日中の休息，夜間の睡眠　など
趣味・嗜好	ガーデニング・旅行・喫煙・アルコール摂取の制限　など
代替補完療法	サプリ・鍼灸・民間療法の制限　など

Chapter 9 　造血幹細胞移植を受ける患者の看護のポイント

得し習慣化しておくことが重要になる.

(2) 心理社会面

① 希望と不確かさ

　移植治療は根治や生存期間の延長を目指す治療法であり，患者や家族は「最後の砦」として強い希望とともに治療に臨む.一方，ドナーの存在，治療効果，多様な副作用や合併症，長期に及ぶ治療期間など，その治療経過は複雑で個別的であることから，患者や家族が治療経過を具体的にイメージすることは難しく，多くの不確かさを抱えている.さらに，がん治療の経験がないまま移植治療を選択する患者や，治療開始までの期間が十分でない患者のその不確かさは助長される.不確かさへの対処が不十分なまま治療を開始することは，非現実的な治療効果を期待する，困難に直面した際に過度に動揺するなど，患者の治療過程への適応を阻害するリスクを高めてしまう[1].

② 心理社会的課題

　移植治療過程では，患者によって種類や程度は異なるものの，表2 に示すような心理社会的課題が生じるといわれる[2].患者

表2　移植経過中にみられる心理社会的課題

ボディイメージ	外見の変化，自己イメージの変容　など
こころのケア	再発への恐怖，自尊心の低下，不安定な感情　など
家族関係	育児，介護，コミュニケーション　など
セクシュアリティ・妊孕性	性機能障害，性生活，不妊　など
経済的負担	医療費，生活費　など
就学・就労	入学・休学・退学，就職・休職・退職　など
友人・知人関係	親族，職場，隣人，コミュニケーション　など
医療者関係	医師・看護師を含む専門職種とのコミュニケーションや信頼関係の構築　など
治療法・療養場所の選択	意思決定，セカンドオピニオン　など
療養場所の移行・療養体制の構築	自宅療養，転院　など
情報の獲得	治療，療養生活に関する情報　など

によっては，妊孕性の温存や就学・就労など，治療開始前から計画的な対処が必要な課題もある．

2. 患者の目標

（1）身体面

　　副作用や合併症の症状緩和や身体機能の回復に努め，移植治療に必要なセルフケアを獲得し習慣化することができる．

（2）心理社会面

　不確かさと自己の課題に自ら対処し，主体的に移植治療の意思決定と治療準備ができる．

3. 看護介入

（1）身体面

① 身体の症状緩和と機能回復

　　入院前から，患者のこれまでの治療経過，現在の病状，身体機能を評価する．また，治療に伴う副作用や合併症など身体的な苦痛症状の遷延を認める場合は，積極的な症状緩和と，栄養状態の回復，リハビリテーションの促進など身体機能の回復に努める．また，過去の治療経過における副作用や合併症，支持療法やセルフケアなど，患者が経験した症状や対処方法について情報収集することは，移植治療における対策を検討するうえで有効である．移植前検査が終了し，移植治療の前処置レジメンが決定次第，医師や薬剤師と情報共有を行い，治療過程における支持療法や注意事項について共有し予防的な対策を検討する．

② セルフケアの獲得と習慣化

　　移植患者に必要となるセルフケアは，入院前から時間を十分に費やして動機づけを行い，実施を継続して習慣化する必要がある．そのためには患者の主体的な参加が不可欠となる．セルフケアを継続することによって，治療効果を高め入院期間の短

Chapter 9 造血幹細胞移植を受ける患者の看護のポイント

縮につなげるという目標を共有し，患者が移植経過を通して自
己コントロール感を得られるように丁寧に説明することで，積
極的参加を促す．これまでの生活スタイルや習慣を考慮し，患
者が実行しやすい方法を一緒に考えることも必要である．移植
前から治療経過のすべての過程で継続して評価と支援を繰り返
す．

（2）心理社会面

① 不確かさへの対処

　移植治療過程について理解を促すことは患者の不確かさへの
対処の1つとなるため，説明や情報提供には十分な時間を確
保する．資料を用いて情報提供する過程で積極的なコミュニ
ケーションに努め，患者の理解を確認し，質問を促す．患者の
疑問や感情の表出，治療への参加を促すことは，患者のニーズ
を把握するとともに，移植治療への理解を深める支援につなが
る[3, 4]．また，心理的ストレスから睡眠障害を抱える患者も少
なくないため，活動と休息のバランスを整え，移植治療に向け
て身体的にも精神的にもエネルギーを蓄えた状態で移植治療を
開始できるように支援する．精神腫瘍科や緩和医療科，専門・
認定看護師を含めたがん治療の専門職種について情報提供する
ことは，患者の安心感につながる．

② 心理社会的課題

　心理社会的課題の中でも，移植前に必ず対処が必要となるの
は，セクシュアリティ・妊孕性，経済的負担，就学・就労，情
報の獲得である．治療に伴う不妊の可能性について情報提供し，
希望がある場合は，移植前に精子保存や卵子保存を行う．また，
休職や辞職など社会的役割に変化が生じる中で，治療費や生活
費の増大など経済的負担が著明に増加する．医療ソーシャル
ワーカーなどと協働して高額療養費制度の紹介など，患者への
情報提供を行う．移植関連情報が掲載されるインターネットサ
イト，書籍があふれ，患者が混乱することもある．公共性や信

頼性の高い情報資源[5]について伝えることも，情報の獲得や整理を促し不確かさへの対処につながる．そのほか，移植治療前に，サポートグループ，長期フォローアップなどの支援について情報提供することは患者の治療過程への心理社会的適応を促すといわれている[6]．

2. 血球減少期：前処置療法～輸注～生着

1. 患者の特徴

前処置療法の副作用と移植関連合併症による苦痛症状を高頻度に認め，重症化するリスクも高い．患者や家族にとって身体的にも精神的にも最も辛い時期となる．苦痛症状によりセルフケアや治療参加の継続が困難になると，さらなる症状の悪化につながるため，積極的な苦痛症状の緩和は重要である．

（1）身体面

① 移植病室での療養生活

大量化学療法や全身放射線照射，免疫抑制療法を含む前処置療法が開始されると，患者は，外因性の感染から防護するためのHEPAフィルターを備えた移植病室に入室する．厳重な食事管理や行動制限などが必要なこの期間は1カ月以上に及ぶこともある．

② 前処置療法

前処置療法では，多くの場合，大量化学療法と全身放射線照射を組み合わせて行う．副作用には，治療歴，患者特性，治療レジメンなどにより個人差があるが，これまでの治療経験と比べて発生頻度や症状の程度は大きくなる．主な副作用と合併症について以下に示す．

230

Chapter 9 造血幹細胞移植を受ける患者の看護のポイント

【前処置療法の副作用と移植関連合併症】

a. 急性症状

化学療法で使用する薬剤の中には，過敏反応・発熱・嘔気・中枢神経症状・心筋障害などの症状が出現するものがある．放射線照射直後には，脳圧亢進症状，皮膚の炎症症状，嘔気，倦怠感などの症状を認めることもある．

b. 感染症

前処置後には強い骨髄抑制状態が続く．生着後も生体防護機能は脆弱であり，免疫抑制薬の投与も継続するため，経過によってさまざまな感染症のリスクがある[7] 図2 .

c. 粘膜障害

口内炎・咽頭炎や肛門周囲炎などの粘膜障害は高頻度に生じる．前処置のメルファラン投与や移植片対宿主病（GVHD）予防としてのメトトレキサート投与の場合は，粘膜障害が必発する．口内炎や上部消化管の粘膜障害により味覚障害や食欲不振を生じ，粘膜障害が鼻粘膜に及ぶと，嗅覚異常により味覚異常をきたすこともある．

d. 皮膚障害

抗がん剤投与や放射線照射，免疫抑制薬の使用により，脱毛や色素沈着，爪の変色・変形などの皮膚障害を生じる．移植後半年から1年ごろに回復することが多いが，ブスルファン使用患者では発毛が遅れる傾向にある．これらの症状はボディイメージの変容に大きな影響を与えるため，十分な配慮が必要となる．

e. 疼痛

粘膜障害や感染症により発症部位の耐え難い疼痛を伴うことがある．口腔や咽頭の粘膜障害が重症化すると，唾液の嚥下やコミュニケーションを阻害し，セルフケアや治療参加に影響を及ぼすこともある．

③ 免疫抑制療法

免疫抑制薬は，移植片対宿主病（GVHD）予防のために，幹

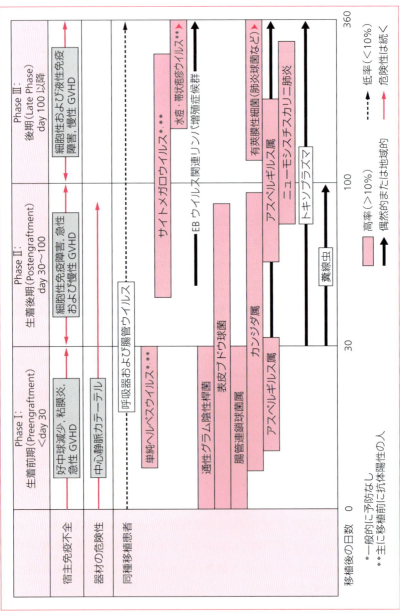

図2 移植時期と感染症の起因病原体
(矢野邦夫, 訳. 造血幹細胞移植患者の日和見感染予防のためのCDCガイドライン. 大阪, メディカ出版, 2001. p.29)

Chapter 9 造血幹細胞移植を受ける患者の看護のポイント

細胞輸注の前日から投与が開始となる．主に使用される，シクロスポリン，タクロリムス，メトトレキサート，副腎皮質ステロイドには，腎機能障害，肝機能障害，高血圧，ほてり，粘膜障害などの副作用がある．定期的な血中濃度測定を行いながらGVHD症状の推移をモニターし漸減・中止となるが，免疫抑制剤を使用している期間の患者の易感染状態は持続する．

④ 輸注

　輸注される幹細胞液（骨髄・末梢血・臍帯血）は，高濃度で浸透圧も高く，輸注量によっては循環・呼吸機能に影響を及ぼすことがある．また，凍結保存された末梢血幹細胞を用いる場合は，保存液に対するアレルギー反応が出現する場合もある．

⑤ セルフケア

　さまざまな症状の出現や重症化に伴い，内服管理，手洗い・含嗽などの感染予防行動，症状出現の早期報告などの症状モニタリング報告，粘膜・皮膚ケアなどの症状ケア，経口摂取が困難となり，治療準備期に獲得したセルフケアの継続が困難となってしまうことがある．セルフケアの不足は，苦痛症状の増強や回復の遅延などの原因となる．

（2）心理社会面

　前処置療法や輸注の完遂は，患者とその家族に大きな安堵感を与える．一方で，前処置療法や免疫抑制療法による副作用症状は高頻度に出現し，重症化するリスクを伴うことから，患者とその家族にとって最も身体的・心理的に苦痛の強い期間となる．苦痛症状を抱えながら，多くの処置や検査，セルフケアが課されることで，夜間に限らず日中の休息も十分に得ることが困難となる場合もある．さらに，生着の遅延や生着不全の場合，心身の苦痛は長期化し深刻化する．

JCOPY 498-22508

233

2. 患者の目標

（1）身体面

　　前処置療法・輸注を安全かつ確実に完遂し，免疫抑制療法を開始できる．

　　積極的な症状緩和のもと，セルフケアを継続し症状の重篤化を予防できる．

（2）心理社会面

　　治療環境に適応し，継続して治療参加することができる．

3. 看護介入

（1）身体面

① 前処置療法の管理

　　大量化学療法や全身放射線照射では，治療管理上の留意点の確認と実施を徹底し，各々のレジメンのスケジュールのもと確実・安全な実施が求められる．また，急性症状や治療後の副作用をアセスメントすることも重要となる．患者の前治療歴，全身状態・身体機能，合併症などからも前処置療法において総合的なアセスメントを行う．

【大量化学療法】

　　レジメンで使用される各々の薬剤の特性をアセスメントする．保管や保存方法，配合変化，安定性，輸液ラインの選択，投与速度・時間・順序などに関する注意事項に遵守する．投与の際には，スタンダードプリコーションに基づいた清潔操作の徹底と曝露予防策を講じる．

【全身放射線照射】

　　照射開始時間を厳守できるように，制吐剤など前投薬の投与や照射前の排泄誘導などの身体の準備，移動の援助を行う．また，照射中は，絶対安静を強いられるため治療中に好みの音楽を流すなどリラックスできる環境を整える．

Chapter 9　造血幹細胞移植を受ける患者の看護のポイント

② 症状緩和

　治療準備期に計画した予防策を踏まえて，看護師は日々の関わりの中で出現する症状をタイムリーに評価し，医師や薬剤師とともに対策の修正や追加を行う．看護師が中心となり積極的に薬剤師，理学療法士，栄養士，精神腫瘍科，緩和医療科などの専門職種へコンサルテーションを行い患者の症状緩和を積極的に行う．症状緩和の専門職種について適宜情報提供することも患者の安心につながる．

【前処置療法の副作用と移植関連合併症】

a．急性症状

　化学療法で急性症状のリスクがある薬剤を投与する際には，確実な予防薬の投与や注意深く症状の観察に努める．放射線照射直後には，急性症状の出現の観察を行う．

b．感染症

　生着までの骨髄抑制期に生じる感染症は細菌感染によるものが多く，スタンダードプリコーションを遵守したケアを提供する．また，患者の身体の細菌や真菌の侵入門戸となり，バリア機能が破綻しやすい粘膜などの部位の観察やケアを継続する．患者への面会者に感染徴候がある場合は，面会を制限するなど，医療者を含め面会者や患者同士の接触にも十分な注意が必要となる．

c．粘膜障害

　口腔粘膜障害に対しては，口腔ケアを継続できるように支援する．ブラッシングが困難な場合は，含嗽水に鎮痛剤や抗炎症剤を使用するなど疼痛コントロールを図り，含嗽を中心とした口腔ケアが可能な方法で継続を試みる．食欲不振や悪心などを認める場合は，無理に内服や食事摂取を継続することによって症状を悪化させることもあるため，内服薬の点滴への変更や食事内容の調整など非薬物的な支援も有効となる．陰部・肛門の粘膜障害症状が出現する場合は，積極的な排泄コントロールと摩擦予防などの愛護的ケアを行い重篤化を予防する．

d. 皮膚障害

創部の清潔保持，摩擦・圧迫予防など機械的刺激の除去，洗浄剤や軟膏の適切な選択など化学的刺激の除去，浸軟や乾燥の予防などが重要である．基本的スキンケアを継続することは，皮膚のバリア機能を保ち，生着症候群や急性 GVHD などの症状が出現した場合にも，症状の重篤化の予防や治癒を促進する．皮膚ケアの意義を患者と共有することでセルフケアへの動機づけや症状の予防につなげる．

e. 疼痛

疼痛コントロールでは，数値的評価スケールなどを活用して継続的にアセスメントを行い，オピオイドなどの薬物療法につなげる．食事調整や内服薬の点滴薬への変更など，症状に合わせた非薬物的な支援も疼痛緩和に重要である．疼痛コントロールが困難な場合，せん妄リスクの助長や精神面に影響を及ぼすことから緩和医療科や精神腫瘍科などの専門職種と協働し積極的な症状緩和に努める．

③ 免疫抑制療法の管理

投与開始に伴い，使用薬剤と使用方法，副作用の種類とその対処方法について患者に説明する．免疫抑制薬の投与中は，相互作用の視点から摂取を制限すべき食物（グレープフルーツなど）について説明し協力を得る．定期的に，血中濃度をモニターしながら投与量が調節されるため，頻回な採血についても協力を得る．

④ 輸注の管理

輸注開始時間を事前に確認しタイムスケジュールを調整する．また，患者とともに，輸注方法と所要時間や輸注に伴う副作用症状とその対処法，輸注時の注意事項について確認する．輸注に伴うアレルギー症状，肺塞栓，心不全症状などの副作用に対して，バイタルサイン，心電図モニター，酸素飽和度などを観察し，症状に応じた対応を行う．幹細胞が骨髄の場合，輸注量が多く心不全症状が出現するリスクが高まることから，患者へ

の十分な説明と細やかな観察により，不安の軽減に努める．

⑤ セルフケア継続の支援

　この時期，多くの患者は，身体的な苦痛症状に出現によりセルフケアが不足する．日々状態が変化する患者の状況を見極め，薬物療法だけでなく非薬物療法を用いて積極的な症状緩和に努め，必要なセルフケアを安全に継続できるように目標や方法を検討し支援する．具体的には，内服薬の看護師管理への移行，感染予防行動の声掛けや物品のセッティング，ケア物品の選択やケア方法の変更，出現するリスクのある症状を見通して情報提供し患者自身の症状モニタリングを促す，食事内容の調整，リハビリテーションの目標を安全な日常生活動作と再設定しその環境を整える，などである．苦痛症状の悪化により患者自身でセルフケアを継続することが困難な場合は，看護師が主体となりセルフケアを代償することもある．これらの関わりの過程で，栄養士，理学療法士らの多職種と協働し，安全で確実にセルフケアを継続できるような支援に努める．

(2) 心理社会面

　積極的に症状緩和に努め，眠剤の使用も検討するなど可能な限り休息が得られる支援を行う．エネルギーの消耗を最小限に抑える支援が必要となる．苦痛症状によるストレスは多大であるため，血球回復に伴い症状が緩和することなど，見通しを伝えることで患者が希望や目標をもって過ごすことができるように支援する．また，家族との面会時間を充実させる，読書などの趣味に触れることができるような時間を確保する，など患者がエネルギーを貯めることができる時間を整える．必要に応じて，精神腫瘍科スタッフらと協働してこころのケアに努める．

3. 血球回復・退院準備期: 生着～退院まで

1. 患者の特徴

　移植日（輸注日）から約2～3週目頃に造血機能が回復しはじめる. 好中球数が500を超えた日が3日続けば, その最初の日を「生着日」として生着確認を行う.

　移植病室での療養生活の長期化や新たな苦痛症状に対処しながら, 退院後の自宅での療養生活への準備を進め, セルフケアの強化が求められる. 自宅療養生活への移行に向けた退院準備において, 家族は重要な役割を担い, その負担は大きい.

（1）身体面

　① 移植関連合併症（生着症候群, 急性GVHDなど）

　　血球減少期に出現した副作用や合併症の症状が遷延する状況に加え, 生着が近くなると, 新たに免疫反応である生着症候群, 急性GVHDなど新たな移植関連の合併症が出現し, 身体的なストレス状態は持続する.

　a. 生着症候群

　　移植後2～3週間目頃の白血球上昇時期に, CRP上昇や感染兆候を伴わない発熱や体液貯留, 皮疹などが出現する. これを生着症候群といい, ドナー細胞の免疫反応と考えられている.

　b. 急性GVHD

　　GVHDは生着後に生じる, ドナーリンパ球の免疫反応である. 出現する症状による臨床所見により急性GVHD, 慢性GVHDに大別される. この頃に出現する急性GVHDの主な症状は, 全身性の皮疹, 1000mL/日を超える下痢, 肝機能障害などである. 治療には, 免疫抑制薬の調整や副腎質ステロイド剤が用いられることから, 感染症の発症リスクも高まる. 症状の重症化は入院期間を長期化する.

◆ **Chapter 9** 造血幹細胞移植を受ける患者の看護のポイント

② セルフケアの強化

生着後には，徐々に感染症や粘膜障害，それらによる疼痛の症状が回復傾向となる．体力も回復するが，血球減少期の長期臥床による筋力低下や重心動揺のため，易労感や持久力の低下は持続する．身体機能の回復は十分とはいえず，筋力・体力の低下，食欲不振や食事摂取量の不足，などを抱えながらも，退院後の生活を見据え医療者から自立してセルフケアを継続する必要がある．

（2）心理社会面

「生着」という1つの目標を達成し，大きな安堵感が生まれる．同時に「退院」という新たな目標も加わり希望を見出す．しかし，入院の長期化や身体的な苦痛症状への対処に加えて，セルフケアの強化や自宅療養の環境を整えていかなければならないことに困難を感じる患者は少なくない．退院を目前にし，身体機能の回復が十分でないことや医療者が傍にいない環境への移行に焦りや不安を強めることもある．生着不全や合併症の重篤化による入院期間の延長は，患者の心理的ストレス状態を深刻化させ，セルフケアや治療参加への意欲を著明に低下させてしまう．

2. 患者の目標

（1）身体面

症状緩和のもとセルフケアを強化し，自宅療養に向け主体的に退院準備ができる．退院に向けて家族の協力のもと自宅療養環境を整えることができる．

（2）心理社会面

出現する症状に対処しながら，治療参加を継続することができる．

JCOPY 498-22508

239

3. 看護介入

（1）身体面

① 移植関連の合併症

a. 生着症候群

　生着症候群の症状は比較的短期間で回復するが，症状を長期的に抱えた患者は苦痛を強く感じる．解熱剤の使用や排便コントロール，食事調整，粘膜保護などのケアにより症状緩和に努め，症状が出現する理由や一過性の症状であることなど症状の経過と見通しを伝える．

b. 急性 GVHD

　主に，皮膚や消化管に出現しやすく注意深い観察が必要となる．症状の早期発見による治療の早期開始は，症状の重篤化による二次感染のリスクや苦痛の長期化を予防する．また，症状出現時には，外用薬を含めたステロイド薬の投与も開始されるため，看護師は，適切な薬剤管理とともに，患者が主体的に症状をモニターし，基本的スキンケアの継続，軟膏の選択など適切な方法でケアを継続できるように支援する．疼痛や瘙痒感などの苦痛症状には，食事調整や薬剤使用など積極的な症状緩和も重要である．

② セルフケア強化

　生着後からは，退院後の在宅療養を見据えた支援が重要となる．退院の目安と退院オリエンテーションの内容を 表3, 4 に示す．患者・家族が自宅療養を可能な限りイメージし，課題に対して入院中から対処方法を検討できるように，自宅への外出や外泊を積極的に取り入れる．患者と家族が自ら発見した課題に対して，看護師も一緒に対処方法を検討することは，患者の不安感を軽減し，自己効力感を高めることにつながる．退院後の自宅療養のための準備では，家族の役割は大きい．家族の負担感を軽減するために，家族への十分な説明と支援を行いエンパワーメントすることも重要となる．

Chapter 9　造血幹細胞移植を受ける患者の看護のポイント

表3　移植後の退院の目安

経口摂取が良好であること	内服薬，水分・食事摂取　など
全身状態が良好であること	症状コントロール，PS：パフォーマンスステータス，ADL：日常生活動作　など
セルフケアが良好であること	感染予防行動（口腔ケア，手洗い，食事，活動範囲など），内服管理，症状のモニタリング・報告
自宅療養環境が整っていること	療養サポート体制，自宅の掃除，ペットの飼育管理など
症状の外来治療が可能であること	骨髄機能の回復（血小板・Hb），急性GVHD　など
フォローアップのための外来通院が可能であること	移植治療病院あるいは紹介元病院や連携病院への通院　など

表4　退院オリエンテーションの内容

免疫力の低下について	骨髄機能・免疫機能の回復過程，免疫抑制薬の長期使用など
注意を要する感染症について	細菌，ウイルス，カビ，ワクチン接種　など
感染の予防について	動物との接触，旅行，ガーデニング，食事，家族の健康管理　など
GVHDについて	急性，慢性，対処方法，病院・医療者への連絡　など
日常生活について	食事，睡眠，運動，皮膚・粘膜ケア，禁酒・禁煙，復学，復職，性生活　など
治療上の注意・内服について	感染予防薬・免疫抑制薬　など
外来受診時のお願い	体温・体重・血圧測定，採血・免疫抑制剤の内服タイミング　など
造血幹細胞移植後長期フォローアップ外来（LTFU外来）について	LTFUの紹介（実施時期，相談内容　など）

（2）心理社会面

　「生着」という目標を達成できたことを共に喜び，患者の努力をねぎらう．そのうえで，「退院」に向けた具体的な目標について患者と家族に説明する．退院後の療養生活に対して不安や困難感を抱える患者と家族が「できる」と感じ自信をもって自宅療養へ移行することができるよう，自己効力感を高める支援に努める．退院後の療養生活に向けた患者の情報を多職種で共有し，患者自身が主体的に取り組めるような方法を検討し介入を統一する．

4. 社会復帰・長期フォローアップ期：
退院〜長期フォローアップ

1. 患者の特徴

　　医療者がサポートをしていた入院生活とは異なり，患者は家族の
サポートのもと患者自身で自宅での療養生活の環境を整え，セルフ
ケアを継続する．長期的に移植関連合併症のリスクを抱える療養生
活において，患者は，社会的役割の再構築に対する困難感や原病の
再燃に対する漠然とした不安を抱えながら，出現するさまざまな症
状や課題に長期的に対処していくことが求められる．

（1）身体面

① 長期的な移植関連合併症（感染症，慢性 GVHD，晩期障害）

　　退院後も長期的に，感染症や免疫反応による慢性 GVHD の
合併のリスクは持続し，症状の経過をみながら感染予防薬や免
疫抑制薬の減量が検討される．造血機能が回復傾向を示した後
も，その機能は十分ではなく感染症のハイリスク状態が続く．
特に，リンパ球の回復は遅延傾向にあり，ウイルス感染症には
注意が必要となる．免疫抑制薬が終了する移植後半年〜1年
に社会復帰を目指す患者が多いが，免疫機能の低下は持続する
ため，感染予防に十分に留意した生活が必要となる．

　　全身のさまざまな臓器機能に障害が及ぶ慢性 GVHD 表5 は
患者の QOL を著明に低下させ，長期的な苦痛を与えることも
ある．さらに，移植前治療や GVHD 予防の免疫抑制療法，感
染症が大きく影響し，ほぼすべての臓器に障害が及ぶ移植後晩
期合併症 表6 のリスクも長期に及ぶ．GVHD などの免疫反応
に対して，免疫抑制薬や副腎皮質ステロイド剤が長期に投与さ
れる場合，副作用である筋力低下や筋萎縮が生じ，身体機能の
回復に時間を要し，社会復帰を遅延させることもある．

Chapter 9　造血幹細胞移植を受ける患者の看護のポイント

表5　慢性 GVHD の特徴

主な臓器	慢性 GVHD 病変の特徴
皮膚	光線過敏症様紅斑性皮疹，扁平苔癬様皮疹，強皮様硬化病変，色素沈着過剰・色素脱失，発汗異常．
口腔内	苔癬様病変などの口腔粘膜症状，乾燥症状や潰瘍形成に伴う痛み，味覚異常．口腔カンジダ病変との鑑別も必要．
眼	涙液分泌低下による眼球乾燥感，疼痛，灼熱感，視力低下，羞明感，開眼困難．眼脂増加，角膜炎．
消化管	上部消化管，特に食道が障害されやすい．食道炎・食道狭窄による嚥下困難，胸やけ感，食欲不振，体重減少． 小腸・大腸病変による慢性下痢，吸収不良．感染性腸炎などの鑑別が必要．
肝臓	胆汁うっ滞型肝機能障害（ALP/AST/ ビリルビン上昇）． ウイルス性，薬剤性，ステロイドによる脂肪肝，鉄過剰による肝障害の鑑別が必要．
肺	閉塞性細気管支炎（BO），特発性器質化肺炎（BOOP）．BO は GVHD との関連が最も高い．組織学的診断は困難，精密呼吸機能検査（一秒率の低下），高精細 CT 検査が重要． 酸素飽和度モニタリング，定期的呼吸機能検査，HR-CT 要．

表6　晩期合併症の特徴

主な臓器	晩期合併症病変の特徴
口腔	乾燥症候群，齲歯　など
肝臓	GVHD，ウイルス性肝炎，鉄過剰　など
筋肉	ミオパシー，筋炎 / 筋膜炎　など
呼吸器系	間質性肺炎，閉塞性気管支炎，慢性閉塞性疾患　など
内分泌系	甲状腺機能低下症，低アドレナリン血症，性腺機能不全，発育障害　など
眼	白内障，乾性角結膜炎，微小血管網膜症　など
骨	骨減少症，阻血性壊死　など
二次発がん	固形腫瘍，血液腫瘍，移植後リンパ増殖性疾患　など
神経系	白質脳症，晩期感染症，カルシニュリン神経毒素，末梢神経障害など
腎臓・膀胱	ネフロパシー，膀胱機能障害　など
血管系	冠疾患，脳血管疾患　など
心理社会的適応	抑うつ，不安，疲労，性機能　など

② セルフケア

　患者や家族は，治療が中心であった入院生活から，生活が中心の自宅療養へ移行後も，セルフケアを継続し，療養生活で生じた問題や課題について自ら観察し判断することが求められる．治療上の管理も生活の一部分となる自宅療養において，内服管

理方法，症状のケアや医療者への報告などのセルフケアを改めて習慣化し長期的に継続することは，患者の主体性と多くのエネルギーが必要となる．

（2）心理社会面

① 自宅療養環境の構築（療養場所の移行）

　移植後の療養生活における注意点は，退院前にオリエンテーションなどを通じて十分な説明が必要となる．実際に自宅に戻って生活することで初めてみえる課題もあり，退院後に生じる疑問や不安は多い．自宅では，医療者や他患者とつながる機会が減少し，課題に対して直接的にタイムリーな助言を求めることができず葛藤を抱える患者は少なくない．身体機能の回復を含め，治療前の生活に戻るのには長い時間が必要となる．

② 社会的役割の再構築

　就学や就労，友人や知人との関係，家族関係など，患者によって異なるものの，さまざまな心理社会的課題が生じ，社会的役割の再構築が必要となる．移植治療後の療養生活では少なからずこれらの課題に向き合って患者自らが対処していかなければならない．移植後の経過が順調であっても，再発に対する漠然とした不安を抱えることは多く，これらの感情にも長期的に対処することが求められる．

2. 患者の目標

（1）身体面

　必要なセルフケアを自己のペースに合わせて主体的かつ長期的に継続することができる．

（2）心理社会面

　退院後の日常生活を自分なりに再構築し，心理社会的課題に対処できる．

Chapter 9 造血幹細胞移植を受ける患者の看護のポイント

3. 看護介入

（1）身体面

① 症状緩和

　感染症については，身体的な免疫機能，生活環境，職場環境，家族関係，感染予防薬や免疫抑制薬の内服状況など，患者の個別性によって注意点について検討し共有する必要がある．慢性GVHD や晩期合併症は，患者によって出現する症状や程度が異なるため，患者からの情報収集やフィジカルアセスメントにより系統的に評価し，症状の早期発見に努め，早期治療につなげることが必要である．

② セルフケアの継続

　退院後間もない患者には，免疫抑制薬や感染予防薬などの薬剤の確実な内服，感染予防行動の実施，食事や水分の摂取状況，活動状況など，自宅療養におけるセルフケアの実施状況を適切に評価し，セルフケアの習慣化や生活パターンを再構築できるように支援する．退院後長期経過している患者には，生活状況やセルフケア実施状況を適宜評価するとともに，感染症や慢性GVHD や晩期合併症などの移植関連合併症のスクリーニングを行い，症状の早期発見と早期治療，症状のコントロールに努める．その際には，患者の療養環境を十分に理解したうえで，患者のセルフケア能力や生活スタイル，家族の支援状況において継続可能なケア方法を提案し継続を支援する．また，ポジティブフィードバックを行い，セルフケアや治療参加の継続への動機づけとなるように支援する．

（2）心理社会面

① 心理社会的課題

　患者の心理社会的課題，心理状態などを患者とのコミュニケーションを通じて評価，共有し，対処法についても患者と共に検討する．また，専門職種，公的な助成・支援制度，サポートグループ，長期フォローアップ，相談窓口，ウェブサイト，

245

書籍冊子資料などについて情報提供し，有効な社会資源を患者自らが活用し対処できるように支援することが重要である．2012年度診療報酬改定で新設された「造血幹細胞移植後患者指導管理料」算定開始後，多くの移植施設で開設された移植後長期フォローアップ外来の役割も重要である．

【参考文献】

1) Cheng CH, Chuang et al. Changes in decisional conflict and decisional regret in patients with localised prostate cancer. J Clin Nurs. 2014; 23: 1959-69.
2) Heinonen H, Volin L, Zevon MA, et al. Stress among allogeneic bone marrow transplantation patients. Patient Educ Couns. 2005; 56: 62-71.
3) Schofield MJ, Sanson-Fisher R. How to prepare cancer patients for potentially threatening medical procedures: consensus guidelines. NSW Cancer Council Cancer Education Research Program. J Cancer Educ. 1996; 11: 153-8.
4) Johnston M, Vogele C. Benefits of psychological preparation for surgery: a meta-analysis. Annals Behavioral Med. 1993; 15: 245-56.
5) 国立研究開発法人国立がん研究センターがん対策情報センター，がん情報サービス．造血幹細胞移植，http://ganjoho.jp/piblic/dia_tre/treatment/zouketukan/index.html.
6) Turner J, Zapart S, National Breast Cancer Centre, Sydney, Australia; National Cancer Control Initiative, Melbourne, Australia. Clinical practice guidelines for the psychosocial care of adults with cancer. Psychooncology. 2005; 14: 159-73.
7) 矢野邦夫，訳．造血幹細胞移植患者の日和見感染予防のためのCDCガイドライン．東京: メディカ出版 2001: 29.
8) 神田善伸，編．みんなに役立つ造血幹細胞移植の基礎と臨床（上）（下），大阪: 医療ジャーナル社，2008.
9) 森 文子．同種造血幹細胞移植の看護—骨髄移植の場合．In: 畠 清彦，他編，血液がん患者の治療と看護．がん看護 2009; 14: 272-80.
10) 日本造血細胞移植学会，編．日本造血細胞移植後フォローアップ看護，東京: 南江堂; 2014.
11) 飯野京子，木崎昌弘　森 文子．成人看護学 [4] 血液・造血器（系統看護学講座専門分野改訂14版）．東京: 医学書院; 2015.
12) 荒木光子．骨髄移植前・中・後の看護．がん看護．2006; 11: 403-8.

〈吉田千香　森 文子〉

Chapter.

10

小児白血病治療の実際と
看護のポイント

1. 小児白血病治療の実際

1. はじめに

　小児白血病は国内では年間約 700～750 例が発症する．急性リンパ性白血病（acute lymphoblastic leukemia：以下 ALL）が約 500 例と最も多く，次いで急性骨髄性白血病（acute myeloid leukemia：以下 AML）が約 200 例である．成人に多い慢性骨髄性白血病（CML）は年間 20 例程度と少なく，また慢性リンパ性白血病（CLL）は小児には発症しない．成人にはない小児特有のまれな病型として若年性骨髄単球性白血病（JMML）がある．本項では最も頻度の高い ALL の治療を中心的に取り上げ，AML の治療については概略を解説する．

2. 小児白血病の治療成績と臨床試験

　小児白血病の治療成績は成人と比較して良好であり，ALL においては無イベント生存率（EFS）約 80％，全生存率（OS）約 90％が達成されており，小児 ALL は今や高い確率で治癒する疾患になっている．図1 に米国 St.jude 小児病院の治療成績の年代ごとの進歩を示す[1]．AML の成績は ALL よりはやや劣っているが，EFS

JCOPY 498-22508

247

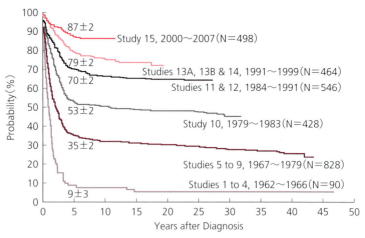

図1 St. Jude 小児病院における治療成績の進歩
(Inaba H, et al. Lancet. 2013; 381: 1943-55[1]) より引用)

約60%，OS約70%が達成されている．このような小児白血病の治療成績の向上は多くのランダム化比較試験を含む臨床試験の積み重ねによって達成されてきた．成人と異なり，小児白血病においては大多数の症例が臨床試験に参加して治療を受けていることが大きな特徴である．国内においては約90%の症例が日本小児がん研究グループ（JCCG）の臨床試験に参加していると推定される．臨床試験に参加する場合においては，インフォームドコンセントの取得の仕方（定められた説明同意文書に基づく），診断や検体提出の方法（明確な診断基準と中央診断に基づく正確な診断，研究目的も含めた白血病細胞および正常細胞の保存），治療の方法（主治医の恣意的な判断ではなくプロトコールに基づく治療開始基準や変更基準など）などが実地臨床とは大きく異なるため，チーム医療を円滑かつ安全に進めるためには医師はもとより，看護師や薬剤師なども臨床試験の基本をよく理解しておく必要がある．特に対象が小児であることから試験への参加同意は代諾者（多くは両親）から得る必要があり，インフォームドコンセントのプロセスには細心の注意を要する．

3. 予後因子

　短期・長期の合併症を軽減しつつ治療成績をさらに向上させるためには，予後因子に基づく層別化治療が不可欠である．すなわち予後不良群に対しては造血幹細胞移植や新薬を含む強化された治療によって治療成績の改善を図り，予後良好群に対しては治療軽減を図ることができる．

　予後因子は大きく分けて患者側の要因（年齢，性），白血病細胞の特性（診断時の白血球数や免疫学的分類，染色体・遺伝子異常のタイプ），初期治療反応性（実際に治療を始めた後の白血病細胞の減少率）からなる．ALL においては，初期の層別化を年齢（1 歳未満と 10 歳以上が予後不良）と白血球数（5 万 /mm^3 以上が予後不良など）で行い，その後に判明する染色体・遺伝子異常と治療反応性によって再層別化する．染色体・遺伝子異常のうち，予後良好なものとして高 2 倍体（染色体本数 52 本以上）や *TEL–AML1* 転座，予後不良なものとして低 2 倍体（染色体本数 45 本以下）や *BCR–ABL* 転座，*MLL–AF4* 転座などがあげられる．最近では次世代シークエンサーなどの新たな技術を用いて従来知られていなかった新たな病型も次々に同定されている．

　治療反応性の指標としては，1 回のメトトレキサート（MTX）髄注と 1 週間のプレドニゾロン（PSL）内服後の day 8 末梢血の芽球数をみる PSL 反応性や，治療開始後 2 週間後の骨髄芽球比率などがあり，それぞれ芽球数 1000/mm^3 以上，芽球割合 25％以上の群は予後不良である．最近ではより精密な治療反応性評価として，微小残存病変（minimal residual disease: MRD）が重視されている．MRD の測定方法は，PCR 法による白血病細胞に特異的な immunoglobulin（Ig）または T cell receptor（TCR）再構成の検出と，flow cytometry による白血病特異的なパターンの表面マーカーの組み合わせの検出による方法があり，それぞれ一長一短がある．転座を有する例ではキメラ遺伝子の定量も有用なことがある．寛解導入療法後を含むいくつかの point における MRD の量が予後と強く

相関することについては多くの報告があり，先進諸国においては大部分のグループが層別化に用いている．JCCG の ALL 研究においても主として造血幹細胞移植の適応の判定を目的として MRD を層別化に採用している．

AML の予後因子は染色体・遺伝子異常のタイプと寛解導入に要した化学療法のコース数（1 回で寛解に入らなかった場合は予後不良）である．予後良好なサブタイプとしては *AML1–MTG8* 転座，*PML–RARα* 転座，16 番染色体逆位など，予後不良なタイプとしてモノソミー 7 や 5 番染色体長腕欠失，*DEC–CAN* 転座，*FUS–ERG* 転座などがあげられる．AML においても最近では flow cytometry を用いた MRD が予後因子となるという報告が増加しているが，実際に層別化に用いられている臨床試験はまだ少ない．

4. 治療選択アルゴリズム[2]

小児 ALL の病型分類による治療選択のアルゴリズムを **図2** に示す．まず成熟 B 細胞性 ALL では，バーキットリンパ腫型の治療が行われる．次にフィラデルフィア染色体（Ph）陽性（＝ *BCR–ABL* 転座）ALL ではイマニチブなどのチロシンキナーゼインヒビター併用化学療法を行う．Ph 陰性 ALL では，B 前駆細胞性 ALL と T 細胞性 ALL を同一の治療法で治療するグループと，区別して治療するグループがある．現在進行中の JCCG 全国研究 T11, B12 では，両者を別個の治療研究として取り扱い，T 細胞性 ALL のうち標準危険群以外ではネララビンを併用した化学療法を行う．B 前駆細胞性 ALL のうち 1 歳未満の乳児は予後不良で，*MLL* 遺伝子の再構成を高率に伴う（約 80％）など生物学的に異なる独自の疾患であるとの観点から別個の治療群とされることが多い．*MLL* 遺伝子の再構成陰性例では標準的化学療法，陽性例では強力な化学療法を行う．1 歳以上の ALL では予後因子に基づいて 3〜4 の危険群に層別化して治療を行う．いずれの病型でも，予後不良群に対しては同種造血幹細胞移植を行う．

Chapter 10 小児白血病治療の実際と看護のポイント

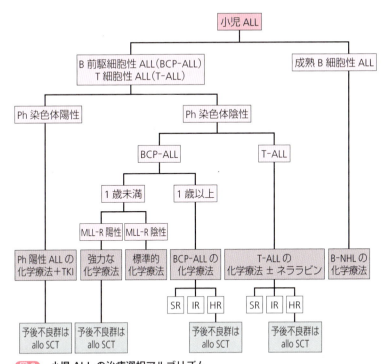

図2　小児ALLの治療選択アルゴリズム
(一般社団法人日本小児血液・がん学会, 編. 小児白血病・リンパ腫診療ガイドライン. 東京: 金原出版; 2016[3] より引用, 一部改変)

　小児AMLのアルゴリズムについては図3 に示す．まず，ダウン症児に合併したAMLでは，通常の強度の化学療法では毒性が強く出る一方，化学療法に対する感受性が高く高率に生存が得られるため(OS 80％)，独立したプロトコールで減弱した化学療法を行う．次にAMLのうち急性前骨髄性白血病 (FAB分類M3) では，重篤な播種性血管内凝固 (DIC) を合併しやすく，オールトランスレチノイン酸や亜ヒ酸が有効であるため，これらの薬剤を抗がん剤と併用した治療が行われる．これにより90％に近い治癒が期待できる．これら2病型を除いたその他のAMLでは前述した予後因子に基づいて3群に層別化し，低リスク群では標準的な化学療法，中間リスク群では強化した化学療法，高リスク群では第1寛解期に同種造血細胞移植を行う．

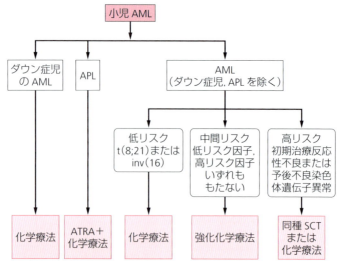

図3 小児AMLの治療選択アルゴリズム
(一般社団法人日本小児血液・がん学会, 編. 小児白血病・リンパ腫診療ガイドライン. 東京: 金原出版; 2016[3]) より引用, 一部改変)

5. 治療全体のスケジュールと各治療相の概要

　小児AMLの治療は成人と大きく異なることはなく, アントラサイクリン系薬剤とシタラビンを中心として, 寛解導入療法を2コース, 強化療法を3〜4コース施行する. 約半年間の入院治療である.
　小児ALLに対する治療プロトコールは, 各研究グループによって多くのバリエーションがあるが, その基本的な骨格は寛解導入療法, 再寛解導入療法を含む強化療法, 中枢神経 (CNS) 再発予防療法, 維持療法からなる. 世界的な標準治療の1つであるドイツBFMグループの治療研究ALL-BFM 95の治療シェーマを図4に示す[3]. 以下ALLの各治療相の治療を概説し, 項を改めて注意点を述べる.

1. 寛解導入療法

　ステロイド+ビンクリスチン+L-アスパラギナーゼ+アントラサイクリンの4剤の組み合わせによる4〜5週間の治療が世界的標

Chapter 10 小児白血病治療の実際と看護のポイント

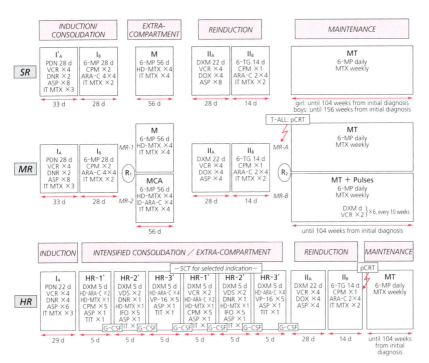

図4 BFM95 のリスク別治療シェーマ
(一般社団法人日本小児血液・がん学会, 編. 小児白血病・リンパ腫診療ガイドライン. 東京: 金原出版; 2016[3]) より引用, 一部改変)
SR: standard risk, MR: medium risk, HR: high risk, PDN: prednisone, VCR: vincristine, DNR: daunorubicin ASP: *E coli* L-asparaginase, MTX: methotrexate, 6-MP: 6-mercaptopurine, ARA-C: cytarabine, CPM: cyclophosphamide, DXM: dexamethasone, DOX: doxorubicin, 6-TG: 6-thioguanine, HD: high dose;, ID: intermediate dose, IT: intrathecal, TIT: triple intrathecal therapy, G-CSF: granulocyte colony-stimulating factor, MT: maintenance therapy, SCT: stem cell transplantation, pCRT: presymptomatic cranial radiotherapy.

準であり，95～98％の寛解導入率が期待できる．ステロイド剤としては従来使用されてきたPSLの他，長い半減期と良好な中枢神経(CNS)移行を有するデキサメタゾン(DEX)の使用も試みられ，PSLと比較して有意に良好な成績が得られたとの報告も増えてきている．また米国やイギリスのグループは，標準危険群の寛解導入においてはアントラサイクリンを使用せず，治療後半でアントラサイクリンを含む再寛解導入を行っている．

2. 強化療法

寛解導入療法で用いた薬剤と交叉耐性のない薬剤の組み合わせによる治療と，寛解導入療法と同様の薬剤を再び用いる再寛解導入療法からなる．強化療法では，6-MP や MTX，シタラビン（Ara-C）などの代謝拮抗薬，シクロホスファミド（CPM）などが用いられる．強化 L- アスパラギナーゼ療法や MTX 大量療法の有効性も確立されてきている．

3. CNS 再発予防療法

CNS には血液脳関門が存在し薬剤が到達しにくいため，CNS 再発予防を行わなければ，50％以上に CNS 再発が生じる．CNS 再発予防は，抗がん剤の髄腔内投与（髄注）や大量 MTX 療法によって行う．予後不良群においては頭蓋照射（CRT）が行われるが，最近では髄注や全身治療の強化により CRT の全廃に成功した臨床試験も報告されてきている．

4. 維持療法

経口の 6MP と MTX の組み合わせを主体とする 1~2 年の治療である．通園，通学などの日常生活が可能な外来治療である．ステロイド＋ビンクリスチンの pulse 療法など，維持療法を強化する試みが行われてきたが，現在までのところ明らかな利益は証明されていない．治療期間については，1 年や 1 年半に短縮した治療では再発が増加したことから，2~3 年の総治療期間が必要である．

6. ALL の診断時および各治療相における注意点

1. 診断時

適切な治療を行うためには，形態学的診断の他，最低限細胞表面マーカーと染色体分析が必要である．*BCR–ABL* など予後不良遺伝子異常の早期同定や，*TEL–AML1* など染色体分析では検出が困難

◆ **Chapter 10** 小児白血病治療の実際と看護のポイント

な異常の同定のためには multiplex PCR 法や FISH 法の併用も求められる．また臨床試験に参加する場合にはインフォームドコンセントを取得したうえで，試験計画書に定められた中央診断用の検体を確実に提出する．中央診断用の検体提出にあたっては，個人情報保護の観点から決して個人名などを記載してはならず，匿名化された登録番号などを用いる．

2. 寛解導入療法

　支持療法の進歩した現在においても寛解導入療法中の死亡は約1％にみられ，もっとも注意を要する危険な時期である．その主な理由は，治療開始時に白血病細胞が体内に大量に存在することと，正常造血が低下している状態で治療を開始することである．腫瘍崩壊症候群（TLS）については「Chapter 5 の 5. 白血病治療に必要な支持療法」の項を参照されたいが，TLS 以外にも白血病細胞に起因する播種性血管内凝固（DIC）による出血傾向や高サイトカイン血症による発熱，臓器障害，CNS 浸潤に伴う痙攣などの合併症に注意を要する．正常造血が低下しているため，頻回の輸血が必要になることが多いが，特に高度の貧血を呈している例では，急速な輸血に伴う心不全に注意する．ヘモグロビン（Hb）値が 5g/dL 未満の症例では，そのときの Hb 値を X とするとき，患者体重あたり X mL の濃厚赤血球を緩徐に輸血する．また，好中球減少期間が長期に及ぶため，細菌感染や真菌感染などの感染症の合併が最大の問題となる．施設の方針に応じて適切な感染症予防，早期治療が必須である．その他，L–アスパラギナーゼが集中的に投与されるため凝固異常が必発であり，必要に応じて ATIII 製剤の補充や血栓症予防を行う．なお L–アスパラギナーゼによる血栓症は，寛解導入療法終盤の血小板数が自力で上昇する時期に多い．L–アスパラギナーゼについてはアナフィラキシーや膵炎，高血糖などにも注意が必要である．

　寛解導入療法の治療効果判定として，終了後の寛解確認の重要性はいうまでもないが，day 8 末梢血や day 15 骨髄芽球割合など治

JCOPY 498-22508

255

療開始早期の反応性も予後因子として重要であり，プロトコールによっては層別化にも用いられるため，必ず評価する．プロトコールに定められた MRD 評価などの検体提出も忘れず行う．

3. 強化療法

　　多くのグループが寛解導入療法直後の強化療法として BFM Ib-type の治療を採用している．これは 6MP の 2〜4 週間の連日投与と Ara-C の block 投与（1 週間のうち 4〜5 日間連続投与の block を 2〜4 週），大量 CPM, MTX 髄注を組み合わせた治療である．この治療相では多くの場合，骨髄抑制により治療中断を余儀なくされる．プロトコール上の中断規定に従って，十分な安全性を確保しながら治療を行う必要がある．CPM による出血性膀胱炎が生じることがあり，大量輸液にて予防を行うとともに尿潜血のチェックを行う．

　　大量 MTX 療法は抗白血病効果が高く有用な治療であるが，時に排泄遅延をきたし，重篤な腎機能障害や骨髄抑制，肝障害，粘膜障害の危険性があるため，血中濃度測定によるモニタリングとそれに応じた支持療法が必須である．主治医サイドで定められた血中濃度測定を必ず行うことはいうまでもないが，検査部門では血中濃度異常値がみられた場合には速やかに主治医に連絡すること，また看護サイドでは尿量や粘膜障害など副作用のきめ細やかな観察を行う．

　　L- アスパラギナーゼによるアレルギー症状は寛解導入療法時には比較的少なく，強化療法，特に再寛解導入療法時に高率に出現するため，特に看護サイドでの観察が重要である．血圧などバイタルサインのモニタリングをしつつ，症状出現時には速やかに主治医への連絡，アドレナリンなど緊急薬剤の準備，酸素投与などを開始する．

4. CNS 再発予防療法

　　大量 MTX 療法時の注意点は上記した．ここでは髄注時の注意事項を述べる．まず髄注施行時，現在多くの施設では鎮静を行ってい

Chapter 10 小児白血病治療の実際と看護のポイント

る．この際には頸部を前屈させた姿勢で固定するため，呼吸抑制を
きたしやすい．可能な限り酸素飽和度などのモニタリングを行い，
かつ直接の術者と介助者以外の第3者が鎮静や呼吸状態の観察を
行うことが必要である．髄注終了後に髄膜刺激兆候や脊髄炎症状，
白質脳症などが出現することがあるため，覚醒時の意識状態の回復
や痙攣，麻痺の有無，頭痛や下肢痛の有無などの観察を行う．症状
が出現した際には，早期のMRI撮影を行って診断に努め，必要な
治療を速やかに開始する．

5. 維持療法

　維持療法は比較的骨髄抑制が軽く，外来で施行可能な治療である
が，感染症などの合併時には時に重篤な骨髄抑制をきたし，入院加
療が必要な重症感染症を呈することがあるので，受診が必要な目安
をよく説明しておく．また幼稚園，学校などで水痘，インフルエン
ザなどの感染症との接触も増加するため，患者ごとに注意が必要な
感染症の種類，接触時の対処方法などを指導しておく．また発熱時
などに維持療法薬を休薬すべきかどうか保護者が迷うことも多いた
め，あらかじめ簡単なパンフレットなどを利用して説明しておく．
救急外来で応対する看護師用に対応マニュアルを作っておくと便利
である．

7. おわりに

　小児白血病治療の実際について，医師の観点からチーム医療を意
識して注意点を概説してきた．各施設のチーム医療の向上に役立て
ば幸いである．看護のパートについては次項を参照されたい．

【参考文献】

1) Inaba H, Greaves M, Mullighan CG, et al. Acute lymphoblastic leu-kaemia. Lancet. 2013; 381: 1943-55.
2) Möricke A, Reiter A, Zimmmermann M, et al. Risk-adjusted thera-py of acute lymphoblastic leukemia can decrease treatment bur-den and improve survival: treatment results of 2169 unselected pediatric and adlescent patients enrolled in the trial ALL-BFM95. Blood. 2008; 111: 4477-89.
3) 一般社団法人日本小児血液・がん学会, 編. 小児白血病・リンパ腫診療ガイドライン 2016 年版. 東京: 金原出版; 2016.

〈康　勝好〉

Chapter 10　小児白血病治療の実際と看護のポイント

2. 小児白血病の看護

1. はじめに

　小児がんの子どもは，成長発達の著しい時期に長期の入院・治療を強いられる．そのため，私たち医療者の関わりは，子どもの成長発達に大きな影響を与える．発達段階の特徴を捉えたうえで，病気の治療のみならず成長発達への援助を行わなければならない．

　また，両親やきょうだい，祖父母を含めた家族は1単位として捉え，小児がんの子どもに関わる多職種とも連携し，子どもだけではなく家族を含めた視点で看護支援が必要である．

　本項では，子どもの特徴をふまえた看護のポイントについて述べる．

2. 入院時の看護

1. 子どもと家族への関係づくりと理解

　医療者が子どもや家族と初めて接する機会となるのは，外来であることが多い．子どもや家族の多くは，不安や恐怖を抱えて外来を受診しているので，医療者の言動にも敏感になっている．

　そのような中で，医師より「白血病」という告知を受ける．家族は，白血病は生命に関わる病気であるがゆえ，大きな衝撃を受ける．病気の告知直後は，子どもや家族の思いや言動の観察が重要である．

　発病時の子どもは，発熱や倦怠感，痛みがあるなかで，家族と離れた慣れない入院生活が始まる．この時期の看護師は，子どもの痛みや苦痛に対する症状マネジメント，日常生活への支援を行い，安心感を与えるような関わりが求められる．

　家族は子どもの白血病が，病院への受診の遅れや育児方法に原因があったのではないかと自責の念を抱き，ショックを受ける．家族

は，医師や看護師からの説明を十分に聞くことができない心理状況を配慮して関わる．

2. 検査・処置時の看護

子どもにとって，採血や点滴ラインの挿入，骨髄穿刺などさまざまな検査や処置は，痛みや恐怖を伴う侵襲的処置である．子どもは，はじめに怖い体験をしてしまうとその後どんな工夫をしても本人の協力を得ることが難しくなる場合もある．初回の検査や処置時の関わりは肝心であるため，子どもの発達や理解力に合わせて子どもにわかりやすくプレパレーションを行い，子どもが自分の力を最大限に発揮できるように，その子どもに適した苦痛の少ない方法を検討していく．

3. 病気・治療説明時の子どもと家族への支援

子どもにとって，入院・治療は長期にわたり，その期間の成長発達や日常生活に大きな影響を与えることになる．子どもに病名を伝えることは「かわいそう」，「まだ子どもだからよくわからないだろう」と大人の判断で伝えないようにすることは避けなければならない．子どもへの病気の説明は，誰がいつどのようなことを伝えるのかについて，家族の希望を聞きながら行うようにする．

子どもは病名だけでなく，今何が起こっていて，これからどうなるのかなどを知りたがっている．子どもの知りたい気持ちや知りたい内容を，理解度に合わせて説明をすることで，子どもの主体性を引き出し，子どもの最善の利益となるケアを提供することが大切である．

3. 家族・きょうだいへの支援

1. 家族への支援

家族は，子どもが白血病であると診断された直後には，「もっと

Chapter 10 小児白血病治療の実際と看護のポイント

早くに自分が気づいていれば」，「病院を受診していれば」と自責の念をもつ．病気の診断後は，親の付き添いが多くなり，仕事をどうするかなど家族の中で役割の変化と調整が必要となる．そのため，家族のサポート体制はどのようにとられているか，同胞のお世話は誰が行うのかなどの情報収集を早期に行い，社会的支援が必要となる場合は，ソーシャルワーカーに介入の依頼をして子どもと家族の日常生活を支援する．

また，長期の入院・治療が必要となるため，入院中に担当となるプライマリーナースなどを決めて，信頼関係を構築し子どもや家族が安心して入院生活を送れるように配慮する．

寛解導入療法が終了すると，外泊も可能となる．子どもにとって気分転換が図れるとともに，次の治療に向けて前向きに臨めるようにしていく．

入院生活にも少しずつ慣れてくると，他の子どもや家族とコミュニケーションがとれるようになり，情報交換が行われるようになる．ただし，疾患や治療内容に関して，間違った情報を得ることがないように気をつけてみていき，主治医から説明が受けられるようにする．信頼できる情報を提供する．

家族とパートナーシップを形成し，家族が本来もっているセルフケア能力を十分発揮できるように支援する．

2. きょうだいへの支援

医療者は，病院で関わりをもつ治療を受けている子どもや両親には焦点を当てて関わりやすいが，"きょうだい"への支援までに至らないことが多い．しかし，きょうだいは，病気の子どものことが心配であるが，十分な説明をしてもらえていないことが多く，親が病院に付き添っていることもあるため1人の時間を過ごさざるを得ないなど，寂しい思いをすることが多い．

看護師は，きょうだいに対しても関心をもち，常日頃から家族にきょうだいのことを尋ねながら，両親ときょうだいの関係性をみていく必要がある．きょうだいにも正確な情報を伝え，何を協力して

ほしいか具体的に伝える．また，きょうだいの頑張りを認めていく．

4. 入院中の看護

1. 化学療法の看護

「化学療法看護のポイント」に準ずるが，小児の特徴として，同じレジメンによる治療でも年齢や認知発達によって観察ポイントやアセスメント・ケア方法が異なる．

子どものニーズやもつ力をアセスメントし，子どもにとって必要なタイミングでその力を発揮できるように支援する．

2. 入院生活の環境整備

白血病の子どもは，長期入院や繰り返される検査・処置・化学療法による副作用などによる苦痛を体験することがある．さらに易感染状況にあるために，入院中は限られた空間での生活を強いられることもある．しかし，「白血病の子ども」である前に「子ども」としての成長・発達を遂げられるような支援が必要である．そのためには，看護師による適切な療養環境・教育環境の整備が重要である．

3. 学習支援

入院生活をする子どもの教育は，院内学級や特別支援学校で行われている．入院中も発達段階に応じた教育が必要であり，さらには病気のときだからこそ行うべき教育があることを理解して，入院中子どもが学習できる環境を整える．そのために，プレイルームや学習室を利用できるようにしたり，授業時間と医療的処置やケアのタイミングの調整を行う．

4. 遊び

遊びは，発達の観点や長期入院によるストレスの緩和からも重要であり，保育士や遊びを提供するボランティアの導入を行ったり，

Chapter 10　小児白血病治療の実際と看護のポイント

プレイルームを設置している病院が多い．しかし，白血病の治療中は感染予防のためにプレイルームが利用できないことや個室隔離のために他の子どもと一緒に遊ぶことができない場合もある．易感染状態にあっても子ども達が安心して楽しめる場所と時間・人の確保などの工夫が必要である．

5. 食事

成長・発達過程にある子どもにとって，また，治療を受ける白血病の子どもにとって，食事や栄養をしっかり摂ることは重要である．病院食は栄養バランスが計算されているため，病院食を原則とする．しかし，化学療法の副作用によって起こる悪心・嘔吐，食欲不振，口内炎，倦怠感などにより食事摂取に問題が生じると，栄養状態の悪化を引き起こすことがある．そのような場合には，病院食で個別対応をしたり，食事のもち込みなども検討する．

看護師は，子どもと家族の訴えや状況などから多くの情報を得て直接的な食事介助や支援ができる立場にある．治療の副作用はもとより，食育や成長発達を考慮しながら，個々の子どもに合わせた栄養サポートをしていく．

5. 症状マネジメント

治療によって起こる副作用のうちで，治療やコントロールが可能なものは，予防や薬物療法によって積極的に改善をはかる．症状コントロールのための知識や技術を医療者が一方的に押しつけるだけでは子どもの主体性の発揮につながらない．発達段階に応じたケア方法を子ども自身と家族が選択し，子どもの能力だけで不足する部分は，親や医療者が代償して，子どもが主体的に症状コントロールに参加できるようにする．

子どもの頑張りが周りの大人に認められることや成功体験を重ねることによって，子どもの自己効力感が高められる．

498-22508

1. 悪心・嘔吐

　白血病の子どもの悪心・嘔吐には，化学療法による副作用や心理的な影響などの要因が考えられる．悪心・嘔吐の原因をアセスメントして，その原因に対して制吐薬などの薬物療法と環境の調整や食事の工夫，気分転換などの非薬物療法を行う．また，実践した方法を子どもと家族と一緒に評価して，次の予防行動や症状緩和につなげる．

2. 口内炎

　急性リンパ性白血病の治療であるメトトレキサート大量療法や造血細胞移植の前処置治療では口内炎を発症しやすい．治療の影響により発症した口内炎の場合は，有効な治療法がなく，骨髄機能の回復とともに改善してくることが多い．その間は痛みや開口・摂食の制限によって苦痛を強いられたり，感染症を引き起こすこともあるので，口腔ケアは重要である．

　口内炎の予防や対症療法のポイントは，「口腔内の衛生保持，口腔内の保湿，疼痛緩和」である．治療開始前から子どものセルフケア能力をアセスメントし，発達段階に応じた口腔ケアを子どもと家族とともに話し合い，実施できるようにしていく．また，痛みがある場合には鎮痛剤などを用いて積極的に痛みを緩和し，症状や状態に応じてブラッシングや含嗽などが継続できるようにする．

3. 感染症予防

　白血病の子どもは，成人よりも強力な化学療法が行われるために骨髄抑制が深く，易感染状態となる．子どもは抗体獲得途上であるうえに自分で感染対策を実施することが難しい．さらに子ども同士の遊びや親・医療者からの世話を通して，人との接触が濃厚である．看護師は，小児感染症の特徴や感染経路別の感染対策などの基礎知識をもち，スタンダードプリコーションを遵守する．また，子どもが身体的につらい時期でも感染予防に対するセルフケアを継続できるように支援する．

Chapter 10　小児白血病治療の実際と看護のポイント

　骨髄抑制時期の好中球減少時は感染が急速に進行し，時に敗血症や菌血症に至ることがある．発熱性好中球減少症に対しては直ちに広域抗菌薬を使用することが重要であるため，「子どもの様子が何かおかしい」と思ったらバイタルサインを測定し，速やかに医師に報告をして，血液培養検査や抗菌薬開始などの指示を仰ぐ．

4. 痛み

　Miser は，「小児がん患者のすべてが疼痛を経験し，その 70％がとても激しい疼痛をどこかの時点で経験している．」[1] と述べている．また，McCaffery は，「痛みは，痛みを体験している人が痛みだと表現するものすべてである．痛みを体験している人が痛みがあるというときはいつでも存在している．」[2] と述べている．つまり痛み自体は主観的なものであり，痛みは子ども自身が体験していることである．子どもは，発達によっては言葉で痛みを表現することができないこともあるが，表情やしぐさで表現していることもある．そのような痛みを体験している子どもの訴えを医療者が的確にとらえ，適切に対処する．

　子どもの疼痛評価は，①子どもに尋ねる，②年齢や発達に応じた適切なペインスケールを用いる 表1 ，③行動や心理的な変化を評価する，④両親も疼痛評価に関わる，⑤痛みの原因を考慮する，⑥痛みに対処しその結果を評価することがポイントである．

　小児の痛みへの薬物療法について，2012 年の WHO のガイドラインによると「2 段階戦略」が導入されている．この「2 段階戦略」の 1 段階目には，アセトアミノフェンや非ステロイド性抗炎症薬（non-steroidal anti-inflammatory drugs：NSAIDs）が含まれている．ここで十分な効果が得られなければ，2 段階目で強オピオイドを少量から開始することが推奨されている．さらに WHO の薬物療法ガイドラインでは，①除痛ラダーに沿って効力の順に（by the ladder），②時間を決めて規則正しく（by the clock），③適切な投与経路から（by the appropriate route），④その子どもに応じて（by the child）4 つの重要な概念が推奨されている．これらの薬物療法

JCOPY 498-22508

265

表1 小児の疼痛評価に用いられる主なツール

ツール	ツールの内容	ツールの特徴	対象年齢
自己申告スケール Numeric Rating Scale(NRS)	痛みを0〜10の11段階に分け，痛みが全くない状態を0，考えられるなかで最悪の痛みを10とし，現在の痛みが何点に相当するかを問う．	口頭でも用いることができる点で有用性が高い．小児や意識レベル低下のみられる患者では，痛みを数値に変換する作業を適切に行えないことがある．	
自己申告スケール Visual Analogue Scale(VAS)	10cmの直線を用い，子どもが感じている痛みの強さの位置に印をつけ，端からの長さを測定する．	信頼性が確立されているが，理解力が不十分な場合や身体・視力障害のある人には適さない．	5歳以上，学童期以上から成人まで．
自己申告スケール Wong-Bakerのフェイススケール	自分の痛みを最もよく表現する顔を選択し，指し示す．小児の疼痛評価で最も頻用されている．	使用方法が簡単で迅速．痛みではなく心情を表すものを選択したり，スケールの表情の好みを選択するなどのバイアスがかかるとの指摘がある．	3歳以上（6歳以下の小児でそのままフェイススケールをのみで痛みを判断することは困難との指摘もある）
行動スケールFace LegsActivity Cry Consolability (FRACC)	疼痛に対する行動，身体反応を得点化（表情や姿勢など）	5項目について，0〜2点で評価し，合計点で痛みの強さを評価する．	新生児・乳児・4歳未満，発達障害

と子どもの望む非薬物療法を合わせて，子どもの苦痛を最小限にする．

6. 終末期の緩和ケア

緩和ケアとは，終末期に特化しているものではなく，白血病と診断されたときからすでにはじまっている．白血病は，高い確率で治るようになったが，治療の甲斐なく終末期に至ることもある．特に，終末期にある子どもは，原病の進行や治療による痛み以外にも，呼吸困難感や消化器症状などの身体症状による苦痛が大きい．また，子どもや家族らしい生活を送ることが難しくなることも多く，緩和

Chapter 10　小児白血病治療の実際と看護のポイント

ケアがより重要な時期となる．この時期には，痛みへのアプローチを積極的に行い，子どもの全人的苦痛を捉え，その苦痛に対して，症状マネジメントを行い，身体的・精神的・社会的・スピリチュアルな面にアプローチすることが必要である．

　終末期となり，両親は子どもが死ぬことは受け入れがたく，積極的な治療を選択することもある．しかし現実には，治療の継続が難しく，緩和的治療となったときの子どもと家族は大きな衝撃を受ける．子どもの場合は，最終的な意思決定は代諾者である両親が行うことが多く，難しい判断を迫られる．もしかすると治るのではないかという思いやこれ以上つらい思いをさせたくないという思いなど，不確かな状況に陥るため，精神的苦痛も大きい．看護師は，子どもと家族が最期までどのように過ごしていきたいのか，子どもにとって何が最善であるかを家族と話し合い，QOL を維持し，安楽に過ごせるようにする支援を行っていく．

　また，緩和ケアを円滑に実践していくためには，医師・看護師のみならず，子どもや家族に関わる専門職がチームで協働しカンファレンスを行いながら，子どもと家族にとってよりよいケアは何かを常に考えていくことが必要である．

7. 退院に向けた支援と外来治療中の看護

1. 維持療法中の看護

　小児の急性リンパ性白血病に対する JPLSG ALL-B12 のプロトコールでは，維持療法中には外来通院をしながら自宅で内服治療をする時期がある．薬の飲み方の工夫や管理方法などを子どもや家族とともに考え，確実な内服管理が行えるように指導する．また，入院中から体調管理や症状マネジメントを子どもや家族とともに行い，自宅で起こり得ることや副作用出現時に連絡が必要な状況や受診のタイミングなどについても具体的に説明をしておくことで，自信をもって退院後の生活が送れるように支援する．

JCOPY 498-22508

267

2. 復園・復学支援

退院の目途がたつと，子どもや家族は退院後の生活について意識が向けられるようになる．本来の生活に戻れるという安堵感と同時に，感染症のリスクや子どもの体力，集団生活への適応などに不安を抱き，復園や復学に躊躇することもある．看護師は，子どもや家族の意向を確認したうえで前籍校の教員や支援学校の教員，医療者などの多職種とカンファレンスを行い，子どもの入院生活での頑張りを伝え，学校生活における注意点やクラスメイトへの説明方法などを検討する．

また，退院して復園・復学した子どもが発達段階にあった社会生活を送っているかを把握して，長期的にフォローすることが必要である．

8. 長期フォローアップ

入院している子どもは治療が優先となる．また，対象年齢も幅広く病状や抱えている課題も多様である．近年，治療後の長期フォローアップの重要性が認識され，長期フォローアップ外来を実施している病院が増えつつある．

小児がん治療の晩期合併症には，成長・発達への影響，臓器機能への影響，生殖機能への影響，二次がんなどがある．看護師は，これらの合併症が生活にどのような影響を及ぼしているのかを確認し，生活習慣の確立や健康への意識向上などに継続的に働きかけ，合併症の早期発見や予防のためのセルフケア能力を促進する関わりが大切である．

病名については，幼い時に病名を告知されていても忘れていたり，親が拒否している場合に子どもが病名を知らないまま AYA（Adolescent and Young Adult）世代を迎えていることもあるので，病気に対する理解度を確認しながら病名を知ることの必要性を説明する．

成人中心型医療への移行に関しては，子ども自身が自分の病気を

自分で理解して，自分のことを自分で話せるように子どもと家族双方に対して「親離れ・子離れ」「自立・自律支援」を促し，段階的に準備をすすめる．

【参考文献】
1) Miser AW. The prevalence of pain in a pediatric and young adult cancer population. Pain. 1987; 29: 79-83.
2) Margo McCaffery. 中西睦子, 訳. 痛みをもつ患者の看護. 東京: 医学書院; 1975. p.11.
3) 内田雅代. 小児がん看護ケアガイドライン. 東京: 日本小児がん看護学会; 2013.
4) 内田雅代, 監. 子どもの白血病　最新の知識と基本的ケア. 小児看護. 2013; 36: 1080.
5) 加藤由香, 編. 小児の化学療法最前線 子どもの成長・発達に応じたトータルケア. 小児看護. 2014; 37: 1110.
6) 大阪府立母子保健総合医療センター QOL サポートチーム. 小児緩和ケアガイド. 東京: 医学書院; 2015. p.32.
7) 加藤陽子. 小児がん疼痛管理: 検査・処置時の鎮静・鎮痛, 疾病による痛みの除痛. In: 堀部敬三. 小児がん診療ハンドブック. 大阪: 医療ジャーナル社; 2011. p.298-300.
8) 小児看護. へるす出版. 2014; 37.
9) 丸 光恵, 石田也寸志. ココからはじめる小児がん看護. 東京: へるす出版; 2009.
10) 武田文和. WHO ガイドライン　病態に起因した小児の持続性の痛みの薬による治療. 東京: 金原出版; 2013.

〈平澤明子　川上紘子〉

Chapter. 11

白血病治療における薬剤師の役割

　薬剤師の使命は，薬学的知識および技術をもとに投薬安全の確保に努めることである．薬剤師が医療チームの一員として，その専門性を活かした役割を確実に果たすことは，殺細胞性抗がん薬，分子標的治療薬，免疫抑制薬，抗菌薬といった多種多様な薬剤が用いられる白血病患者での薬物療法の有効性および安全性の向上をもたらす．そこで本項では，白血病治療における薬剤師の役割とともに，薬学的視点からみた薬剤の特徴について記述する．

1. 白血病治療に用いられる薬剤および化学療法レジメンの理解

　白血病治療に用いられる薬剤 表1, 2 に関しては，個々の医薬品情報のみならず，殺細胞性抗がん薬を含む治療レジメンの特徴や位置づけを理解する．そのためには，各レジメンの臨床試験成績を報告した論文や白血病治療に関するガイドラインなどから，有効性（全生存期間，イベントフリー生存期間，寛解率など）や副作用特性（発現頻度，重症度）などの把握が必要である．特に併用療法の安全性に関しては，単剤投与時の副作用データしか記載されていない医薬品添付文書からの情報では不十分な場合が多く，レジメンとしての副作用発現プロファイルやその対策を捉えておかなければならない．

　血液悪性疾患に対する薬物療法中あるいは終了後に，HBs抗原陽性あるいはHBs抗原陰性患者の一部において B 型肝炎ウィルス（HBV）の再活性化による B 型肝炎が発症することが報告されており，劇症化することもあるため注意が必要である．したがって薬物

Chapter 11　白血病治療における薬剤師の役割

療法実施前には HBs 抗原のスクリーニングを行い，免疫抑制・化学療法により発症する B 型肝炎対策ガイドライン[3] に従い必要に応じて核酸アナログ製剤エンテカビルの予防投与を行う．また薬物療法中および治療終了後少なくとも 12 カ月の間は HBV-DNA を月 1 回モニタリングする．特に造血幹細胞移植時には，移植後長期間のモニタリングが必要とされている．

2.　処方鑑査と調剤および注射薬の無菌調製

（1）処方鑑査

　処方鑑査においては，個々の薬剤の投与量はもちろんのこと，殺細胞性抗がん薬ではレジメンとしての投与間隔，休薬期間，また注射薬については投与経路，投与速度および溶解液や希釈液との配合変化，さらには輸液セット素材の可否などに関して確認を行う．

（2）注射薬の無菌調製

　注射薬の混合調製においては無菌的操作に加え，殺細胞性抗がん薬の多くが細胞毒性を有するため調製者はガウン，手袋，マスク，キャップなどを着用して薬剤曝露を防ぐとともに，専用の安全キャビネット内で調製を行う．各薬剤の製剤特性を熟知し，正しい調製手技および作業手順で行うことが肝要である．

3.　投薬歴管理

　患者個々の薬歴を作成し，類薬の重複処方の有無や併用薬間における相互作用発現の可能性などを確認し，必要に応じて対応策を医師に提示する．

　アントラサイクリン系薬剤による重篤な心筋障害は累積投与量に依存するため，その把握には薬歴が有用であり，各薬剤の医薬品添付文書に記載の総投与量上限に留意する．さらに過去にアントラサイクリン系薬剤の投与歴もしくは心臓部や縦隔部への放射線照射歴

JCOPY 498-22508

271

表1 白血病治療に用いられる薬剤（分子標的治療薬を除く）

分類	一般名	商品名 （先発品）	代謝酵素
アルキル化薬	シクロホスファミド	エンドキサン	CYP2B6, CYP3A, CYP2C19, CYP2C9, アルデヒドオキシダーゼ
	ブスルファン	マブリン ブスルフェクス	CYP3A, グルタチオンSトランスフェラーゼ（GST）A1
	ベンダムスチン	トレアキシン	
	メルファラン	アルケラン	
代謝拮抗薬	アラノンジー	ネララビン	アデノシンデアミナーゼ
	クロファラビン	エボルトラ	
	シタラビン	キロサイド	シチジンデアミナーゼ, デオキシシチジンキナーゼ
	メトトレキサート	メソトレキセート	アルデヒドオキシダーゼ
	6-メルカプトプリン	ロイケリン	ヒポキサンチン−アデニンフォスフリラーゼ, キサンチンオキシダーゼ
	フルダラビン	フルダラ	
	ヒドロキシカルバミド	ハイドレア	
	ペントスタチン	コホリン	
	L-アスパラギナーゼ	ロイナーゼ	
	クリサンタスパーゼ	アーウィナーゼ	
抗腫瘍性抗生物質	イダルビシン	イダマイシン	カルボニルレダクターゼ
	ダウノルビシン	ダウノマイシン	カルボニルレダクターゼ
	ドキソルビシン	アドリアシン	カルボニルレダクターゼ
	ミトキサントロン	ノバントロン	
微小管阻害薬	エトポシド	ベプシド	CYP3A4
	ビンクリスチン	オンコビン	CYP3A4

●副作用の嘔吐は，日本癌治療学会編「制吐薬適正使用ガイドライン[1]」における中等度催吐性リスク（制吐薬予防投与なしで発現頻度30%以上）の薬剤に記した.
　*：大量投与時（造血幹細胞移植の前治療）
**：大量投与時（シタラビン大量療法）

Chapter 11　白血病治療における薬剤師の役割

作用大	重大ではないが頻度が高い
髄抑制, 出血性膀胱炎*, 心筋障害*, 中心静脈閉塞症*	悪心・嘔吐, 脱毛, 色素沈着（皮膚, 爪）
髄抑制, 肝中心静脈閉塞症*, 痙攣*	食欲不振, 悪心・嘔吐, 口内炎・舌炎, 肝酵素上昇, 脱毛
髄抑制	悪心・嘔吐, 口内炎, 肝酵素上昇
髄抑制	食欲不振, 肝機能障害, 腎機能障害
髄抑制	悪心・嘔吐, 胸水, 呼吸困難, 浮腫
髄抑制	食欲不振, 悪心・嘔吐, 下痢
髄抑制, シタラビン症候群**（発熱, 筋肉骨痛, 斑状丘疹性皮疹, 胸痛, 結膜炎, 倦怠感）, 中枢神経障害**, 肝細胞障害**, 足症候群**	クレアチニン上昇**, 結膜炎**, 嘔吐, 下痢, 口内炎
髄抑制	食欲不振, 悪心・嘔吐, 口内炎, 肝酵素上昇, 脱毛
髄抑制	食欲不振, 悪心・嘔吐, 口内炎, 肝酵素上昇
髄抑制	肝酵素上昇
髄抑制	食欲不振, 口内炎, 肝酵素上昇
髄抑制	肝酵素上昇
ショック・アナフィラキシー, 重篤な急性膵重篤な凝固異常（脳出血, 脳梗塞など）, 篤な肝障害	食欲不振
ショック・アナフィラキシー, 重篤な急性膵重篤な凝固異常（脳出血, 脳梗塞など）	肝酵素上昇
髄抑制, 心筋障害	食欲不振, 悪心・嘔吐, 口内炎, 下痢, 脱毛
髄抑制, 心筋障害	食欲不振, 悪心・嘔吐, 口内炎, 脱毛
髄抑制, 心筋障害	食欲不振, 悪心・嘔吐, 口内炎, 脱毛
髄抑制, 心筋障害	食欲不振, 口内炎, 脱毛
髄抑制	食欲不振, 口内炎, 脱毛
髄抑制, イレウス（腸管麻痺, 激しい便秘）	食欲不振

表2 白血病治療に用いられる分子標的治療薬

一般名	商品名 (先発品)	対象となる白血病	代謝酵素
トレチノイン	ベサノイド	急性前骨髄性	CYP1A1, CYP3A, CYP2D6, UD グルクロン酸トランスフェラー (UGT)
タミバロテン	アムノレイク	急性前骨髄性	CYP3A
三酸化ヒ素	トリセノックス	急性前骨髄性	メチルトランスフェラーゼ
ゲムツズマブ オゾガマイシン	マイロターグ	CD33 陽性急性骨髄性	エステラーゼ, グルタチオン S トラ スフェラーゼ (GST), CYP3A
イマチニブ	グリベック	慢性骨髄性, フィラデ ルフィア染色体陽性急 性リンパ性, 慢性好酸 球性	CYP3A
ダサチニブ	スプリセル	慢性骨髄性, フィラデ ルフィア染色体陽性急 性リンパ性	CYP3A, フラビン含有モノオキシ ナーゼ (FMO-3), UDP- グルクロニ トランスフェラーゼ (UGT)
ニロチニブ	タシグナ	慢性骨髄性	CYP3A, CYP2C8
ボスチニブ	ボシュリフ	慢性骨髄性	CYP3A
ポナチニブ	アイクルシグ	慢性骨髄性, フィラデ ルフィア染色体陽性急 性リンパ性	CYP3A, CYP2C8, CYP2D6
イブルチニブ	イムブルビカ	慢性リンパ性	CYP3A
アレムツズマブ	マブキャンパス	慢性リンパ性	(該当せず)
オファツムマブ	アーゼラ	慢性リンパ性	(該当せず)

●副作用の嘔吐は, 日本癌治療学会編「制吐薬適正使用ガイドライン」における中等度催吐性リ ク（制吐薬予防投与なしで発現頻度 30% 以上）の薬剤に記した. なお本ガイドラインに掲載され いない経口薬剤については, NCCN ガイドライン[2] の中等度〜高度の催吐性リスク（制吐薬予防 与なしで発現頻度 30% 以上）を参考にした.

のある患者では, アントラサイクリン系薬剤投与時の心筋障害発現 リスクが上昇するため, これら治療歴の確認も可能な限り行う.

4. 患者への薬剤説明

薬剤師による薬剤説明は, 医師による治療方針や治療スケジュー ルの説明後に行うことが多いため, 主に投与スケジュールと副作用

Chapter 11　白血病治療における薬剤師の役割

作用	
大	重大ではないが頻度が高い
チノイン酸症候群（発熱, 呼吸困難, 胸水貯留, 浸潤, 間質性肺炎, 肺うっ血, 心嚢液貯留, 低酸血症, 低血圧, 肝不全, 腎不全, 多臓器不全など）	血中トリグリセリド増加, 肝酵素上昇, 口唇乾燥
チノイン酸症候群（発熱, 呼吸困難, 胸水貯留, 浸潤, 間質性肺炎, 肺うっ血, 心嚢液貯留, 低酸血症, 低血圧, 肝不全, 腎不全, 多臓器不全など）	血中トリグリセリド増加, 肝酵素上昇
間隔延長, APL 分化症候群, 骨髄抑制	悪心・嘔吐, 肝機能異常, 肝酵素上昇, 低カリウム血症
usion reaction, 骨髄抑制, 肝機能障害	食欲不振, 凝固線溶系異常
髄抑制, 肝機能障害	食欲不振, 下痢, 表在性浮腫
髄抑制, 胸水, 肺動脈性肺高血圧症	下痢, 頭痛, 表在性浮腫, 肝酵素上昇
髄抑制, 肝機能障害, QT 間隔延長, 高血糖, 消動脈閉塞性疾患	食欲不振, 下痢, 表在性浮腫
髄抑制, 肝機能障害	食欲不振, 下痢, 表在性浮腫
髄抑制, 肝機能障害, 心不全, 冠動脈疾患, 脳血障害, 末梢動脈閉塞性疾患, 静脈血栓塞栓症	膵炎, 高血圧, 末梢性浮腫
血, 骨髄抑制, 心房細動	下痢, リンパ球増加症, 高血圧
usion reaction, 骨髄抑制	食欲不振, 下痢
usion reaction, 骨髄抑制	下痢

に重点をおいた内容となる. 副作用に関しては, 発現時期や初期症状, 発現頻度, 予防法や対処法の有無（あれば具体的に）, 回復までに要する期間などを説明し, 患者が正しく理解することで薬物療法に対する不安が払拭できるよう平易な言葉を用いて丁寧に対応する.

5. 副作用のモニタリングと対応

　投与薬剤や治療レジメンの副作用特性に基づいたモニタリングを行い，各副作用の好発時期を念頭に早期発見に努める．副作用発現時には適切な支持療法の実施および薬剤の減量などの対処を迅速に行う．

（1）支持療法

　発現率が高く治療の継続に影響を及ぼす副作用に対しては，それらの発現を未然に防ぐために，支持療法を予防的に実施する場合も多い．造血幹細胞移植時の前治療におけるブスルファンの点滴静注では肝中心静脈閉塞症（VOD）や痙攣の発現が報告されており，痙攣に対してはフェニトインが予防投与される．ゲムツズマブオゾガマイシンは投与時に発現する infusion reaction（発熱，悪寒，呼吸困難など）を軽減するために，投与の1時間前に抗ヒスタミン薬（ジフェンヒドラミンなど）と解熱鎮痛薬（アセトアミノフェンなど）の投与を行う．また白血病治療初期には効果に伴う腫瘍崩壊症候群（高尿酸血症，高リン酸血症，高カリウム血症，低カルシウム血症など）が高頻度に発現するため，水分補給や尿のアルカリ化，ラスブリカーゼやアロプリノールの事前投与により予防するとともに，電解質のモニタリングを行う．

（2）用量調節・休薬

　次コース開始時には，前コースでの副作用の程度を把握し，各レジメンの投与基準にしたがって必要に応じて減量や投与延期（休薬）を行う．骨髄抑制に対しては，次コース直前の好中球と血小板の数や，前コース時のこれらの最低値（Nadir 値）などが指標となる．

Chapter 11 白血病治療における薬剤師の役割

6. TDM と投与設計

イマチニブでは IRIS study のサブ解析結果より，血中濃度と有効性の相関が明らかにされたことから[4]，トラフ濃度を指標とした治療薬物モニタリング（therapeutic drug monitoring: TDM）を行い，特に高齢者への安易な減量による過小治療を避けなければならない．

メトトレキサート大量療法（100mg/kg 以上）時のロイコボリン救援療法では，メトトレキサートの TDM にて消失遅延が認められた場合にはロイコボリンの追加投与を行う．

造血幹細胞移植時に投与される免疫抑制薬シクロスポリンおよびタクロリムスは治療域が狭いため，高濃度に由来する副作用や低濃度による拒絶反応の発現を防ぐため TDM を行い，血中薬物濃度値をもとに各患者での至適用量を設定する．なお，中心静脈カテーテルルートより採取された血液中の濃度が末梢血中の濃度に比べて高値であったとの報告があることから，TDM のための採血は必ず末梢血から行う[5]．

抗 MRSA 薬のバンコマイシン，テイコプラニン，アルベカシンおよびアミノグリコシド系抗菌薬は，高血中濃度が持続すると腎障害や聴覚障害の発現リスクが上昇するとされており，有効性を確保し副作用の発現を防ぐため，特に長期間投与中の患者や高齢者および腎機能低下患者などでは TDM が必須である．なお抗 MRSA 薬の投与設計には母集団パラメータを応用した TDM ソフトが繁用されている．

抗真菌薬のボリコナゾールは，外国人患者において血中濃度と肝機能検査値異常発現率の間に有意な相関が認められていることから，TDM の実施が推奨されている．

7. 臨床薬理学知識に基づく処方支援

（1）代謝・排泄（肝・腎）機能低下患者への投与

　腎機能もしくは肝機能が低下している患者への薬剤投与においては，機能低下の程度や薬剤の投与目的などを考慮したうえで，投与可否の判断や用量調節が行われる．しかしながら，減量指針が医薬品添付文書やインタビューフォームに記載されている薬剤は限られており，明確なエビデンスに基づく用量調節指針の情報不足は否めない．

　薬物の腎排泄能の指標は糸球体濾過率（GFR）であるが，実測によるイヌリンクリアランス検査は煩雑なため，簡便な方法として血清クレアチニン値をもとに患者の性別，年齢，体重からCockcroft-Gault式を用いて求められたクレアチニン・クリアランス（eCLcr）値が繁用されている．eCLcrは米国食品医薬品局（FDA）による医薬品開発時における腎機能低下者への薬物動態試験に関するガイダンス[6]にて腎機能指標として提示されていることから，医薬品添付文書記載の減量指針はeCLcrを指標に示されている．なお2008年に日本腎臓学会より発表された日本人のGFR推算式から算出されるeGFR値は標準体表面積当たりの値（mL/min/1.73m^2）であるため，個々の患者のeGFR値（mL/min/body）を求めるには患者の体表面積（BSA）を用いて「BSA/1.73」を乗じなければならず注意が必要である．

　リン酸フルダラビンの活性代謝物2F-ara-Aは腎より排泄されるため，腎機能低下患者における全身クリアランスの低下が報告されており，eCLcr値に応じた減量指針が医薬品添付文書およびインタビューフォームに記載されている．

　一方，肝機能低下患者への用量調節においては，肝臓における薬物代謝能の定量的指標が存在しないため，ASTやALTなどの肝酵素や血清ビリルビンなどを指標とした肝機能分類により薬物の曝露量変化について検討された結果に基づくものが多い．なお肝疾患の重症度を表すChild-Pugh分類と各肝酵素による代謝クリアランス

減少との関係性が報告されていることから[7]，米国 FDA による医薬品開発時における肝機能低下者への薬物動態試験に関するガイダンス[8]では Child-Pugh 分類を指標とすることの妥当性が記されている．したがって本ガイダンス通知以降に開発された分子標的治療薬の医薬品添付文書においては肝機能低下時の薬物動態として Child-Pugh 分類に基づき結果が記載されているものの用量調節指針まで記されている薬剤は少ない．

イマチニブについては米国国立がん研究所（NCI）Organ Dysfunction Working Group（ODWG）により腎機能低下者[9]と肝機能低下者[10]を対象とした第 I 相増量試験が実施され，推奨用量や忍容性 表3 が報告されている．一方，米国の医薬品添付文書[11]には前述の FDA のガイダンスに準じて実施された薬物動態試験結果に基づく用量調節指針 表4 が記載されている．

表3 米国 NCI ODWG によるイマチニブの肝機能低下者および腎機能低下者への用量調節指針

	指　標		用　量
肝機能低下[10]	血清ビリルビン≦基準値上限の 1.5 倍 かつ　　AST＞基準値上限		最大推奨量 500mg/ 日
	血清ビリルビン＞基準値上限 かつ　　AST≦基準値上限		
腎機能低下[9]	CLcr (mL/min)	40〜59	800mg に忍容性あり
		20〜39	600mg に忍容性あり

表4 米国の医薬品添付文書[11]におけるイマチニブの肝機能低下者および腎機能低下者への用量調節指針

	指　標		用　量 （通常用量を 100％ とした場合）
肝機能低下	総ビリルビン≦基準値上限の 3 倍		100％
	総ビリルビン＞基準値上限の 3〜10 倍		75％
腎機能低下	CLcr (mL/min)	40〜59	100％ （ただし 600mg/ 日を超えない）
		20〜39	50％ より開始し徐々に増量 （ただし 400mg/ 日を超えない）

重度の腎機能低下患者（CLcr＜20mL/min）では注意が必要．なお 2 名において 100mg/ 日の忍容性が確認されている．

（2）薬物間相互作用

　薬物間相互作用は吸収，分布，代謝，排泄の各過程で生じるが，最も頻度が高いのは代謝過程における相互作用である．白血病患者に用いられる薬剤においてはイマチニブをはじめとするチロシンキナーゼ阻害薬，免疫抑制薬，アゾール系抗真菌薬などチトクロームP450（cytochrome-P450, CYP）3Aの基質や阻害薬であるものが多いため 表5 ，これらを併用する際には注意が必要である．なおグレープフルーツジュースは消化管のCYP3A4を阻害するため，これら基質が経口投与された場合にのみ相互作用を生じ，CYP3Aの基質薬剤の血中濃度が上昇する．またプロトンポンプ阻害薬のオメプラゾール，エソメプラゾールおよびランソプラゾールはCYP2C19の基質であり，かつ阻害作用を有するため，CYP2C19の基質であるボリコナゾールとの併用時にはボリコナゾールの血中濃度上昇に伴う肝酵素検査値異常に対する注意が必要である．

　また吸収過程における相互作用として，プロトンポンプ阻害薬やH2受容体拮抗薬投与による胃内pHの上昇に伴う溶解性の低下によりニロチニブとダサチニブの吸収が低下してAUCが有意に減少する．一方で同じチロシンキナーゼ阻害薬でもイマチニブ[12]とポナチニブ[13]ではAUCの有意な減少は認められない．

　相互作用回避のためには，相互作用のない代替薬の使用を検討することが望ましいが，やむを得ず相互作用のある薬剤を併用する場合には，TDM対象薬であればTDMによる確認を必ず行い，TDM対象薬でない場合は効果や副作用のモニタリングを十分に行い，影響の程度に基づいて用量調節を行う．

（3）薬物代謝酵素やトランスポーターの遺伝子多型

　薬物の代謝に関わる酵素や吸収・排泄に関わるトランスポーターには遺伝子多型が存在し，遺伝子型によって活性が異なると，遺伝子多型が薬物動態の個人間変動の要因になる．代謝能が低下しているpoor metabolizer（PM）の患者においては，親化合物の血中濃度上昇に伴う副作用の増強が危惧される．遺伝子多型を示す酵素と

◆ Chapter 11 白血病治療における薬剤師の役割

表5 CYP3Aを介した相互作用を生じる薬剤など
（白血病患者に用いられる主な薬剤のみ抜粋）[14]

分　類	一般名	CYP3A4		
		基質	阻害薬	誘導薬
チロシンキナーゼ阻害薬	イブルチニブ	○		
	イマチニブ	○	○	
	ダサチニブ	○	○	
	ニロチニブ	○	○	
	ボスチニブ	○		
	ポナチニブ	○		
その他の分子標的治療薬	トレチノイン	○		
	タミバロテン	○		
	ゲムツズマブオゾガマイシン	○		
殺細胞性抗がん薬	エトポシド	○		
	シクロホスファミド	○	○	
	ビンクリスチン	○	○	
	ブスルファン	○		
免疫抑制薬	シクロスポリン	○	○	
	タクロリムス	○	○	
アゾール系抗真菌薬	イトラコナゾール	○	○	
	フルコナゾール, ホスフルコナゾール		○	
	ボリコナゾール		○	
	ミコナゾール	○	○	
マクロライド系抗菌薬	エリスロマイシン	○	○	
	クラリスロマイシン	○	○	
	ジョサマイシン	○	○	
	ロキシスロマイシン	○	○	
ニューキノロン系抗菌薬	エノキサシン		○	
	シプロフロキサシン		○	
	ノルフロキサシン		○	
H₂受容体拮抗薬	シメチジン		○	
プロトンポンプ阻害薬	ボノプラザン	○	○	
	ランソプラゾール	○		
抗けいれん薬	カルバマゼピン	○		○
	バルプロ酸		○	
	フェニトイン			○
	フェノバルビタール			○

（次頁へつづく）

表5 つづき

分 類	一般名	CYP3A4		
		基質	阻害薬	誘導薬
カルシウム拮抗薬 （ジヒドロピリジン系）	アゼルニジピン	○		
	アムロジピン	○	○	
	アラニジピン	○		
	エホニジピン	○		
	シルニジピン	○		
	ニカルジピン	○	○	
	ニソルジピン	○	○	
	ニトレンジピン	○		
	ニフェジピン	○		
	バルニジピン	○		
	フェロジピン	○	○	
	ベニジピン	○		
	マニジピン	○		
カルシウム拮抗薬 （ジヒドロピリジン系以外）	ジルチアゼム	○	○	
	ベラパミル	○	○	
解熱・鎮痛薬	アセトアミノフェン	○		
	ジクロフェナク	○		
非麻薬性鎮痛薬	ブプレノルフィン	○		
麻薬性鎮痛薬	フェンタニル	○		
	メサドン	○		○
副腎皮質ステロイド	デキサメタゾン	○		○
	ヒドロコルチゾン	○		○
	プレドニゾロン	○	○	
	ベタメタゾン	○	○	
制吐薬	オンダンセトロン	○		
	アプレピタント， ホスアプレピタント	○	○	
飲食物（サプリメント）	グレープフルーツジュース		○	
	セント・ジョーンズ・ワート			○

しては CYP2D6, CYP2C9, CYP2C19, dihydropyrimidine dehy-
drogenase（DPD）, UDP-glucuronosyl transferase（UGT）1A1,
thiopurine S-methyltrasferase（TPMT）などが報告されている[15].
メルカプトプリンはプロドラッグであり，体内でチオグアニンヌク
レオチド（thioguanine nucleotide: TGN）へと活性変換され，細
胞内にてヌクレオチドアナログとして DNA に組み込まれることに

より殺細胞作用を示す．TPMTはメルカプトプリンをメチル化する不活化酵素であり，TPMTの活性が低い患者ではTGN濃度が高くなるため骨髄抑制が高頻度に発現する[16]．TPMTのPMは欧米人に約10%，日本人に約0.6%の割合で存在する．PMとextensive metabolizer（EM）との酵素活性の差は30倍以上あり，PMではメルカプトプリンが代謝されず，高濃度が持続することで重度の副作用が発現する．小児急性リンパ芽球性白血病に対するメルカプトプリンによる維持療法において，治療耐性および用量強度（dose intensity）とTPMT遺伝多型との関係が報告されている[17, 18]．

8. 白血病薬物療法に関する最新情報の収集・管理と提供

医薬品添付文書の改訂，「医薬品・医療機器等安全性情報」，「緊急安全性情報」をはじめ国内外の医薬品情報から，白血病治療に用いられる薬剤および類薬に関する情報を収集し管理する．また抗がん薬については，医薬品リスク管理計画書から安全性検討事項や安全性対策を把握し，適正使用ガイドなどから薬剤の特徴や投与対象患者を理解したうえでリスク管理に努める．市販直後調査結果報告書などによって治験ではない実臨床での副作用情報を積極的に入手し理解を深めることも重要である．また医師，看護師などの医療スタッフに対し，適切な情報を迅速かつ正確に提供する．

9. 薬学的観点からみた特徴的な薬剤

1. シクロホスファミド

（1）代謝（活性化・不活化）に関与する酵素

シクロホスファミドはプロドラッグであり，活性代謝物 4- ヒドロキシシクロホスファミドへの変換には CYP2B6, CYP3A4, CYP2C19, CYP2C9 が関与しているが，その中心は CYP2B6 である．

4-ヒドロキシシクロホスファミドは互変異性体であるアルドホスファミドを経て，非酵素的にホスファミドマスタードとアクロレインに分解される．ホスファミドマスタードは4-ヒドロキシシクロホスファミドと同様に強いアルキル化能を有する活性本体であり，アクロレインは泌尿器系障害（出血性膀胱炎，排尿障害）の原因物質である．なお CYP3A4 は活性変換とは別経路のシクロホスファミドの代謝および 4-ヒドロキシシクロホスファミドの不活化に主に関与している[17] 表1 .

(2) 大量投与時の泌尿器系障害対策

　造血幹細胞移植の前治療における大量投与（60mg/kg）では，泌尿器系障害（出血性膀胱炎，排尿障害），心不全，肝中心静脈閉塞症（VOD）などが用量依存的な副作用として発現する．出血性膀胱炎や排尿障害は，代謝物アクロレインが尿中排泄時に尿路上皮と接触することで誘発される上皮の剥離，粘膜の発赤，潰瘍形成および粘膜下組織の炎症細胞の浸潤による血尿や膀胱刺激症状で，その発現抑制対策としてメスナの投与，水分負荷および尿のアルカリ化を行う．メスナの代謝物メスナジスルフィドは腎臓内で遊離チオール体に還元され，アクロレインの二重結合に付加することで解毒作用を有する．メスナは，シクロホスファミドの1日投与量の40%相当量を1回量として1日3回（シクロホスファミド投与時，4時間後，8時間後）点滴静注する．水分負荷は尿中のアクロレイン濃度低下を目的とし，1日 2000 ～ 3000mL の輸液を投与して尿量を確保する．また尿のアルカリ化はアクロレインの尿中排泄量の増加を目的とし，輸液に炭酸水素ナトリウム注射液を混和して尿の pH を上昇させる．

(3) CYP2B6 の遺伝子多型

　活性変換の中心的酵素である CYP2B6 には遺伝子多型が報告されており，PM では活性体への変換率が低下するため EM と同等の効果が得られないばかりか，シクロホスファミドの高濃度持続と，

Chapter 11 白血病治療における薬剤師の役割

活性変換とは別経路での CYP3A4 による代謝産物の蓄積により腎障害が発現したとの報告がある[19].

2. チロシンキナーゼ阻害薬: イマチニブ, ダサチニブ, ニロチニブ, ボスチニブ, ポナチニブ

(1) 血算値のモニタリング

イマチニブ投与時は白血球減少, 好中球減少, 血小板減少, 貧血が発現するため, 投与開始後1カ月間は毎週, 2カ月目は隔週, その後は2～3カ月ごとに血算値をモニタリングし, 重度の好中球減少または血小板減少が現われた場合には減量もしくは休薬を行う. 慢性骨髄性白血病患者における血球減少は疾患の病期に依存し, 慢性期に比べて移行期や急性期では頻度が高い. したがって移行期・急性期慢性骨髄性白血病およびフィラデルフィア陽性急性リンパ性白血病の患者では, 骨髄穿刺により血球減少と疾患との関連が否定されイマチニブによる副作用の可能性が高いことを確認したうえで減量を行う.

ダサチニブ, ニロチニブ, ボスチニブ, ポナチニブも血算値に応じて休薬を行うため, 各薬剤の医薬品添付文書に準じた間隔でモニタリングを行っていく.

(2) 肝機能検査値,

イマチニブは, 重度の肝機能障害を発現することがあるため, 投与開始前および投与開始後は1カ月ごとあるいは患者の状態に応じて肝機能検査値(ビリルビン, AST, ALT)を確認し, 異常が認められた場合には休薬する.

ニロチニブ, ボスチニブ, ポナチニブも肝機能値に応じて休薬が必要とされているため, 各薬剤の医薬品添付文書に準じた間隔でモニタリングを行っていく.

(3) その他の休薬・減量基準となる副作用

ニロチニブは QT 間隔延長, ポナチニブは心不全の発現により休

薬基準が設定されているため，投与開始前および投与中にそれぞれ心電図検査，心エコー検査を行う．またニロチニブとポナチニブは膵機能検査値（リパーゼ，アミラーゼ），ボスチニブは下痢の程度により休薬が判断される．その他，いかなる副作用においても重症度（grade 2, 3, 4の程度）に応じて休薬が規定されている薬剤もあるため，個々の基準にしたがったモニタリングを行い，適切に対処する．

3. 免疫抑制薬; シクロスポリン，タクロリムス

（1）輸液セット素材の可否

シクロスポリンとタクロリムスはポリ塩化ビニル（PVC）製の容器・器具に吸着する．また注射製剤中に添加剤として含まれるポリオキシエチレンヒマシ油によって，ポリ塩化ビニルの可塑剤であるジエチルヘキシルフタレート（DEHP）が溶出するため，ポリ塩化ビニル製の輸液容器・輸液セットの使用を避ける．

（2）薬物間相互作用と TDM

シクロスポリンとタクロリムスは治療域が狭いため，相互作用による血中濃度の変動が治療効果や副作用発現に多大な影響を及ぼすことから，相互作用の可能性のある薬剤との併用時には，TDMに基づいた用量調節などを適宜行う．なおシクロスポリン，タクロリムスともに CYP3A で代謝されるため，両薬剤間で切り替えを行う際は，代謝阻害による血中濃度上昇を避けるため，先行薬最終投与から24時間以上経過後に切り替え薬の投与を開始することが望ましい．

4. 抗 MRSA 薬，アミノグリコシド系抗菌薬

（1）腎機能低下患者における TDM

バンコマイシン，テイコプラニンおよびアルベカシンをはじめとするアミノグリコシド系抗菌薬は腎排泄型薬剤であるため，腎機能低下患者に対しては用量調節を行う必要がある．腎機能低下患者に

Chapter 11　白血病治療における薬剤師の役割

対する投与量の指針として，バンコマイシン注やアミノグリコシド系抗菌薬の医薬品添付文書にはクレアチニン・クリアランス値（eCLcr）に基づく投与量ノモグラムが，テイコプラニンでは具体的な用法用量が記載されているため，これらに準じた用法用量で投与を開始し，適宜 TDM により評価を行い，必要に応じてさらなる用量調節をする．

(2) 経口投与と TDM

　バンコマイシンおよびアミノグリコシド系抗菌薬は消化管からはほとんど吸収されないため，TDM の対象となるのは静脈内投与時のみである．骨髄移植時の消化管内殺菌および感染性腸炎に対するバンコマイシン散の経口投与は，バンコマイシンの高い消化管内濃度による効果を期待しており，そのときの血中濃度は測定限界以下である．しかし，移植後 GVHD やサイトメガロウイルス感染症などによる腸管病変が重度の患者においては消化管粘膜からバンコマイシンが吸収され，かつ高度の腎障害（血液透析中など）のある場合はバンコマイシンが排泄されず蓄積する可能性があるため副作用の発現に注意し，必要に応じて TDM を実施し血中濃度値に基づいた用量調節を行う．

【参考文献】
1) 日本癌治療学会, 編. 制吐薬適正使用ガイドライン 2015 年 10 月（第 2 版）東京: 金原出版; 2015.
2) NCCN Clinical Practice Guidelines in Oncology, Antiemesis, version1. 2017. https://www.nccn.org/professionals/physician_gls/pdf/antiemesis.pdf
3) 日本肝臓学会, 編. B 型肝炎治療ガイドライン第 2.2 版, 2016 年 5 月. https://www.jsh.or.jp/files/uploads/HBV_GL_ver2.2_May30.pdf
4) Larson RA, Druker BJ, Guilhot F, et al. Imatinib pharmacokinetics and its collation with response and safety in chronic-phase chronic myeloid leukemia: a subanalysis of the IRIS study. Blood. 2008; 111: 4022-8.
5) 「サンディミュン」,「ネオーラル」医薬品添付文書. ノバルティス.
6) US Food Drug Administration. Guidance for industry: pharmacokinetics in patients with impaired renal function-study design, data analysis, and impact on dosing and labeling. 2010. https://www.

fda.gov/downloads/Drugs/Guidances/UCM204959.pdf

7) Frye RF, Zgheib NK, Matzke GR, et al. Liver disease selectivity modulates cytochrome P450-mediated metabolism. Clin Pharmacol Ther. 2006; 80: 235-5.

8) US Food Drug Administration. Guidance for industry: pharmacokinetics in patients with impaired hepatic function-study design, data analysis, and impact on dosing and labeling. 2003. https://www.fda.gov/downloads/Drugs/GuidanceComplianceRegulatoryInformation/Guidances/ucm072123.pdf

9) Gibbons J, Egorin MJ, Ramanathan RK, et al. Phase I and pharmacokinetic study of imatinib mesylate in patients with advanced malignancies and varying degrees of renal dysfunction: a study by the National Cancer Institute Organ Dysfunction Working Group. J Clin Oncol. 2008; 26: 570-6.

10) Ramanathan RK, Egorin MJ, Takimoto CHM, et al. Phase I and pharmacokinetic study of imatinib mesylate in patients with advanced malignancies and varying degrees of liver dysfunction: a study by the National Cancer Institute Organ Dysfunction Working Group. J Clin Oncol. 2008; 26: 563-9.

11) GLEEVEC prescribing information. Novartis Pharmaceuticals Corporation.

12) Egorin MJ, Shah DD, Christner SM, et al. Effect of proton pump inhibitor on the pharmacokinetics of imatinib. Br J Clin Pharmacol. 2009; 68: 370-4.

13) 「アイクルシグ」インタビューフォーム. 大塚製薬.

14) http://medicine.iupui.edu/clinpharm/ddis/main-table

15) Innocenti F, Ratain MJ. Update on Pharmacogenetics in cancer chemotherapy. Eur J Cancer. 2002; 38: 639-44.

16) Relling MV, Hancock ML, Rivera GK, et al. Mercaptopurine therapy intolerance and heterozygosity at the thiopurine S-methyltransferase gene locus. J Natl Cancer Inst. 1999; 91: 2001-8.

17) Mcleod HL, Coulthard S, Thomas AE, et al. Analysis of thiopurine methyltransferase variant alleles in childhood acute lymphoblastic leukaemia. Br J Haemotol. 1999; 105: 696-700.

18) Relling MV, Hancock ML, Rivera GK, et al. Mercaptopurine therapy intolerance and heterozygosity at the thiopurine S-methyltransferase gene locus. J Natl Cancer Inst. 1999; 91: 2001-8.

19) Rodriguez-Antona C, Ingelman-Sundberg M. Cytochrome P450 pharmacogenetics and cancer. Oncogene. 2006; 25: 1679-91.

〈今村知世〉

Chapter. 12

白血病においてよく遭遇する問題とその対策

1. はじめに

　患者にとってよりよい闘病生活の基本は，医療専門職の人たちとの"協働力"をもつこと．それが，30年近く血液がん患者・家族への情報提供や相談対応の仕事を，時には手探りではあったがともかく継続した過程で，私が確信したことです．がんと診断されて闘病が暮らしの一部になったその日から，医療専門職との関わりは必須となります．しかしその必須項目が暮らしに加わった事実がすぐには認識できず，多くは「拒否」の感情が先立ちます．それはとりもなおさず，体内に存在していると「指摘」された血液がんを否定して，速やかに「その前の人生」に戻りたい，という深層の希求であることは，多くの識者が指摘していることです．しかし私は当事者の「心理」に関与する立場ではなく，白血病を診断されてしまって心理的な危機状態にある当事者に対し，どうしたら今の強い不安や不満や疑問を解決して前向きになれるようになるか支援するのが勤めです．その支援の基本が，「医師や看護師など専門家との協働の意識をもつよう薦める」ことです．

　本項では，以上の基本に則って私たち相談対応者が当事者の語りを聴いて混乱の整理を手伝う様子を，11例のケースでお示ししました．これを専門家の方々に少しでも参考にしていただければ，白血病患者さんのよりよい闘病を支える立場にある私にとってとても幸いです．

　図1と図2は，相談員やピア・カウンセリングのファシリテーターのために作成しました．図1は，医療というさまざまな専門

JCOPY 498-22508

289

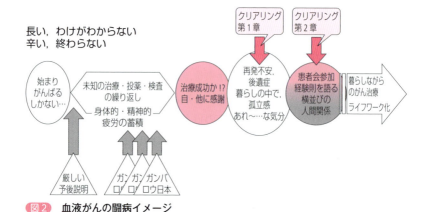

図1 当事者と医療者

図2 血液がんの闘病イメージ

家が組織をなしている世界での，患者さんがおかれている位置です．
図2 は，昨日まで一般社会で普通の暮らしを営んでいた人が，いつの間にか体内に潜んでいたがんにおびえながら闘病に船出していく姿，治療開始からの長い日々のイメージを相談員に掴んでもらうための大まかな時間経過と患者さんの変化を追った図です．以上を参考にしていただきながら，当事者が「よりよい医療者への向き合いかた＝専門職との協働力」をもてるように私達が提供する助言をお示しします．

なお，ここでは主に電話相談の Q＆A（相談対応例）をお示ししていきますが，あくまでも専門家の皆様に参考にしていただくための事例ですので，Q＆AのAはAnswerではなく，先達（あるいは仲間）からのAdviceとしました．

そのAdviceに頻回に現れるのが，「もったいないですよ，その

Chapter 12 白血病においてよく遭遇する問題とその対策

態度」と「あなたのお得になってないのでは？」という言葉かもしれません．併せてご参照ください．

2. 上手なセカンドオピニオンの受け方

　セカンドオピニオンは出された診断や治療方針に対して，別の専門家から意見をもらうこと，としてほぼ確立されたシステムだと思います．しかし医療システムをよく理解できない当事者は，セカンドオピニオンを聴くことを①別の医師に不安や憤懣を訴える，②転院の申し入れにいく，と考えます．同時に，③セカンドオピニオンを聴きにいくことに担当医は不快感をもつ（かもしれない）と怖れます．そこで相談者と相談員でこの3点をしっかり共有するようにもっていきますが，その結果多くの相談者は「セカンドオピニオンが必要な状況ではないかもしれない」，と立ち戻ります．しかし「やはり同レベルの専門家の意見を聴いたほうがよいかもしれない」となって，冷静にセカンドオピニオンを聴いた場合は，担当医（ファーストオピニオン）との意見交換がやりやすくなり，落ち着いてその後の闘病に向き合えるようになります．

Q1. 父（79歳）が骨髄異形成症候群で入院中.　　相談者　娘

　♠経過観察（およそ3年間）の後に入院治療と決まったとき（半年前）にもセカンドオピニオンは受けたのだが，もう一度受けてもよいのでしょうか．先生方もメンツというものがありますよね？　もし許可されるとして，失礼にならない申し入れ方は？

　A．お父さまの様子は？　なぜ入院中のいま，セカンドオピニオンを聴きたいのでしょう．

　Q．肺炎があり，とても苦しそうです．お腹も張っているし，血小板がとても低いそうです．うちの病院は，若い先生が2人で組んで病室に来る仕組みですが，いつも病室に来るとそれなりの処置をしたあと2人でベッド脇に立ち，腕組みを

291

して「うーーん」と唸るばかりでコメントがありません.

A. 現状が好転せず, それをみつめるだけのご家族としても辛い日々をお過ごしのようですね. セカンドオピニオンを複数回お願いすること自体は, まったく問題ないと思います. 申し入れは, 「お腹の張りについて, 血小板低下への対策について◯◯病院にセカンドオピニオンを聴きに行きたい」と, 端的に表現なさってください. 患者さんの現状を資料（有料）にしてくださるはずです. 若い先生方が世間でいうプライドだとかメンツだとかに拘るとは思えません. そしてもし, セカンドオピニオンに行かなくてもよいくらいの十分な説明があれば, 理解して受け入れることもたいせつです.

Q. プライドだとかメンツだとか, 医師への先入観で構えていた私の頭の中が整理できました. 真っすぐに端的に申し出てみます.

　確かに, もし納得いく説明が担当の先生方やほかの先生からあれば, それを聞けばよいわけですよね. 父が本当に辛そうで可哀そうで. 今日はともかくそれを聴いてもらってよかったです.

Q2. 娘（22 歳）が急性骨髄性白血病の治療で入院中.

相談者　母親

♠化学療法だけの予定で治療を開始し, 現在は 3 クール目で順調に芽球も減少してきています. ただ最初から 8：21 の転座があったことなどから, ここに来て医師が「やはり移植した方がいいかも」とのことで, 現在は 3 人いる兄妹の HLA 検査のための採血が終わったところです.

A. 入院中ですね. お母様がずっとついておられる？

Q. はい, そうです. 先日, 足の血管に血栓がみつかってとかしているところですが, 担当の若い先生が「血栓なんて珍しい」と呟いたことからとても不安になり, そもそも急に移植が決定したことも不安でならず, セカンドオピニオンを聴き

たい旨を申し入れました.

A. 担当医が若いから不安，という理由が第一で外部にセカンドオピニオンを求めるのはもったいない行為かなと思います．移植をする・しない，は治療後のデータと体調や年齢，ドナーの存在などから判断されるはずです．それも含めての日々の治療判断は，担当医も参加して，部長や教授クラスのベテラン医師とのカンファランスで行われますので，まずその先生方と面談なさるのを第一段階，次に経験数の多い施設に行って，セカンドオピニオンを聴いて帰って来ることを第二段階となさったら？

Q. そうしてみます．なんとなくアタフタして，冷静に申し入れる気分を失ってました．

-------- ここで数日空く

Q. ベテランの先生と若い担当の先生らと，面談の時間がありました．またそこでの説明を基に作られた診断書をもって，○○病院の有名な（本人の弁）先生のセカンドオピニオンを受けて来ました．

A. お忙しかったですね．いかがでしたか？

Q. まず当院の先生方のご説明は，そもそもすぐに移植の準備というよりも，治療終了後に外来通院で様子をみていく，HLA 検査は「兄妹がいるなら調べておく」趣旨だったとのこと．またセカンドオピニオン先の先生も，再発予想を遺伝子レベルの検査結果だけで行うことにしてしまうのではなく，地固め療法が終わってから通院して様子をよくみる，ということで，うちの先生方とほぼ同じでした．

A. 多くの先生方とお話なさったことになりますね.

Q. はい，とても勉強になりました．娘との会話も広がり，気持ちにゆとりが出た気がします．

3. 医療費について

　一般的にがんを診断されれば誰でも治療費は気になるはずですが，血液がんの患者さんの医療費は，長期に払い続けることが前提となります．ただ近年は，がん治療が長期療養型になっていることに社会全体の理解が進んでいます．

　長く服用し続ける代表格が CML などに処方される分子標的薬です．

Q. CML（50代）　　相談者　本人

♠いま，診断からほぼ1月目です．診断がついて間もなく2週間分の薬を処方され，まず病院内の薬局で払い，次は2週後に院外の薬局で支払ったが，合計金額が高額療養費制度の限度額を超えています．病気の理解も追いつかず戸惑うことばかりですが，支払いの仕方もよくわかりません．最初に2週分の分子標的薬を処方されましたが，これは院内の薬局から出されたので病院で払いました．ところが次の外来後，今度は2週間分を院外の薬局で払いましたが，院内，院外それぞれで「高額療養費の限度額」を請求されました．そこで，院外薬局で「前の支払いと合算して請求してもらえないか」ときいたところ，それはできないとのことでした．

A. なるほど，同じ月内なのに高額療養費の支払額を請求されてしまった，ということですね．

Q. もうひとつ気になるのは，インターネットなどで CML の薬代は3カ月処方をしてもらうと支払いが少なくて済む，と出ているのに，2週間分ずつしか処方しないのか？　と疑問です．何しろまだ診断に戸惑っている段階で，そのことを先生に尋ねる余裕がないままです．

A. これからずっと払うのか，と思うと，医療費の支払いは気が重いですね．しかし，高額療養費の限度内であっても，この場合の「前の院内での支払いを次の薬局で計算して差し引

Chapter 12　白血病においてよく遭遇する問題とその対策

く（あるいは限度額内に収める）のは難しいです．過払いが発生したことをご自身でしっかり認識して，保険者に還付請求をする必要があります．また高額療養費制度は家族単位対象ですから，全員の医療費との合算です．ただ手続きはすべて自分の責任で行い，領収書＝書類が計算の基本です．面倒かもしれませんが，暮らしに医療も加わったことを認識し，医療関係書類（領収書，お薬手帳，診断の説明書，処方箋コピーなど）を保管する習慣ももちましょう．

　次に CML の『3 カ月処方』ですが，これは通常の支払い（手続き）方法などとは別問題も含まれる，とご理解ください．まず，高額療養費制度の多数該当の月額が 44,400 円であれば年に 12 回処方を受ければ 532,800 円ですが，3 か月処方であれば 177,600 円になる，という計算です．しかしまず分子標的薬を服用し続けた結果，CML の状態（血液検査や骨髄の遺伝子解析結果）が「外来で診てもらうのが 3 カ月に 1 度でもよい」状態になった人が対象となる処方です．そうなるまでに年単位で時間がかかります．一方，がん治療薬の 3 カ月処方に慎重な医療機関や保険者（国保の地方自治体）もあり，簡単ではありません．支払いを減らしたい，という患者側の希望だけで対応できることではありません．

　ともかくいろいろな窓口に相談しながら，少し気長に構えましょう．

Q. ああ，なるほど．ゆっくり話して，少し落ち着きました．

4. 白血病治療中の食生活や生活の注意点

　治療や入院生活の管理について，本人も家族も「治療や管理を施す」側ではないことを，頭では間もなく理解します．しかし，それまでの社会通念上で暮らしてきた当事者にとって，自分や家族の食事や暮らし方の管理の主体をどこにおくか，なかなか臨機応変にいかない問題です．食事や生活管理は簡単に手が出しやすいからこそ，

JCOPY 498-22508

295

行き違いが生じやすいポイントかもしれません.

Q1. 妻（63歳）が AML　　相談者　夫

♠治療を開始して2週目. これまで私（夫）は2カ所の病院を廻ってセカンドオピニオンを聴き, ようやく治療法を納得して今の病院に入院させました.

Q. しかし以降, 妻があまり食べなくて困っています. たしかに病院食はまずそうですが, 食べないと治療に耐えられないですよね. そこで, 私なりに数品作ってもっていくのですが, 男の手料理で上手くないせいか食べません. さらに工夫しなければと考えているのですが, どうしたら食べるでしょうか?　病院側に相談した方がよいでしょうか.

A. 不安な状態の奥様のために, これまでよくがんばられましたね. これまでの仕事上の対応力が生きましたね?

Q. たしかに. 中堅企業の営業畑で定年まで勤めました.

A. さすがに冷静によく動かれました. ただ, 家族ができるのは, セカンドオピニオンを聴きにいくことや入退院の手続きなど「治療・それに対応する体調管理以外の代行」までです. ご主人のご心配はよく理解できますが, 院内で行われる食事は, あくまでも病院側の治療の一環です. これでは栄養と水分が不足してしまう, という状況であれば点滴で補われるはずですが, いかがでしょう?

Q. そういえば, 治療薬以外の点滴もされているようですなあ….

A. いままさに, 辛い, 痛い, 苦しいはすべてご本人の中にあって, 医師や看護師はそれを何とかしようとプロとして立ち働いています. 必要に応じて, 栄養管理のプロが対応しています. ご主人は, これからしばらくは「黙って傍らに座る, という支援の在り方」の時期じゃないでしょうか.

Q. そうですね. これからは少し妻のいうことを聞いてやろうと思います.

Chapter 12 白血病においてよく遭遇する問題とその対策

Q2. 患者（夫）が白血病治療で入院中.　　相談者　妻

♠夫が入院して 2 週間. 私は子ども 3 人を育てながら見舞い
に通う毎日ですが, 夫が食べ物や人の好き嫌いが非常に多く
て, 行くと病院食や看護師さんのことで文句ばかり聞かされ
ます.

Q. 夫はほとんど病院食を食べません. 仕方なく私が作って
もっていきますが, それに対しても不満ばかりです. 先生が
「○日くらい後に退院して, 1 度通常の生活ができます」と
のことですが, それからは家で同じように文句ばかりの夫を
管理するのかと思うと, ぞっとします.

A. 白血病という「血液のがん」を診断されて, 非常に怖くて
辛いのだと想像します. 入院という管理状態もキツくて病院
食を拒否するのも, 心理的な抵抗の 1 つでしょう. でもそ
の態度は小児科の患者みたいですが.

Q. 本当に, 元々子どもっぽい人なんです.

A. でも奥さんは家族ですから, 管理栄養士みたいにご主人を
受け止める必要はないですよ. これからは, 食事と投薬のタ
イミングはとても大事な日課であり, 自己管理の問題です.

Q. 入院してすぐに, 同室の先輩患者さんの奥さんが「これか
らは栄養と清潔管理は奥様の大事な勤めですよ」とアドバイ
スっぽくいったのが, かなり夫の味方になった気がします.

A. ありがちな「アドバイス＝余計なお世話」ですが, あくま
でも素人同士ですから受け流してしまってよいと思います.
それよりも, 奥さんはできるだけ早く師長さんかナースのど
なたかに, 「暮らしながらの治療と食事について, 退院時に
本人に説明するよう」お願いしてください. 家族や友人と
「普通に」「楽しく」食事ができるかどうか, 患者の自覚はこ
れからの長い闘病生活のカギとなります. そして, 師長さん
や担当の先生のお話を聴くとき, 聴き手はご主人（本人）で
あって奥様ではないことを奥様ご自身が忘れないでください
ね.

Q. わかりました．師長さんに（夫に内緒で）相談します．

5. 退院後の在宅医療の実際と指導のポイント

Q1. 父（77歳）が，骨髄異形成症候群・MDSで在宅治療中．

相談者　娘

♠診断と初期治療からは7カ月目．現在は在宅で2カ月目，近くの慢性期病院に週に2回ほど輸血に私と母が付き添って通院しています．

Q. 以前の急性期の病院の主治医の対応にも，今の主治医の対応にも納得できません．

　急性期の病院では，入院して5カ月目に担当医（40代）の先生から「ここは新しい治療を試さない人がいるところではないし，ここを出たら，もう2度とここへは戻れません」と脅かされ（本人弁）ました．出血傾向のある父には，しっかりした治療を受けさせたほうがよいと思いますが，あの先生の態度で「これは無理だな」と思い退院しました．今は基本的に在宅医療となり，慢性期の病院に週2回輸血に通っています．実は今の病院からは訪問医師も来てくれるので，「では家で輸血もしてください」とお願いしたのですが，「輸血は通院でしてください」，となりました．それで母と私とで，弱っている父を支えて通院しています．当初，インフルエンザの季節でもあることから，外来で輸血は感染が怖いので，個室で輸血してほしい，と希望したのですが，たった一度だけ入院で輸血（血小板と赤血球）をして以来，次からは外来で受けてほしい，と断られました．以前の病院も今の病院も，患者中心の医療とは感じられず本当に辛いです．

A. （急性期の病院，慢性期の病院の役割について話し，「2度と戻れない」はおそらく「戻るような事態にはならないでしょう」の意味，と説明．また日本では輸血を在宅でやれる体制にないことを話し，2点とも「そうなんですね，わかり

Chapter 12 白血病においてよく遭遇する問題とその対策

ました」と理解が進んだ様子です．そして次に，在宅医療を
選んだのは，どういう経緯かを訊ねました．）

Q. 父が，家に帰りたいなあ，と希望したんです．

A. そうなんですねえ．それで希望通りに家に帰れて，在宅医
療を応援する体制に出合えたわけですから，娘さん，本当に
よくやっておられます．急性期の施設の先生がされた説明は，
MDS の治療の現況と病院の役割（位置）についてなので，
理解や解釈が難しい話でしたね．想像ですが，高度な話につ
いていけない感じでした？　お父さまを何とか治してやりた
いと考える娘さんにとっては，きつかったですか，ね．

Q. そうなんです．先生が少し怖くて（本人弁）心が折れました．
でも今，娘さんもよくやっているといわれて，安堵してます
（泣く）．

A. 在宅医療に対応してくださっている医師や看護師さん達は，
どういう雰囲気ですか．

Q. 本当に温かくて，優しいです．これで輸血までしてくれた
ら，と思ってました．でも今の相談員さんの話で納得しまし
た．ただ季節柄，輸血を出入りの人の多い外来でされるのが
怖くて，個室でしてくださいと一生懸命にお願いしたら，一
回だけ入院でしてくれました．

A. 輸血は，人目のない（医師や看護師さんのいない）処では
危険らしいですよ．輸血も他人からの細胞移植ですから，
ショックが起きたら即対応しなくてはならないはずです．一
泊だけでも入院で輸血したのは，それなりに対応してくだ
さった，と感じます．

Q. 確かに！　父のことが心配でたまらず，病院のシステムや
輸血のことなど，説明がよく理解できていませんでした．

A. これからも戸惑うことがあったら，医療者に要望を無理押
しする前に（後で，でも）ここにお電話ください．お父様を
思うあまり感情的になり違う方向にエネルギーを使ったら，
せっかくの医療者との会話を損ない，もったいないです．

JCOPY 498-22508

299

6. 新規薬剤の臨床試験について

Q. 急性白血病（女性，68歳） 相談者　妹

♠姉は，医師から「おそらく余命は半年」といわれました．でも家族としては諦めるわけにはいきません．どこかで新薬の治験をしているところないかな，と探しています．実は○○大学病院に電話で尋ねてみましたが，交換から血液内科に電話を回されて，そこは取りつく島もないような応答でした．でも家族としては，半年に限られた命の者を放置できず，藁にもすがる思いでかけた電話でした．

A. 新規薬の治験は，「長い時間をかけて開発されてきた薬が，そろそろ実際に使えるかもしれない段階になったので，その治療法の対象となる疾患の患者さんに試す」ことです．つまり，新薬の治験は対象となる疾患や状態に条件がつけられています．そうしなければ，データが集積できません．

Q. では，治験を申し込むには今の病院に相談して条件を揃えてもらうわけですか？

A. そういう意味でもありません．治験の対象となる患者の条件は，「他に治療法がないから」「治験施設と縁故が深いから」などでは全くなくて，例えば「その新規治験薬の対象となる遺伝子異常があり，治療効果を判定するまで被験者でいられる時間的余裕がある」などということです．つまり治験薬は，患者さんを対象に「効く様子」の最終確認をすることですが，莫大な費用をかけて開発してきて慎重に市販の準備をし，多くの患者さんのために役立てる「いわばこれからの社会資源」でもありますから，対象の条件は厳しく決められています．誤解を恐れずいってみれば，賭けや祈りの気持ちで試すようにはできていません．

Q. ああ，そういう意味ですか．ステージがどうの，標準がどうのといわれても納得できなくて．

A. でも妹さんとしては，諦めてしまうことでお姉様を見捨て

◆ Chapter 12 白血病においてよく遭遇する問題とその対策

たような気になってしまいますね．ただ，新薬がみつからない
からすぐにお別れになってしまうわけでもありません．こ
れからの日々，少しでも快適に楽しく，時には旅行などにも
行けるように，担当の先生と相談してください．家族が貢献
できることは，たくさんあります．

Q. もっとたくさん傍にいてあげることにします．

7. 患者の精神サポート

　診断時に「頭が真っ白になった」という言葉はよく耳にしますが，
この状態から多少は落ち着いたといえるようになるのは，いつ頃で
しょうか．がんと診断されたときは，心身の危機であることは間違
いありません．それから苦しい治療を経て，よい結果に安堵し，時
には再発におびえつつ，いつの間にか「普通」とよべる生活を取り
戻していきます．しかしそれなりの日常的な感性を取り戻しても，
がんの診断の衝撃は心理の深層を強打してある種の変化をもたらす
のかもしれません．白血病診断から24年経って，おそらく再発は
もうないと本人も認めていても，「それでも私は白血病患者です．
元患者ではない」といい切った人がいます．私のような「寄り添う
のが仕事」の者は，いくら元気になっていても「元」患者＝つまり
過去形ではなく，「がん診断からの新しい日々を生き続けている人」
として捉えるべきと，自戒しております．

Q1. 急性白血病（男性，21歳）　相談者　本人

♠診断されて11カ月目の先月，再発が確認されて，兄からの
骨髄移植が決定となりました．

Q. いま，外来の診察室から出てきたところです．昨年の○月
（相談から11カ月前）に診断され，すぐに兄弟のHLAを調
べたところ上の兄と完全一致しました．しかし私は化学療法
を選び，入院治療を経て寛解になって退院しました．ところ
が先月の外来で，再発かもしれないという検査結果がでてし

まいました．先ほど外来で先生から「移植に踏み切りましょう」といわれました．

A．そうですか，辛い結果と決定でしたね．

Q．先生が，身内にドナーがいるので，状態がいいうちにすぐ移植できます，よかった，ということで決定です．

　1つ，訊きたいことがあります．私は診断時に「この白血病のタイプは，化療では再発する確率が50％くらい．移植をすると根治できるが，移植の成功率は60％くらい」という説明を聴き，移植が怖くて逃げました．甘かった．こんな臆病で甘い人間に，移植治療が乗り切れると思いますか？ぼくは，生きてこの病院を出られるでしょうか．

A．ここに多くの治療前の患者さんが電話くださるけど，移植が怖くない人なんていませんよ．移植が怖いのは，死ぬ確率が化学療法と比べて高い，とはっきり示されてしまっているからですよね？　甘いとか臆病とかではなく，死を恐れることは本能だから怖いのは当然です．まして化学療法を選択する道も示されたのですから，化療を選んだのも自然な心理だと思いますよ．

Q．（泣く）…，はい．

A．結局「化療と移植どっちを選択しますか？」は，あなたにHLAが一致した兄弟ドナーがいたからです．そうでなければ医師と共に，骨髄バンクに患者登録→ドナーがいるかいないかで移植の条件を検討→その流れの中で寛解導入治療，と「逃げる？　余地」もなかったはずです．

Q．そうですね，確かに．自分の中で固まって（本人の弁）ました．

A．医師や看護師は，あなたを生きて病院から出そうと，懸命に折々のできごとに対応します．治すために仕事をしている専門家たちです．あなたは患者本人として痛い，苦しいを具体的・率直に伝えて，先生方と共同で治療を乗り越えてください．

Chapter 12 白血病においてよく遭遇する問題とその対策

でもまた固まるかもしれません. そのときはまたお電話ください. 一緒にほぐしましょう.

Q2. 悪性リンパ腫・ML（女性，66歳）　相談者　本人

♠ MLの診断から3年経過. 心のもちようがわかりません.

Q. 発病を知って，定年少し前でしたが退職し，長い治療期間を経て，今は月に1度の外来通院になっています. この頃，働いていた頃にはあり得なかった落ち込みがあり，また以前なら気づかなかったようなことが気になって仕方ないです. 病院のがんサロンに行くと少し落ち着くが，いつもサロンがあるわけじゃないし，先生は優しく理解力もある方だけど「この落ち込み」まで相談できない気がします.

A. がん闘病は本当に特別なことです. 死ぬかもしれない病気を乗り越える治療にはさまざまに副作用もあったはずですし，相当の不安もあって，いまお疲れが出てますね.

Q. あ～，そうか，私は心が疲れたんですねえ.

A. よく「心が折れる」といいますが，がん診断と治療では「心は複雑骨折」とでもいえるかもしれません. その回復には時間がかかります. 今はご自身に「まだまだ，落ち込んでいていいよ」といってあげてください.

Q. そうか，私，疲れているんだ…（泣く）. いまそれが確認できて，すごくほっとしました.

A. これからも，がんサロン，治療解説のセミナーへの参加，電話相談など，いろいろ利用しながら長い道を歩きましょう.

8. 移植後のリハビリテーション

Q1. 男性（43歳）　急性骨髄性白血病・AMLを骨髄移植で克服.
相談者　本人

♠ 風邪が長引いていると思っていたら肺炎となり，急速に悪化

して入院・治療．その治療開始とほぼ同時に，AML が診断されました．入院当初は白血病の治療が困難なほどに症状が進み，家族は医師から「覚悟するように」といわれるほどの状態でした．移植できるようになるまでに何度か記憶が飛んでいるほどです．この経過がおよそ 6 カ月です．本当に厳しい日々でした．治療のきつさ，自分で自分を維持できないような状態を思い出すだけで具合が悪くなるほどです．ただ，お陰様で移植はうまく行って血液の検査結果は良好です．

A．今は自宅療養中ですか？

Q．そうですが，おそらく仕事への復帰は難しいと感じています．その気力がありません．よい表現が出てこないのですが，周囲（家族，友人・知人，職場の同僚）との違和感というか溝が埋められない感じがします．

A．退院から 2 カ月ですね．まだ心は診断の衝撃から癒えてないと思います．外傷に例えれば，傷を覆うかさぶたも剥がれていないような状態ではないでしょうか．

　この時期を自身の力だけで乗り越えようとしたり，もう仕事への復帰はないだろうと考えてしまうのは，もったいないと思います．近年はご相談者さんのような状態にも対応するさまざまな専門家がいます．つまり必要な時期の専門家，たとえば疾患の状態を見極めるには検査，治療が進む過程での援助が看護，治療開始時から体力の維持を支援する理学療法（がんリハビリ）などが対応します．それが総合病院．今のご相談者さんは，医療施設で専門家に囲まれていたところから誰も専門家のいない生活に帰って，家族といっても皆さん基本的に健康ですから，やや孤独な状態なのだと思います．つまりがん診断と辛い治療によってできた心の傷をもって，同等に生きる力を要求される場所に帰りました．ただそれでも家はいずれ帰るべきところですから，治療中の専門家によるリハビリから，今は家庭という次の場でリハビリ中である，ということでしょう．

◆ Chapter 12 白血病においてよく遭遇する問題とその対策

Q. そういえば移植が開始して間もなくから理学療法士の対応がありましたが，生きられるかどうかもはっきりしないときに動けとか，歩けとか，辛くてたまらなかったです．でも思えばあのリハビリも，必要だからこその医療ですよね．

A. 専門家によって不調に真っ直ぐ対応される，つまり「向き合ってもらう」ことはとても心地よいはずです．現在のあなたには専門家がついていませんから，自分で自分に向けて「今は休息の時間」といってあげてください．身体の問題として必要を感じたら，また理学療法士さんに診てもらう，あるいは次に外来に行ったとき，担当の先生に同じ施設の心理療法士を紹介してもらう，そして病院の患者会に参加してみるなど，「いま納得できる，無理のないよい過ごし方」を選ぶことで，仕事に復帰するかしないか（できるかできないか）も自ずと決まっていくのではないでしょうか．がんの診断は厳しく，お話しくださったように治療は辛く，血液の治療には時間がかかるなど大変なときを過ごしました．いわば"心が複雑骨折した"状態ですから，普通に歩けるようになるまで年単位の時間が必要だと思います．

Q. 退院のときから，心身がほとんど動かないのに社会のスピードを意識して焦っていました．先ほどの「疲れている」という言葉が納得です．外来に通っているわけですから，1つ1つの不調を具体的に先生に相談しながら，「先を考え過ぎないように」心地よい過ごし方をしていきます．

9. 移植治療後の妊孕性

若い患者の妊孕性は，治療判断を進めるうえで非常に重要なハードルとなります．しかし家族にとって，あるいは医療側にとって，妊孕性より生存の方が大切なテーマかもしれません．ここでは妊孕性を含む担当医との関係，家族相互の心理的葛藤など，一筋縄ではいかない血液がんの闘病について家族との応答をお示しします．

Q. 娘（21 歳）が急性骨髄性白血病・AML で加療中

相談者　母親

♠診断は AML の M2 なので，治療開始時の予定は化学療法だけということで，現在は 4 クール予定の地固め治療 3 クール目中です．ただ，染色体の転座があり，キメラ遺伝子が現状 5500 ではあるが最初 20 万超あったことも併せて，やはり移植の方向へと準備が進み始めました．

Q.　今日は主に，卵子保存についてご相談します．移植へと方針が変わりそうになったこともあって，同時に意見を変えた担当医に（私と夫の）不信感もあって，移植数が多いという評判の病院でセカンドオピニオンを聴きました．そのベテランらしい医師は，今は移植を急がず地固めが終わってから少し様子を見たら？　とのことです．

A.　時間の余裕が示された形ですね．

Q.　本当にそうです．同時に移植する前に卵子の凍結をするかしないかで，本人にも家族にも迷いが生じました．担当の医師は「凍結しても妊娠できる可能性は 2~3％と，とても低い」と積極的に奨めません．採取，凍結保存，それを使っての妊娠へと，お金も数百万かかりますよ，と説明されました．お金，もう十分に使いました．

A.　治療にもお金がかかりますしね．親御さんとしては本当に大変でしょう．まして将来いくらかかるか考えると，心理的にはお手上げの気分かと拝察します．ただ（採取できたとして）保存卵子は，ご本人が女性として生きる希望の 1 つかと思います．いい換えれば，卵子は将来への夢を込めて凍結するのではないでしょうか．担当の先生も相手が親御さんだから，「妊娠の可能性は低い」という事実をお話になっただけで止めたのではないと思います．今は，ご家族としては「生きてほしい想い」「可能な援助」を伝え，凍結についてはご本人が医師と率直に話し合ったうえで判断し決断すべきと思います．

Chapter 12 白血病においてよく遭遇する問題とその対策

Q. （少し泣いてから）もう1つ，ご相談があります．娘は教員として就職が決まっていました．退院し動けるようになったら，医師からの完治宣言がなくても仕事を開始してよいでしょうか？

A. もちろん，よいと思います．外出できる値の白血球があってご本人が希望なさるなら，杖をついてでも教壇に立ってほしいと切に願います．就職先にも支援者は必ずいるはずです．あまり遠過ぎる未来の話はみない，考えない，で今できること（卵子凍結，教壇に立つ）を皆で進めるのが Happy かと思います．

Q. ああ，そうですね～．娘が心配で病院に毎日会いに行っているのですが，本人の気分の上下が激しくて，何をいっても反発ばかりで，私も疲れています．

A. それは心配でたまらないでしょう．まだ21歳の末娘さんですからね．でも毎回，顔をみたとたんに，まず質問から始める習慣になっていませんか？　熱はないか？　先生は何かいっていた？　昨夜はあれからどうしたか？　なんて．

Q. やっていました！　まず質問です．訊かないと居られない，という心境でした．

A. ご本人は病気と治療でへとへとです．質問攻めは止めて，まずこちらの話をしてみたらいかがでしょう．ご家族の様子とか，ペットがいるならその話，いつか一緒に旅行したい国をテレビでやっていたよ，とか．ただし，娘さんの女友達の話はご法度です．

　ところで，ご家族は担当医への不信感があるようですが，ご本人はいかがでしょうか？

Q. 大好きみたいです．

A. あ，それはとっても大事なこと．素晴らしいです．痛い苦しいは本人もちで厳しい日々，担当医を好きなことは何よりの力です．ご家族は予断をもたずに，申し上げた通り家族らしい話題を中心にして，本当に医療側にききたいことがあれ

ば質問を家族会議で絞って，ご本人に同意を得てから，あらためて面談を申し入れてください．

10. あとがきに代えて─「聴くひとのための黄金律 8 か条」と「たいせつな 10 か条」─

　最初に電話相談のリーダー役に就くことになったのは 1997 年だったが，当時は「困った人のための電話相談」サービスそのものが社会にはほとんどなかったため，まずは相談対応のノウハウ作成が必要でした．それで試行錯誤してまとめたのが，相談員のための「聴き方黄金律」です．

　血液がんの当事者は，5 大がんのように理解しやすい病気ではない自分の診断名の謎の多さにまずびっくりし，それから血液の専門医の疾患と治療の説明に戸惑い続けます．私のような相談対応を専ら行う立場は，このびっくり仰天して心臓が縮む想いの当事者に，「今あなたが向き合っているのは，血液の専門医」，あるいは「血液がんの治療がよりよく行われるよう支援する，看護の専門家」，時には「QOL を下げずに（あるいは前よりも高く）暮らせるように支援する，コ・メディカルの専門家」であることを指し示す努力をします．医療専門家とは，家族でも友人でも闘病経験仲間でもないのに，診断以降は暮らしの中で重要な位置を占めていきます．当事者がこの事実を認識して受け入れるのはなかなか困難なことですが，効果的に治療を受けよりよく闘病するには，すなわち上手な闘病者になるためには，専門家 vs 当事者（＝素人）というお互いの立ち位置の違いをしっかり認識することがたいせつです．

○聴くひとのための黄金律 8 か条

1. 共有する，一緒に考えましょうと伝える
2. 語るひとの時間，場である
3. 認める
4. 寄り添う

Chapter 12 白血病においてよく遭遇する問題とその対策

5. 真っすぐ向き合う
6. 聴ききる（最後に，あと 2 秒，待つ）
7. 聴力＝胆力
8. 一期一会の余韻

　以上の 8 か条の 1. の共有する，一緒に考えましょうと伝えるのですが，「一緒に」という言葉は，診断を受けて間もない混乱期にある白血病の患者さんが医療者からとても聞きたい言葉の 1 つのようです．私は 2 万件を超える電話や対面の相談対応をしてきましたが，「難しい説明よりも，先生に，これから"一緒に"やっていきましょう，といってほしかった」という声を本当にたくさん聴きました．2. の語るひとの時間，場である，はどんなに重い内容でもうろたえないこと，3. の認める，は「死にたい」などの激しい言葉でも相談員はうろたえずにまず頷いてその心を受け止めること，ですが，以降の 5 ～ 8 まで，やや当たり前の言葉の列挙かもしれません．実はこれは次の「たいせつな 10 か条」の後でまとめました．それが黄金律です．

　実際のノウハウは次の 10 か条です．

たいせつな 10 か条

　10 項目は，（1）過剰反応しない／（2）言葉を準備しない／（3）言い換えない／（4）比べない／（5）否定しない／（6）たとえない／（7）逸らさない／（8）説教しない／（9）あやまらない／（10）評価しない，の 10 か条ですが，以下にそれぞれ解説してみました．

（1）過剰反応しない，驚かない

　相談員の中には，受話器を取ったとたんにいきなり「娘があと 2 週間くらいといわれてしまって…」などと泣かれたりすると，経験が少ない相談員はうろたえてしまうことがあります．しかし聴く対応者までがうろたえては，悲しくて辛くてたまらない相談者は困ってしまいます．

309

(2) 言葉を準備しない

　深く聴き込みます．あれをいってやろうこういう話を返そう，などと脳裏で考えないこと．ひたすら相手のお話を，その現状を思い浮かべながらまっさらな心で聴きます．

(3) 言い換えない　微妙にずれます

　頭が痛い，といったら「頭が痛いんですね」．「頭痛ですか」は×です．

(4) 比べない

　がんの母親から電話で子どもが可哀そうと泣かれて，「お母さん，お子さんだって辛いんだから」といったとしたら失敗です．

(5) 否定しない（＝認める）

　想いや感覚に否定的に言及はできません．あの子を白血病にしてしまったのは私（母親），と嘆く母親に「そんなことないですよ」などと，感情（悲しみや優しさ）を否定しない．「そんな思いになるほど辛いのね」と認めること．

(6) たとえない

　もし私なら…，と自分の話をしてしまうのが厳禁であることは，対応現場でよく注意されるようになりました．他の誰でもない「この人」が思いもよらない病気を宣告されてしまいました．ほかの何事にもたとえることができないほど，当事者の心はきつく固まっています．

(7) 逸らさない

　「真っすぐに会話する」が非常にたいせつです．これは意外に難しいのか，未熟な聴き手が案外やってしまいます．聴き手がまっさらになっていないと，相談者がいった言葉のどれかに引っ掛かってその話にもっていってしまいます．

Chapter 12 白血病においてよく遭遇する問題とその対策

（8）説教しない

　いつか楽になる，は意味がない説教です．いま辛い，いま痛い．多くの聴き手は多数の当事者をみてきているので，いずれ向いて行く道筋がみえますが，そうなろうと，ならないとしても，いま語っているひとには関係ありません．

（9）あやまらない

　これという手応えのあるヒントが出せなかったとき，お役に立たずすみません，と対応の最後に謝る聴き手がいますが，これは「謝って楽になりたい側の押しつけ」．当事者は何らかの混乱の中にありますので，心に謝罪を受け入れるだけの余裕がありません．

（10）評価しない

　前向きですね，頑張ってますね，などと相談対応者の目からみた評価をしない．余計な褒め言葉は，心底に溜まっている澱を吐き出すチャンスを妨げてしまうかもしれません．時には，後ろ向きでよい．たった一度の人生の途上，白血病という怖い病気になってしまった人の心象を，一期一会の聴き手として，とことん聴き切りたいと思います．

〈橋本明子〉

索引 Index

■あ

アウエル小体	43
アクロレイン	284
アザシチジン療法	180
アシクロビル予防	122
アセトアミノフェン	282
アゼルニジピン	282
アゾール系抗真菌薬	280, 281
アデノウイルス膀胱炎	122
亜ヒ酸	163
亜ヒ素	87
アプレピタント	282
アミノグリコシド系抗菌薬	277, 286
アムロジピン	282
アラニジピン	282
アラノンジー	272
アルキル化薬	73, 80, 272
アルベカシン	277, 286
アレムツズマブ	102, 274
アロプリノール	276
アントラサイクリン系	72, 80, 146, 158, 271

■い

移植関連合併症	238, 242
移植関連血栓性微小血管症	123
移植病室	112, 230
移植片対宿主病	106
移植片対腫瘍	106
移植前検査	111
移植前処置	114
維持療法	76, 152

イダルビシン	272
一酸化炭素	25
遺伝子異常	146
遺伝子多型	280, 284
イトラコナゾール	281
イブルチニブ	274, 281
イマチニブ	38, 90, 274, 277, 279, 281, 285
医療専門職	289
医療費	294

■う

ウイルス	25
ウイルスワクチン接種	126

■え

栄養管理	296
エステラーゼ染色	37, 40
エソメプラゾール	280
エトポシド	272, 281
エノキサシン	281
エホニジピン	282
エリスロポエチン	180
エリスロマイシン	281
エンテカビル	271
エンピリック療法	136

■お

悪心・嘔吐	194, 264
オファツムマブ	100, 274
オメプラゾール	280
終わらない	290

313

オンダンセトロン	282

■か

外来化学療法	210
芽球	41
学習支援	262
活性酸素	25
過敏症	221
顆粒球	7, 15
輸血	142
顆粒球コロニー刺激因子	110, 138
カルバマゼピン	281
がん遺伝子	24
寛解後療法	75, 145
寛解導入療法	75, 145
がん患者指導管理料	212
肝機能低下患者	278
看護の専門家	308
ガンシクロビル	122
肝静脈閉塞症	118
完全寛解	75
感染症予防	264
感染予防	198
がん抑制遺伝子	24
管理栄養士	297
がんリハビリ	304

■き

偽ペルゲル異常	41
キメリズム解析	119
急性 GVHD	119, 238, 240
急性期の病院	298
急性骨髄性白血病	
	23, 26, 75, 145, 247
急性前骨髄球性白血病	145, 157

急性前骨髄性白血病	85
急性の悪心・嘔吐	220
急性リンパ性白血病	
	23, 75, 98, 167, 247
強化療法	76
きょうだいへの支援	261
協働力	289
巨赤芽球様変化	41
キラー T 細胞	26
キロサイド	146

■く

クラリスロマイシン	281
クリサンタスパーゼ	272
クレアチニン・クリアランス	278
グレープフルーツジュース	280, 282
クローナルエクスパンジョン	24
クロファラビン	272

■け

経済的支援	213
血液型	112
血液毒性	150
血縁者ドナー	109
血管外漏出	222
血小板	11, 19
血小板特異抗体	150
血小板輸血不応	142, 150
ゲムツズマブオゾガマイシン	
	91, 165, 274, 281
下痢	204
限度額	294

■こ

コ・メディカル	308

◆ 索 引

抗 CCR4 抗体	99
抗 CD33 抗体	89
抗 CD52 ヒト化モノクローナル	
抗体	102
抗 HLA 抗体	150
抗 MRSA 薬	286
抗 TNF 製剤	121
好塩基球	17
高額療養費制度	294
抗けいれん薬	281
好酸球	16
抗腫瘍性抗生物質	272
好中球	15
減少症	149
口内炎	203, 264
抗ヒト胸腺細胞ウサギグロブリン	116
高齢患者	206
高齢者白血病	75, 82
骨髄異形成症候群	180
骨髄芽球	27
骨髄採取	116
骨髄採取量	111
骨髄スタンプ標本	40
骨髄塗抹標本	39
骨髄バンク	107
骨髄バンクドナー	110
骨髄抑制	153

■さ

臍帯血バンク	107
在宅医療	299
サイトメガロウイルス感染症	121
細胞周期	70
三酸化ヒ素	274

■し

地固め療法	76
自家末梢血幹細胞移植	164
糸球体濾過率	278
シクロスポリン	
	119, 184, 277, 281, 286
ジクロフェナク	282
シクロホスファミド	272, 281, 283
大量投与	115
自己管理	297
支持療法	276
シタラビン	146, 158, 272
大量療法	81, 115, 152
質問攻め	307
シプロフロキサシン	281
シメチジン	281
若年性骨髄単球性白血病	247
終末期の患者	207
終末期の緩和ケア	266
樹状細胞	8
出血傾向	200
腫瘍崩壊症候群	132, 149, 255, 276
症状マネジメント	263
小児がん	259
小児白血病	259
少量メトトレキサート	119
ジョサマイシン	281
処方鑑査	271
ジルチアゼム	282
シルニジピン	282
腎機能低下患者	278
新規薬剤	300

■す

水痘・帯状疱疹	122

315

■せ

生活管理	295
精子保存	112
生着	238
生着症候群	238, 238, 240
生着不全	106, 119
制吐剤	151
セカンドオピニオン	291
赤血球	4
セルフモニタリング	216
前駆 B 細胞急性リンパ芽球性	
白血病	32
前駆 T 細胞急性リンパ芽球性	
白血病	32
染色体異常	146
前処置療法	230
管理	234
副作用	231, 235
全身放射線照射	105, 114
セント・ジョーンズ・ワート	282
全トランス型レチノイン酸	86, 157
前白血病幹細胞	69

■そ

臓器予備能	147
造血因子	12
造血幹細胞	1
造血幹細胞移植	105, 145, 224
造血幹細胞ニッチ	2

■た

タール	25
体外循環光療法	121
代謝拮抗薬	72, 80, 146, 272
ダウノルビシン	272

タクロリムス	119, 277, 281, 286
ダサチニブ	94, 274, 281, 285
脱毛	205
タミバロテン	274, 281
単球	8, 17
単純ヘルペス	122

■ち

治験の対象	300
チトクローム P450	280
中枢神経 (CNS) 再発予防療法	
	252, 254
長期フォローアップ	268
治療前オリエンテーション	214
チロシンキナーゼ阻害薬	
	280, 281, 285

■て

テイコプラニン	277, 286
低メチル化薬	188
デキサメタゾン	282
点突然変異	97

■と

同種造血幹細胞移植	73, 250
疼痛評価	265
ドキソルビシン	272
ドナー	107
トポイソメラーゼ阻害薬	80
塗抹標本	39
トルエン	25
トレチノイン	274, 281

■な

ナチュラルキラー細胞	26

索 引

に

ニカルジピン	282
ニコチン	25
ニソルジピン	282
ニトレンジピン	282
ニフェジピン	282
日本小児がん研究グループ	248
日本成人白血病治療共同研究 グループ	147
ニューキノロン系抗菌薬	281
ニューモシスチス肺炎	123
ニロチニブ	94, 274, 281, 285

の

ノルフロキサシン	281

は

バーキット白血病	32
播種性血管内凝固	149, 157
白血球	7
白血病	23, 247
白血病幹細胞	68
発熱性好中球減少症	134, 150
バルニジピン	282
バルプロ酸	281
晩期合併症	243
バンコマイシン	277, 286

ひ

非血縁者ドナー	110
微小管阻害薬	272
微小巨核球	41
微小残存病変	151, 249
ヒックマンカテーテル	113
ヒト白血球抗原	109

ヒトヘルペスウイルス6	123
ヒドロキシカルバミド	272
ヒドロコルチゾン	282
ヒト化抗 CCR4 モノクローナル 抗体	100
ピリミジン拮抗薬	80
ビンカアルカロイド系薬剤	72
ビンクリスチン	272, 281
貧血	202

ふ

ファゴット細胞	43
フィラデルフィア染色体	27, 68, 250
フェニトイン	276, 281
フェノバルビタール	281
フェロジピン	282
フェンタニル	282
復園・復学支援	268
副作用モニタリング	276
ブスルファン	272, 281
大量投与	115
ブプレノルフィン	282
プリン拮抗薬	80
フルコナゾール	281
フルダラビン	272, 278
プレドニゾロン	121, 282
プレパレーション	260
フローサイトメトリ検査	37
プロトンポンプ阻害薬	280, 281
分子標的治療薬	274
分子標的療法	85

へ

ベタメタゾン	282
ベニジピン	282

317

ベラパミル	282
ペルオキシダーゼ染色	37, 40
ベンゼン	25
ベンダムスチン	272
ペントスタチン	272

■ほ

放射線	25
ホスアプレピタント	282
ボスチニブ	96, 274, 281, 285
ホスフルコナゾール	281
補正血小板増加数	141, 150
ポナチニブ	99, 274, 281, 285
ボノプラザン	281
ボリコナゾール	277, 281
ホルモン補充療法	126

■ま

マクロライド系抗菌薬	281
末梢血幹細胞採取	117
マニジピン	282
慢性 GVHD	123, 242, 243
慢性期の病院	298
慢性骨髄性白血病	23, 27, 68, 90, 247
慢性リンパ性白血病	23, 33

■み

ミコナゾール	281
ミコフェノール酸モフェチル	121
ミトキサントロン	272

■む

無菌室	112
無菌調製	271

■め

メイ・ギムザ染色	37
メイグリュンワルド・ギムザ染色	40
メサドン	282
メスナ	284
メチルプレドニゾロン	121
メトトレキサート	272
大量療法	277
メルカプトプリン	282
メルファラン	272
大量投与	116
免疫抑制薬	280, 281, 286
免疫抑制療法	231
管理	236

■も

毛様突起	42
モガムリズマブ	100

■や

薬物間相互作用	280

■ゆ

有害事象	148
輸血	298
輸血関連急性肺障害	143
輸血関連循環過負荷	143
輸血後移植片対宿主病	143
輸注	233
管理	236

■よ

葉酸拮抗薬	80
予後因子	249
予測血小板増加数	141

索 引

予測上昇 Hb 値	140

■ら
ライト・ギムザ染色	37, 40
ラスブリカーゼ	133, 276
卵子保存	112
ランソプラゾール	280, 281
ランダム化比較試験	248

■り
臨床試験	248, 300
リンパ球	8, 18

■る
類洞閉塞症候群	118

■れ
レジメン	218
レチノイン酸療法	38
レナリドミド	180

■ろ
ロイコボリン	277
ロキシスロマイシン	281

■A
acute lymphoblastic leukemia (ALL)	23, 75, 167, 247
acute promyelocytic leukemia (APL)	145, 157
all-*trans* retinoic acid (ATRA)	86, 157
AML	23, 26, 75, 145, 247
APL differentiation syndrome (DS)	159

APL 分化症候群	158, 159
Ara-C	146
arsenic trioxide (ATO)	87, 163
ATG	121

■B
BCR-ABL 遺伝子	27, 92
breakthrough infection	136
B 型肝炎	123, 270
B 細胞	8, 18

■C
CBF 白血病	152
Child-Pugh 分類	278
CLL	23
CML	23, 27, 68, 247
Cockcroft-Gault 式	278
communication skill	64
complete remission (CR)	75
consolidation therapy	76
core binding factor 白血病	152
corrected count increment (CCI)	141, 150
CSP	119
CTCAE	194, 198
CYP2B6	284
CYP2C19	280
CYP3A4	280

■D
disseminated intravascular coagulation (DIC)	149, 157
DS	158

■E

EB ウイルス	122
eCLcr	278
ECP	121
evidence based medicine (EBM)	49

■F

FAB 分類	27, 42
febrile neutropenia (FN)	134
flower cell	42

■G

GFR	278
GFR 推算式	278
GO	165
graft versus tumor (GVT)	106
graft-versus host disease (GVHD)	106
granulocyte-colony stimulating factor (G-CSF)	110, 117, 138, 152

■H

H_2 受容体拮抗薬	280, 281
hematopoietic stem cell (HSC)	1
HHV-6	123
high dose Ara-C (HDAC)	152
HLA (human leukocyte antigen)	109, 301
HLA 抗体	142
HLA 適合血小板	142
HLA 適合血小板製剤	150
HTLV-I	25
hyperleukocytosis	149

■I

individual leadership	64
induction therapy	75
intensification therapy	76
inv (16)	146
IPSS	181
IPSS-R	181

■J

Japan Adult Leukemia Study Group (JALSG)	147, 157
JCCG	248
JMML	247

■L

| L- アスパラギナーゼ | 80, 272 |

■M

maintenance therapy	76
MMF	121
mPSL	121
minimal residual disease (MRD)	249
MTX	119
myelodysplastic syndrome (MDS)	180

■N

| NK-1 受容体拮抗薬 | 130 |
| NK 細胞 | 19, 26 |

■P

performance status (PS)	146
Ph 陰性 ALL	171
Ph 染色体	27, 68

Ph 陽性 ALL	168
PML–RARA	85, 162
positional leadership	64
post-remission therapy	75
post-transfusion graft-versus-host disease (post transfusion GVHD)	143
Prelixafor	117
PSL	121

■Q
QOL	125
QT 延長	164

■S
shared decision making	53
shared mission and vision	63
sinusoidal obstruction syndrome (SOS)	118

■T
t (8;21) (q22;q22)	146
TAC	119
TDM	277, 286
TMA	123
total body irradiation (TBI)	105, 114

total cell kill	145
TPMT	282
transfusion associated circulatory overload (TACO)	143
transfusion-related acute lung injury (TRALI)	143
tumor lysis syndrome (TLS)	132, 255
T 細胞	10, 18

■V
veno-occlusive disease (VOD)	118

■W
WHO 分類	27, 42
WPSS	181
WT1 mRNA コピー数	151

■数字
3＋7 療法	148
3 カ月処方	294
5-HT3 受容体拮抗薬	130
5q- 症候群	180
6- メルカプトプリン	272

メディカルスタッフのための
白血病診療ハンドブック　　　　　　Ⓒ

発　行	2017年10月25日　1版1刷

編著者　　木　崎　昌　弘

発行者　　株式会社　　中 外 医 学 社
　　　　　代表取締役　　青 木　　　滋

　　　　　〒162-0805　東京都新宿区矢来町62
　　　　　電　　話　　(03) 3268-2701 (代)
　　　　　振替口座　　00190-1-98814 番

印刷・製本 / 三和印刷(株)　　　　< HI・ST >
ISBN978-4-498-22508-4　　　　Printed in Japan

JCOPY　<(社)出版者著作権管理機構 委託出版物>

本書の無断複写は著作権法上での例外を除き禁じられています.
複写される場合は, そのつど事前に, (社)出版者著作権管理機構
(電話 03-3513-6969, FAX 03-3513-6979, e-mail: info@jcopy.
or. jp) の許諾を得てください.